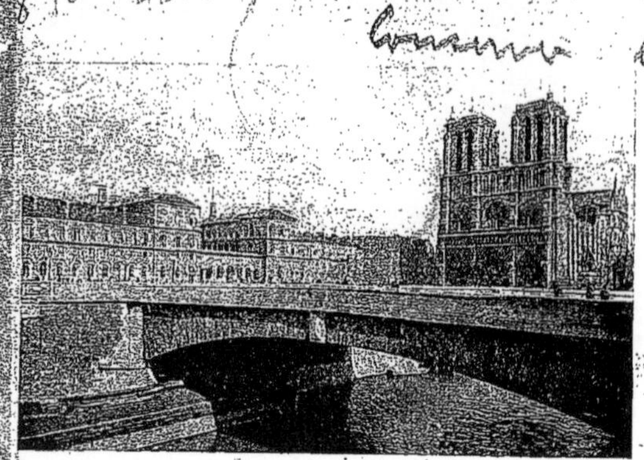

Professeur A. GILBER
MEMBRE
DE L'ACADÉMIE DE MÉDECINE

CLINIQUE MÉDICALE DE L'HOTEL-DIEU DE PARIS

Avec Figures noires et coloriées.

PARIS
J.-B. BAILLIÈRE ET FIL
19, RUE HAUTEFEUILLE, 19

CLINIQUE MÉDICALE

DE

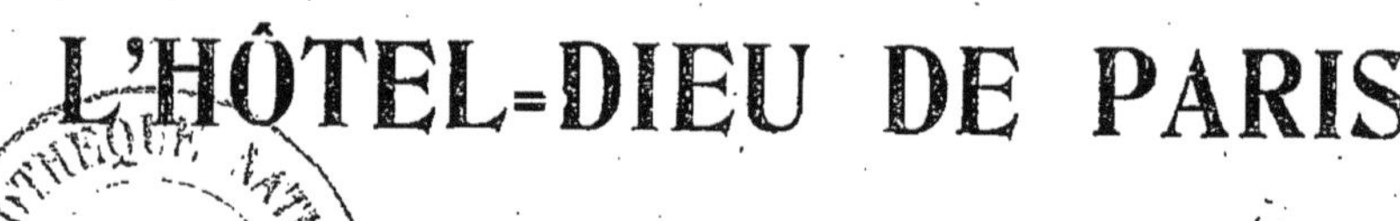

L'HÔTEL-DIEU DE PARIS

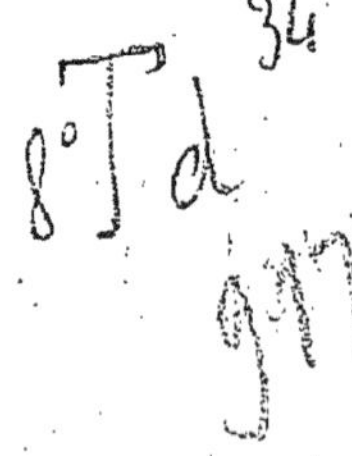

A LA MÊME LIBRAIRIE

Traité de Médecine et de Thérapeutique (Nouveau), publié en fascicules, par A. GILBERT et L. THOINOT, professeurs à la Faculté de médecine de Paris. 1908-1913, 40 fascicules gr. in-8, avec figures.

Le Nouveau Traité de Médecine et de Thérapeutique paraît en 40 fascicules séparés, entièrement indépendants, *constamment tenus au courant.* L'ouvrage complet coûtera environ 300 francs. *Chaque volume se vend séparément* (3 à 16 fr.)

Bibliothèque du Doctorat en Médecine, publiée sous la direction du Professeur A. GILBERT et du Dr L. FOURNIER, 1908-1913. 30 vol. petit in-8, d'environ 500 à 800 pages, avec nombreuses figures noires et coloriées, cartonnés. Chaque volume.. 10 à 16 fr.

Bibliothèque de Thérapeutique, publiée sous la direction de A. GILBERT, professeur à la Faculté de médecine de Paris, et P. CARNOT, professeur agrégé de thérapeutique à la Faculté de médecine de Paris. 1909-1913, 28 volumes in-8 de 500 à 750 pages, illustrés de nombreuses figures. Chaque volume cart.. 8 à 15 fr.

Traité du Sang, publié sous la direction du Pr GILBERT et du Dr WEINBERG, de l'Institut Pasteur, avec la collaboration de MM. ACHARD, AUBERTIN, AYNAUD, BAUDOUIN, BILLET, BOIDIN, BORDET, BRETON, CALMETTE, CHABROL, CHAUFFARD, DOPTER, FIESSINGER, FOIX, GENGOU, GILBERT, HERSCHER, JEANTET, DE JONG, JOUAN, LEBEUF, LÉGER, MESNIL, MOUTON, NICLOUX, NICOLLE, NOGUCHI, NOLF, PAPPENHEIM, PARTURIER, PHILIBERT, PINOY, RIBIERRE, J. et CH. RICHET, RUBENS DUVAL, SABRAZÈS, SACQUÉPÉE, SICARD, TARASSIEWITCH, THOINOT, TIFFENEAU, TIXIER, J. TROISIER, VILLARET, VINCENT, WEIDENREICH, WEIL, WEINBERG, WIDAL. 1913, 2 vol. in-8 de 1 400 pages avec figures noires et coloriées.

Paris-Médical, *La Semaine du Clinicien*, publié sous la direction du professeur A. GILBERT, professeur de clinique à la Faculté de médecine de Paris, médecin de l'Hôtel-Dieu, membre de l'Académie de médecine. *Paris Médical* paraît tous les samedis depuis décembre 1910 ; les abonnements partent du 1er de chaque mois. (L'année commence le 1er décembre.)

Années parues, 1911-1912. Chaque.. 15 fr.
Abonnement annuel : France et Colonies, 12 francs; Étranger........ 15 fr.

Dictionnaire de Médecine, de Chirurgie, de Pharmacie et des Sciences qui s'y rapportent, par LITTRÉ, de l'Institut, et GILBERT, professeur à la Faculté de médecine de Paris. 21e *édition*, entièrement refondue, 1908, 1 vol. gr. in-8 de 1842 pages à 2 col., avec 866 figures, br., 25 fr.: relié... 30 fr.

Art de Formuler, par le professeur A. GILBERT. 1913, 1 vol. in-8, cartonné (*Bibliothèque de Thérapeutique*)........................... (*Sous presse.*)

Streptococcie, Staphylococcie, Pneumococcie, Colibacillose, par les Drs WIDAL, COURMONT, LANDOUZY et GILBERT. 2e *tirage*, 1910. 1 vol. gr. in-8 de 147 pages, avec 18 figures (*Nouveau Traité de médecine*).................... 3 fr. 50

Les Maladies du Foie et leur traitement, par GARNIER, P. LEREBOULLET, P. CARNOT, VILLARET, CHIRAY, HERSCHER, JOMIER, LIPPMANN, RIBOT, WEIL. Préface du professeur GILBERT, 1910. 1 vol. in-8 de 708 p., avec 58 fig. 14 fr.

Les Sécrétions internes. Leur influence sur le Sang, par M. PERRIN. Préface du professeur A. GILBERT. 1910. 1 vol. in-8 de 147 pages............ 4 fr.

Clinique médicale de l'Hôtel-Dieu de Paris, par TROUSSEAU, *11e édition*, avec une introduction, présentation, préface de M. le Pr A. GILBERT, 1913, 3 vol. in-8 de 2 616 pages, avec portrait........................ 32 fr.

CLINIQUE MÉDICALE
DE
L'HÔTEL-DIEU DE PARIS

PAR

Le Professeur A. GILBERT
MEMBRE DE L'ACADÉMIE DE MÉDECINE

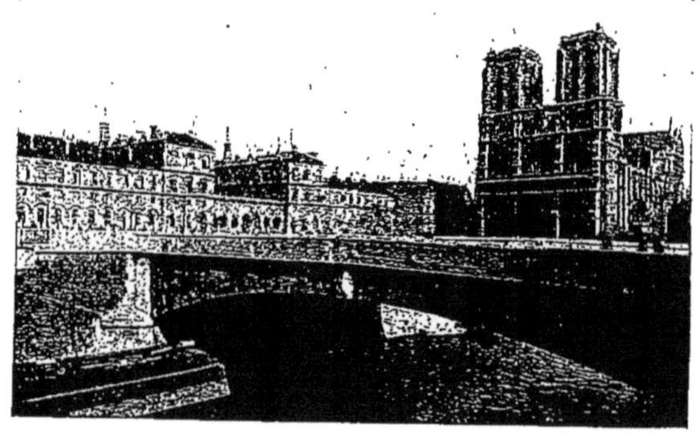

PARIS
LIBRAIRIE J.-B. BAILLIÈRE ET FILS
19, RUE HAUTEFEUILLE, 19

—

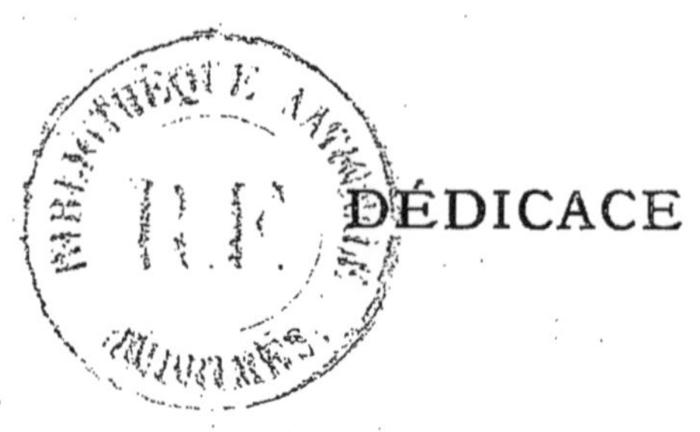

DÉDICACE

Ce volume renferme les leçons que j'ai faites pendant l'année scolaire 1910-1911, c'est-à-dire pendant la première année de mon enseignement, comme professeur de Clinique Médicale à l'Hôtel-Dieu.

Il s'agit des leçons du samedi. Celles du mercredi sont particulièrement consacrées à la thérapeutique : après avoir présenté à mes auditeurs quelques malades, j'en réserve un dernier comme thème d'ordonnance et au commencement de la leçon suivante, je discute et j'indique le traitement qui convient au cas considéré ainsi qu'à la maladie dont il relève. J'ai fait paraître, dans *Paris Médical*, quelques-unes de ces leçons élémentaires et pratiques qui ne sauraient être rangées à côté des autres et réclameraient une publication séparée.

Avec la visite quotidienne des malades et avec la consultation externe hebdomadaire spéciale du service, les leçons du mercredi et du samedi représentent la part personnelle que je prends à l'enseignement donné par la Clinique Médicale de l'Hôtel-Dieu.

Mais de multiples compétences groupées autour de moi complètent l'instruction des élèves. Ce sont mes chefs de clinique et chefs adjoints, les Drs Herscher, Lippmann, Jomier, Villaret, Descomps, qui, chaque matin, avant la visite, enseignent la propédeutique et la sémiologie, les procédés biologiques de diagnostic et la petite chirurgie médicale. C'est le Dr Grivot, oto-rhino-laryngologiste des hôpitaux, qui professe sa spécialité. Ce sont mes chefs de laboratoire, M. Deval et les Drs Chabrol et Bénard, qui, après la visite, traitent de l'anatomie et de la chimie pathologiques, de l'histologie et de la bactériologie afférentes aux cas du service. Ce sont, enfin, mes assistants, les Drs Guilleminot, chef des travaux de physique à la Faculté, Durey, Dausset et Gérard, qui se chargent, le premier, du radiodiagnostic, de la radiothérapie et de l'électrocardiographie ; le deuxième, de la cinésithérapie, massage et gymnastique ; le troisième, de l'hydrothérapie et de la thermothérapie ; le dernier, de l'électrodiagnostic et de l'électrothérapie.

Grâce à cette organisation et à la coordination des efforts, c'est un véritable Institut de pathologie qui fonctionne à l'Hôtel-Dieu, avec la possibilité pour les élèves d'apprendre à établir le diagnostic et le pronostic des maladies par l'emploi des méthodes récentes, comme par celui des anciennes, avec la possibilité d'en étudier les agents pathogènes, les lésions et les adultérations chimiques, avec la possibilité, enfin, de s'exercer à en fixer la thérapeutique ou chimique ou physique.

Deux fois l'an, à Pâques et en Septembre, sont organisés des cours de vacances payants destinés aux élèves qui terminent leurs études et aux praticiens français et étrangers qui désirent compléter leur bagage scientifique. Le cours de Pâques est consacré aux maladies qui sont, dans le service, l'objet d'études particulières, celles du foie et des voies biliaires, celles de la rate et du pancréas. Le cours de Septembre, à programme plus large, roule sur la pathologie tout entière et comprend l'étude des techniques de laboratoire applicables au diagnostic des diverses maladies.

Jusqu'à présent, quatre de ces cours de vacances ont eu lieu dont le succès a été grandissant, si bien qu'au dernier d'entre eux dix-huit nations différentes avaient fourni des auditeurs.

C'est pour marquer à l'état-major dont je suis entouré à l'Hôtel-Dieu, à mes chefs de clinique, à mes chefs de laboratoire, à mes assistants, auxquels j'ajoute mes internes, c'est pour marquer, dis-je, à cet état-major, toute ma reconnaissance, que je lui offre la dédicace de ce Livre.

A. GILBERT.

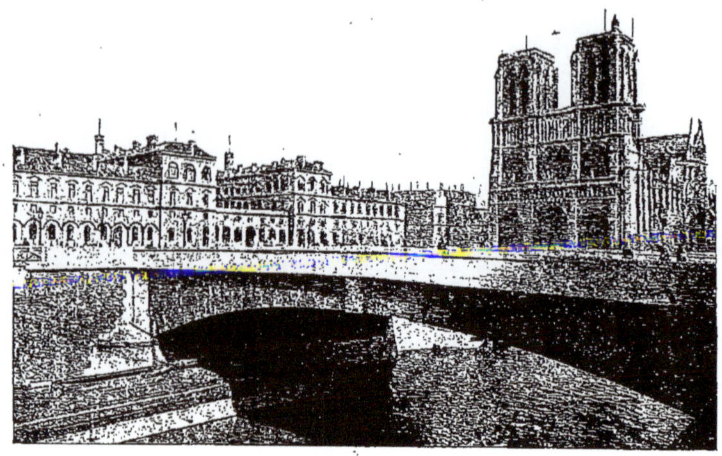

Fig. 1. — Le nouvel Hôtel-Dieu.

LEÇON D'OUVERTURE

(19 NOVEMBRE 1910)

MESSIEURS,

L'hôpital où la confiance de mes collègues m'impose la lourde tâche d'enseigner la Clinique et où, ce matin, pour la première fois, j'ai l'honneur de prendre la parole, occupe une place à part entre tous les hôpitaux de Paris et du monde : il la doit surtout à son origine ancienne et reculée, à l'antériorité distante et lointaine de son existence sur celle des autres hôpitaux parisiens, à la part intime qu'il a prise à la vie même de Paris, aux longs et considérables services qu'il a rendus à la santé publique ; il la doit à cent autres causes encore. Au début de mon enseignement à l'Hôtel-Dieu et au moment même où viennent d'être abattus les derniers vestiges de ses vieilles constructions (1), permettez-moi de vous en retracer en quelques mots l'histoire : laissez-moi vous exposer

(1) Les dernières démolitions de l'Hôtel-Dieu, commencées en octobre 1908, ont été achevées en février 1909.

ce que furent les bâtiments et les salles qui ont précédé ceux où chaque matin nous allons vivre quelques heures ensemble; laissez-moi vous entretenir des malades qui y ont souffert et gémi avant ceux que nous y verrons se plaindre à leur tour ; laissez-moi, enfin, évoquer le souvenir des médecins et des étudiants, des maîtres et des élèves qui, avant nous, sont venus se pencher ici sur la maladie, en ont scruté les ressorts et les secrets et y ont appris l'art de la guérir ou de la soulager. Ce devoir rempli, je vous remémorerai le rôle important qu'a joué l'Hôtel-Dieu dans l'enseignement officieux, puis officiel de la Clinique française ; je rendrai à mon éminent maître et prédécesseur, le professeur Dieulafoy, le légitime hommage qui lui est dû pour son admirable carrière et pour les mémorables services qu'il a rendus à l'enseignement ; je vous présenterai, enfin, quelques considérations personnelles de circonstance.

Au préalable, permettez-moi, Messieurs, de vous exprimer mes remerciements pour votre présence dans cet amphithéâtre : à vous d'abord, monsieur le doyen Landouzy, qui conduisez d'une main ferme et courageuse les destins de notre École ; à vous, mes collègues de la Faculté, de l'Académie et des Hôpitaux ; à vous, mes confrères, mes collaborateurs, mes élèves et mes amis. Permettez-moi aussi, comme il y a neuf ans, à l'ouverture de mon cours de thérapeutique, à la Faculté, d'évoquer en ce jour les noms des maîtres vis-à-vis de qui j'ai contracté une dette de reconnaissance : les professeurs Bouchard, Hayem et Fournier, MM. Hérard et Millard. Hélas ! la liste des maîtres que j'ai perdus s'est dans cet intervalle singulièrement allongée, puisqu'au seul nom de Hanot il me faut adjoindre aujourd'hui celui du doyen Brouardel, ceux des professeurs Grancher, Joffroy et Duclaux.

* * *

MESSIEURS,

La fondation de l'Hôtel-Dieu de Paris est communément attribuée à l'évêque Inchad, qui vivait au IXe siècle. D'après la tradition, elle serait plus ancienne encore, remonterait au VIIe siècle et serait due à un autre évêque parisien, saint Landry* (1).

Construit au pied de Notre-Dame, au-devant de sa façade, *ante portum ecclesiæ*, l'Hôtel-Dieu, avant de prendre au XIIe siècle l'appellation de *Maison-Dieu de Paris* (*domus Dei parisiensis*), d'où dérive sa dénomination actuelle, porta successivement, du IXe au XIe siècle, les désignations d'*Hospice Saint-Christophe** et d'*Hospice Notre-Dame**.

Démoli par des travaux de voirie à la fin du XIIe siècle

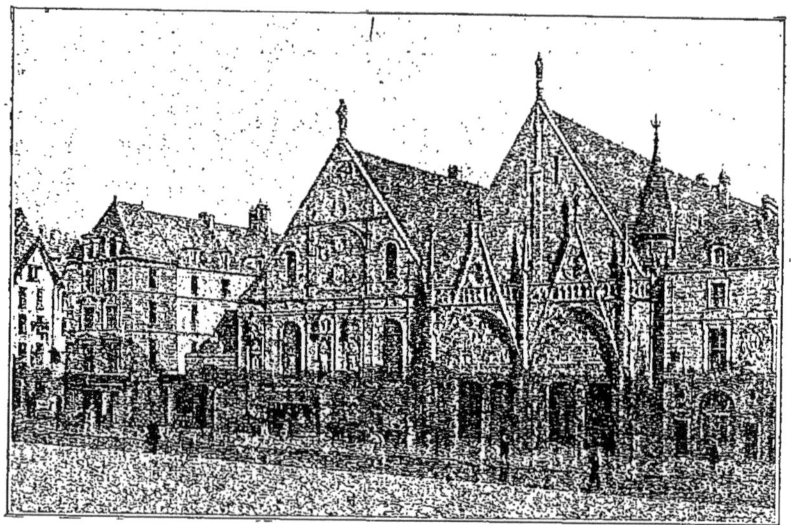

Fig. 2. — Façade de l'Hôtel-Dieu au XVIe siècle, sur la rue du Marché-Palu. (Dessin de Hoffbauer au Musée Carnavalet.)

(1184), le primitif Hôtel-Dieu fut remplacé par de nouvelles constructions qui s'élevèrent le long et sur la rive droite du petit bras de la Seine, depuis le Pont au Double jusqu'au Petit Pont, dans un quadrilatère que représenterait fidèlement le square Charlemagne s'il était élargi (2).

(1) Les noms marqués d'un astérisque (*) ont été donnés à des salles du nouvel Hôtel-Dieu qui les porte encore actuellement (19 novembre 1910).

(2) Les constructions de l'Hôtel-Dieu s'avançaient en effet sur la place du Parvis, jusqu'au-devant du portail sud de Notre-Dame ou portail Sainte-Anne.

A la reconstruction de l'Hôtel-Dieu s'intéressèrent une série de rois et de reines entre lesquels il convient de citer Philippe-Auguste, Blanche de Castille, Saint Louis, Charles V etLouis XI.

Philippe-Auguste fit édifier la première salle du nouvel hôpital, la salle Saint-Denis*, et, entre autre libéralités, lui accorda « toute la paille de sa chambre et de sa maison de Paris, chaque fois qu'il partirait pour aller coucher ailleurs (1) ».

Blanche de Castille y adjoignit bientôt la salle Saint-Thomas*, et saint Louis*, son fils, la salle Neuve ou Jaune qui longeait le bord de la Seine et se terminait au niveau du Petit Pont par deux chapelles dédiées à sainte Agnès. Ce roi, d'ailleurs, prit l'Hôtel-Dieu sous sa protection particulière, lui constitua des rentes et lui accorda d'importants privilèges. A ceux-ci, Charles V en ajouta de nouveaux, et, aux constructions antérieures, Louis XI en adjoignit de nouvelles, tout en perfectionnant l'œuvre de ses devanciers : c'est ainsi qu'il fit orner les chapelles Sainte-Agnès de « deux beaux portaulx » extérieurs.

De riches particuliers méritent également d'être ici cités, notamment Oudart de Mocreux (2), changeur et bourgeois de Paris, qui, en 1280, fit, sinon construire, du moins restaurer et agrandir à ses frais, l'entrée de l'Hôtel-Dieu, sur la place du Parvis, ainsi que sa chapelle, et le cardinal Duprat, légat du pape, qui, en 1535, fit élever, parallèlement et contigûment à la salle Saint-Louis, une nouvelle salle, la salle Sainte-Marthe*, dite encore du Légat. Cette salle « sera bien grande, — dit François Ier, — si elle contient tous les malheureux qu'il a faits ». Ce fut une belle salle, en effet, dans laquelle cent lits tenaient aisément.

Parvenu au moment où nous sommes de son développement, c'est-à-dire au XVIe siècle, l'Hôtel-Dieu constituait un monument d'une certaine importance et d'une réelle beauté.

(1) DULAURE, *Histoire civile, physique et morale de Paris*, 3e édition, Paris, 1825, t. II.

(2) RONDONNEAU DE LA MOTTE, *Essai historique de l'Hôtel-Dieu de Paris*, Paris, 1787.

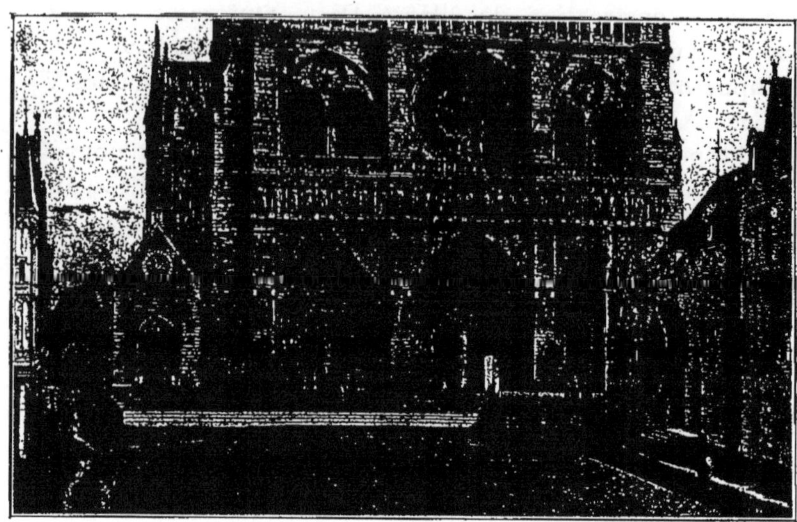

Fig. 3. — Entrée et chapelle de l'Hôtel-Dieu sur la place du Parvis, aux XVe et XVIe siècles. — Le Grand Jeusneur.

Vu de l'extérieur, il retenait surtout en deux points l'attention : d'une part, à son extrémité, vers le Petit Pont; d'autre part, à son entrée, sur la place du Parvis.

Nous savons que la salle Neuve de Saint-Louis et la salle du Légat, contiguës et parallèles, se poursuivaient le long de la Seine jusqu'au Petit Pont. Là, sur la rue du Marché-Palu, placée dans l'axe du Petit Pont, elles dressaient leurs pignons juxtaposés et d'égale importance. Ceux-ci étaient tous deux richement ornementés. Le premier, celui de la salle Neuve, présentait deux portails en ogives, accouplés, — les « beaux portaulx » de Louis XI, — peuplés de statuettes et surmontés de gâbles et de pinacles élancés, barrés par une balustrade ; les portes en donnaient accès aux chapelles Sainte-Agnès. Le second, celui de la salle du Légat, était décoré de pilastres grecs, perforé de fenêtres à plein cintre entre lesquelles se rangeaient les statues de saint Jean * et saint Jean-Baptiste, de François Ier et du cardinal Duprat. L'on avait ainsi sous les yeux deux magnifiques échantillons de styles du Moyen Age et de la Renaissance.

L'entrée de l'Hôtel-Dieu était, ai-je dit, place du Parvis ;

elle s'y trouvait, non loin de Notre-Dame, à peu près au niveau de l'actuelle statue de Charlemagne, mais beaucoup moins près de la Seine. Elle était représentée par un petit édifice à toit pointu, surmonté d'un clocheton. Deux portes ogivales lui donnaient accès, dont l'une, principale, était munie d'un auvent en fer forgé et en charpente, que surmontait un mâchicoulis. L'entrée de l'Hôtel-Dieu était également celle de sa chapelle qui s'étendait vers Notre-Dame et formait l'extrémité de l'hôpital de ce côté. Basse et disposée en terrasse, percée de larges baies ogivales délicatement ouvragées, parée de statues, couronnée d'une balustrade ajourée, cette chapelle représentait un véritable bijou architectural (1).

Du côté opposé à la chapelle, l'entrée de l'Hôtel-Dieu était limitée par une série de maisons qui se continuaient en rideau, au-devant de la salle du Légat, jusqu'à la rue du Marché-Palu. Ces maisons, d'ailleurs, appartenaient à l'hôpital, qui tirait des ressources de leur location.

Au-devant de la porte de l'Hôtel-Dieu et tournée vers elle, se dressait, sur la place du Parvis, une statue de pierre représentant un long et triste personnage, qui d'une main tenait un livre et de l'autre s'appuyait sur un bâton, autour duquel s'enroulaient des serpents. Cette statue était là depuis un temps immémorial; on ne savait ni qui l'avait sculptée, ni d'où elle venait, ni qui l'avait apportée, ni qui elle représentait (2) : était-ce Jésus-Christ? était-ce Archinoald, maire du Palais, ou bien Guillaume d'Auvergne, évêque de Paris et chef des Hermétiques? N'était-ce pas plutôt quelque vieil Esculape, resté là depuis la domination romaine? A cette énigme de pierre le peuple de Paris avait donné le nom de *Grand Jeusneur* ou de *Maître Pierre le Jeusneur*, et on sait le rôle qu'il lui fit jouer : Pasquin, à Rome, parlait, écrivait, signait des libelles, représentait une personnalité vivante et

(1) A « l'entrée de la Maison-Dieu, à laquelle y avait du côté de la Sacre Maison ung petit lieu si net, si poly et si bien orné de précieux ornements, que tous ceux qui passoient, à la seule inspection du lieu, estoient excités à dévotion ». (Maître Jean Henry, chantre et proviseur de l'Hôtel-Dieu. Manuscrit, 1482, *in* Husson.)

(2) Hoffbauer, *Paris à travers les âges*, 2e édit., 1885, Paris, t. I.

agissante, ainsi en fut-il du Grand Jeusneur; aux moments de trouble, et à la vérité en toutes occasions, le Grand Jeusneur exprimait irresponsablement sa pensée sur des feuilles volantes que l'on répandait clandestinement. Le bonhomme s'appela encore *Monsieur le Gris*, et c'est sous ce nom qu'on le désignait quand on lui adressait, en sa qualité de « vendeur de gris », quelque naïf fraîchement débarqué de la province, pour le mystifier. La carrière de

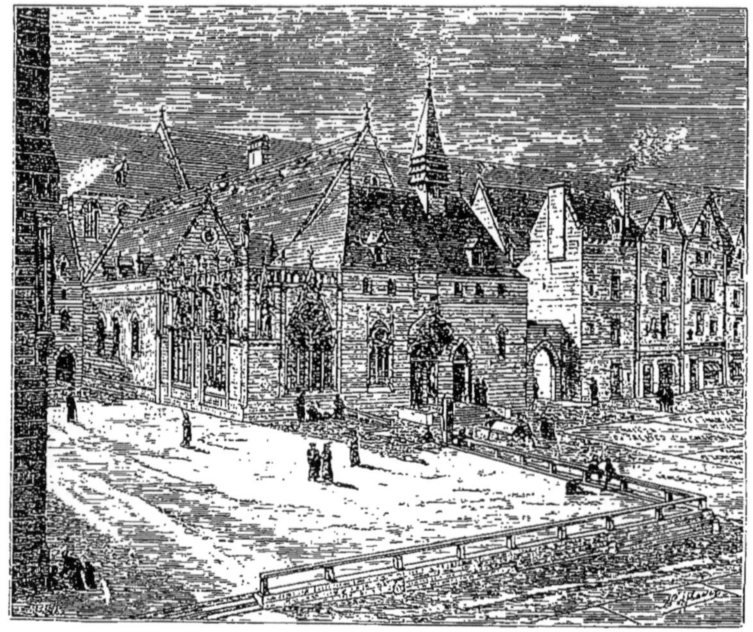

Fig. 4. — Place du Parvis : entrée et chapelle de l'Hôtel-Dieu au XVIe siècle.

cet important personnage devait finir en 1748 avec les agrandissements de la place du Parvis.

Intérieurement, l'Hôtel-Dieu offrait une disposition assez simple (1) : l'entrée, formée par la nef de la chapelle, était suivie de la salle Saint-Thomas, qui communiquait à gauche avec la salle Saint-Denis et à droite avec les salles de Saint-

(1) Husson, *Étude sur les hôpitaux*, Paris, 1862. Y consulter les plans de l'Hôtel-Dieu, placés à la fin de l'ouvrage.

Louis et du Légat. Au-dessous, dans des sortes de caves, étaient, amère ironie, les « chambres aisées » pour les accouchées.

Les salles des malades étaient pourvues de voûtes ogivales : les petites, avec leur nef unique, avaient l'aspect de chapelles gothiques ; les grandes, avec leurs hauts piliers, leurs nefs multiples, leur vaste vaisseau, étaient semblables à des cathédrales (1).

Au-dessous d'elles et leur servant d'assises se trouvaient

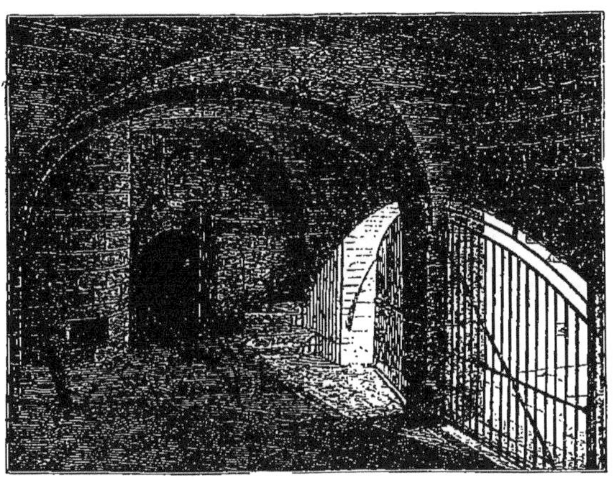

Fig. 5. — Les cagnards, vue intérieure.

les mémorables « cagnards », sortes de cryptes occupées par divers services de l'hôpital, notamment par la « salle des Morts ». Ces réduits mystérieux et lugubres prenaient jour sur la Seine par une série d'ouvertures. Là étaient installées la grande et la petite lavanderie, ainsi que la blanchisserie ; là aussi était le « port de l'Ostel-Dieu » où abordaient les bateaux amenant les provisions et où s'embarquaient les frères « allant visiter le domaine ou recevoir les rentes (2) ».

Le XVIIe siècle vit l'apogée du développement et de la

(1) La salle subsistante de l'Hôtel-Dieu moyenageux d'Angers permet de se rendre compte de l'aspect que devaient présenter les grandes salles de l'Hôtel-Dieu de Paris.

(2) COYECQUE, *L'Hôtel-Dieu de Paris au Moyen Age*, Paris, 1891. — Nous avons emprunté à cet ouvrage le sceau de l'Hôtel-Dieu reproduit à la fin de cette leçon.

grandeur de l'Hôtel-Dieu (1) : les vieux bâtiments furent restaurés ou reconstruits par l'architecte Vellefaux et des bâtiments neufs furent édifiés.

Le Pont au Double, inexistant jusqu'alors, fut élevé, en vue de supporter une nouvelle salle, édifiée par Gamard, celle du Rosaire (1626). Toutefois une partie en fut réservée pour

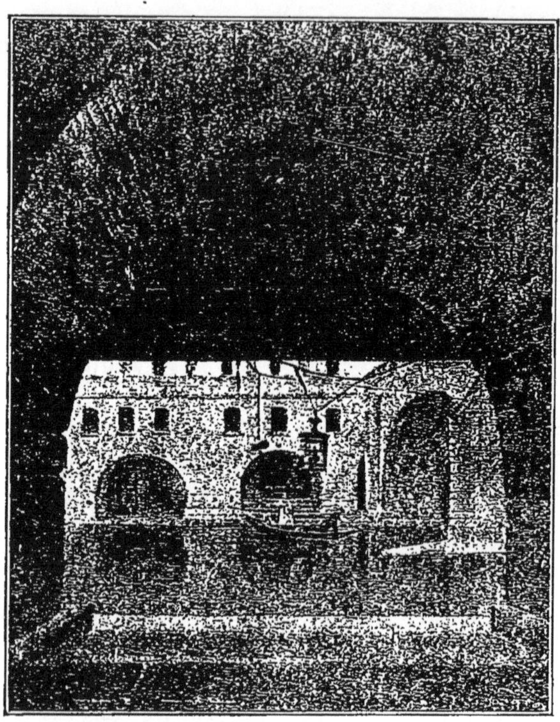

Fig. 6. — Les cagnards, vue extérieure (prise au XIXe siècle).

le passage des piétons avec droit de péage, et celui-ci fut attribué à l'Hôtel-Dieu. Fixé à un double tournois, ce droit devint le point de départ de l'appellation que le pont a depuis conservée.

D'une part, la salle du Rosaire était reliée à la salle Saint-Thomas, et par suite à la Chapelle et à la vieille entrée de

(1) Sur l'*Hôtel-Dieu au XVIIe et au XVIIIe siècle*, consulter l'important ouvrage de FOSSOYEUX, récemment paru (1912), Paris, Berger-Levrault et Cie.

l'Hôtel-Dieu par une salle parallèle à la salle Saint-Denis, la salle Saint-Côme *; d'autre part, elle fut bientôt pourvue d'un déboucher sur la rue de la Bûcherie par un portail monumental (1636).

L'Hôtel-Dieu s'étendait du seul côté qui fût libre vers le sud : après avoir annexé le lit même du fleuve, il annexa sa rive gauche. En 1651, en effet, entre celle-ci et la rue de la Bûcherie, s'élevait la salle Saint-Charles *, qui, commençant au Pont au Double, descendait vers le Petit Pont, qu'elle ne devait atteindre que plus tard (1714).

L'on pouvait se rendre à la salle Saint-Charles par la salle du Rosaire ; toutefois, pour faciliter les communications et aussi pour fournir un promenoir aux malades (1), on jeta sur la Seine un pont découvert, le pont Saint-Charles, qui relia directement la nouvelle salle à la salle Saint-Thomas.

Implanté sur les deux bords du petit bras de la Seine, l'Hôtel-Dieu semblait alors s'en être attribué un segment, et le spectacle que celui-ci présentait devait être des plus pittoresque, resserré qu'il était entre les hautes constructions de ses deux rives, délimité à l'une de ses extrémités par le Pont au Double portant la salle du Rosaire, délimité à l'autre par le Petit Pont surchargé de maisons et coupé en son milieu par le pont Saint-Charles. Là, où de nos jours verdissent des pelouses et fleurissent des jardins, on apercevait donc de l'eau, un bassin, un port, le « port de l'Ostel-Dieu » !

Le XVIIIe siècle ne devait presque rien laisser de ce fantastique décor : trois incendies qui s'y succédèrent, terribles et dévastateurs, y firent presque table rase.

En 1718, c'est le Petit Pont qui brûle ; en 1737, c'est l'extrémité de l'Hôtel-Dieu, qui avoisine Notre-Dame ; en 1772, enfin, c'est le reste de l'Hôtel-Dieu des premiers temps.

Subsistaient le bâtiment du Pont au Double, qui fut démoli sous Charles X ; le bâtiment et le pont Saint-Charles, qui furent, le premier, réduit de dimensions, le second, détruit en 1836. Subsistaient aussi quelques pans de murailles des

(1) Avant la construction du pont Saint-Charles, les malades ne disposaient pour se promener que d'une étroite terrasse qui longeait la salle de Saint-Louis, au bord de la Seine.

constructions primitives, notamment de la belle façade des chapelles Sainte-Agnès et de la salle du Légat ; elles furent conservées, pendant quelques années, puis rasées par l'architecte Clavareau.

Il fallait reconstruire : à cause de l'incommodité et de l'insalubrité des lieux, la commission compétente nommée par Louis XV se prononça pour le transport et la réfection de l'Hôtel-Dieu ailleurs. Mais des protestations s'élevèrent, notamment de la part de la communauté de Hôtel-Dieu, qui, en définitive, obtint gain de cause.

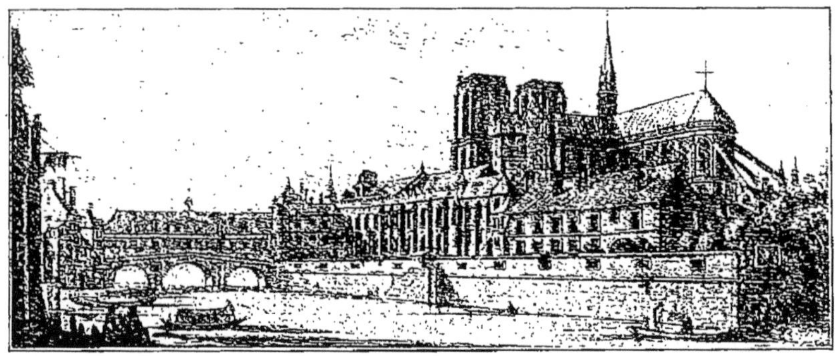

Fig. 7. — Le Pont au Double et la salle du Rosaire.

Rebâti sur place, l'Hôtel-Dieu, que la Révolution, bientôt, devait dénommer transitoirement *Grand Hospice de l'Humanité*, se composa d'une entrée et de trois bâtiments parallèles qui furent réunis entre eux plus tard par deux ponts de bois couverts : le premier des bâtiments occupait la rive droite du petit bras de la Seine, édifié sur les anciens cagnards ; le deuxième était situé entre le petit bras et la rue de la Bûcherie ; le troisième s'élevait de l'autre côté de cette rue. Des deux ponts, l'un enjamba le fleuve, l'autre la rue de la Bûcherie.

La seule partie intéressante au point de vue architectural était l'entrée (1). Bâtie en 1803, par Clavareau, sur la place du Parvis et en retrait de l'ancienne, c'était un pavillon carré et bas dont le portique sévère, composé de colonnes doriques

(1) Napias, *L'assistance publique en 1900*, Paris.

supportant une frise et un fronton sans ornements, était précédé d'un escalier de pierre. Ce petit temple grec faisait singulière figure aux pieds de notre grande cathédrale gothique.

Cependant l'idée du déplacement de l'Hôtel-Dieu n'avait pas été abandonnée : l'architecte Gilbert, de 1853 à 1861, présenta, à cet égard, successivement, trois projets ; un nouveau projet de Diet fut accepté par le baron Haussmann, alors préfet de la Seine. Napoléon III portait un intérêt personnel à la reconstruction de l'Hôtel-Dieu, et les travaux commencèrent aussitôt. Les expropriations, les démolitions et les constructions se succédèrent au milieu de diverses péripéties, traversées notamment par la guerre de 1870. En 1877, le nouvel hôpital était achevé, et il était inauguré par le maréchal de Mac-Mahon. Il avait coûté 36 400 000 francs.

L'Hôtel-Dieu, ainsi, abandonnait l'un des côtés de Notre-Dame pour passer de l'autre, le petit bras de la Seine pour le grand, mais il demeurait fidèle à la cité où s'était déroulée toute son histoire.

Dès que le nouvel Hôtel-Dieu fut édifié, les travaux de démolition de l'ancien commencèrent : ils furent poursuivis en plusieurs temps, et ils n'ont été achevés, ainsi que je vous le rappelais tout à l'heure, que tout récemment (1909). Aujourd'hui la place est nette ; du vieux monument de nos aïeux, il ne reste rien : peut-être aurait-on pu en conserver quelques vestiges ? Regrets superflus ! Là où passe la civilisation, on pourrait croire quelquefois qu'a passé la barbarie !

***

A sa création, Messieurs, l'Hôtel-Dieu n'était pas spécialement destiné à la réception des malades ; c'était un asile ouvert à toutes les misères humaines : les indigents, les vieillards, les infirmes, les voyageurs et les pèlerins y trouvaient abri, comme les malades eux-mêmes.

Il y eut de plus à l'Hôtel-Dieu, tout au moins au Moyen Age, une catégorie de clients inattendue, les pensionnaires : grâce au paiement d'une rente, à l'abandon de ses biens ou à une promesse d'abandon après sa mort, on pouvait s'installer à l'Hôtel-Dieu, après contrat passé, pour un temps déterminé ou définitivement.

Toutefois, peu à peu, les malades prédominèrent, et, à partir du XVIe siècle, l'hôpital leur fut essentiellement réservé.

Hommes et femmes, adultes, vieillards et enfants, femmes grosses et nourrissons, parisiens, provinciaux et étrangers, tout le monde, hormis les lépreux, était accueilli au vieil Hôtel-Dieu.

Le nombre de lits mis à la disposition des hospitalisés fut

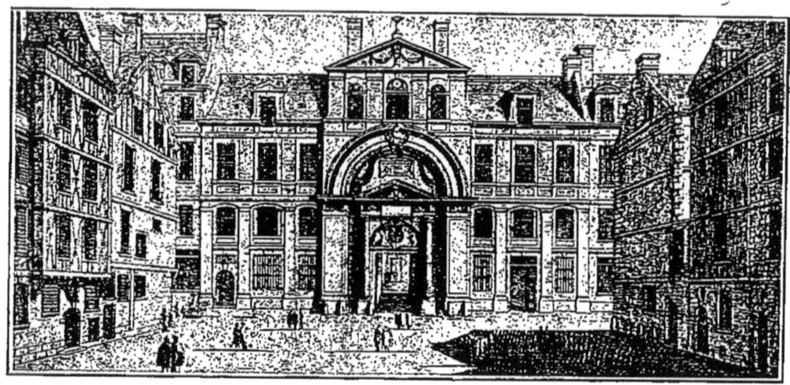

Fig. 8. — Portail de l'Hôtel-Dieu sur la rue de la Bûcherie, construit par Gamard (XVIIe siècle). D'après Mariette.

initialement très peu élevé. Il devait s'accroître notablement au XIIe siècle par l'effet d'une charte capitulaire (1180) qui obligeait tout chanoine de Notre-Dame, qui renonçait à sa prébende ou qui rendait son âme à Dieu, de laisser à l'Hôtel-Dieu un lit, c'est-à-dire un matelas, un oreiller et des draps. Au XVe siècle, le chiffre des lits atteignit trois cent trois ; il passa à quatre cents, puis à cinq cents environ, au XVIe ; continuant à progresser, il s'éleva à mille deux cent dix-neuf, son summum, à la fin du XVIIIe. Il devait redescendre à huit cent vingt-huit au nouvel Hôtel-Dieu.

Hôpital unique jusqu'à la Renaissance, l'Hôtel-Dieu était encombré et continua à l'être, après cette époque, dès que des circonstances exceptionnelles, disette, guerre intestine, épidémies, etc., se présentaient. Au XVIe siècle, par exemple, c'est la peste qui amène l'encombrement de l'Hôtel-Dieu et qui entraîne la construction d'un second hôpital, la Charité (1519), puis d'un troisième, Saint-Louis (1607). Au XVIIe, c'est la Fronde; au XVIIIe, la famine et le scorbut. L'on put compter à l'Hôtel-Dieu, dans cette dernière occasion, plus de six mille malades !

Naturellement, l'on ne pouvait refuser les malades ; on les accueillait, au risque de les entasser dans les lits. Aux XVe et XVIe siècles, on alla ainsi jusqu'à empiler six, huit, dix et douze malades dans le même lit; aux XVIIe et XVIIIe, il fallut aller jusqu'à quatorze ! A la vérité, au Moyen Age et même encore à la Renaissance, les lits étaient de très grandes dimensions et capables de contenir, normalement, si l'on peut dire, trois personnes. Plus tard, à une époque plus rapprochée de nous, à la fin du XVIIIe siècle, l'Hôtel-Dieu disposa de deux types de lits, les grands et les petits : les premiers à quatre places, les seconds à une, et c'est ainsi que, parmi les mille deux cent dix-neuf lits qu'il contenait, sept cent trente-trois étaient du premier mode, quatre cent quatre-vingt-six du second. De quelque belle taille que fussent ces lits à trois et quatre places, nous ne pouvons nous les représenter sans frémir, surchargés de quatorze malades ! Peut-être, ainsi qu'on en a émis la supposition, rapprochait-on, en temps d'encombrement, un certain nombre de lits qui, devenus contigus, n'en formaient plus, soi-disant, qu'un seul, et, ainsi, pouvait-on parler de malades couchés au nombre de six, dix et plus dans un seul lit.

Au XVIIe siècle, comme à la Renaissance et au Moyen Age, on employait des lits à colonnes, d'où l'idée vint à Geneviève Bouquet (1), prieure des religieuses, de loger un certain nombre de malades, choisis parmi les plus valides, sur les ciels de lit. C'était l'époque de la Fronde, et l'hôpital était fort encombré. Les lits furent munis de quatre solides piliers, et, par le moyen d'échelles, les malades purent gagner « l'impériale » de leurs lits et en descendre. Malgré le supplément de places qu'on obtenait ainsi et dont on usa longtemps, il

(1) LAROUSSE, *Grand Dictionnaire universel du XIXe siècle*, en 20 volumes, art. « Paris », t. XII.

fallut, lors de la terrible famine qui éclata bientôt, sous Louis XIV, admettre jusqu'à huit malades à l' « intérieur ».

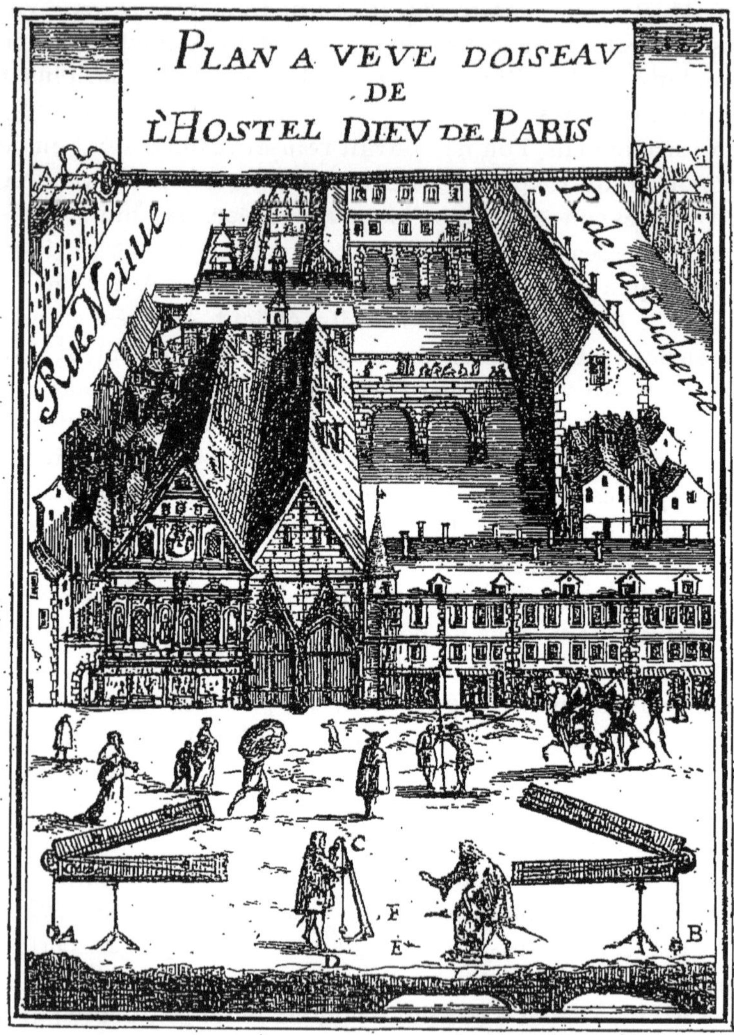

Fig. 9. — Vue d'ensemble de l'Hôtel-Dieu à la fin du XVIIe siècle : les vieux bâtiments ; le Rosaire et le Pont au Double ; la salle et le pont Saint-Charles ; le Petit Pont bordé de maisons ; le port de « l'Ostel-Dieu ».

On conçoit les conséquences d'un tel état de choses au point de vue de la contagion, surtout en temps de « pestilence », c'est-à-dire d'épidémies : la mortalité devenait alors effroyable, et c'est ainsi qu'en 1592 soixante-trois mille malades moururent à l'Hôtel-Dieu de la peste.

C'est par la porte du Parvis que les malades abordaient l'Hôtel-Dieu. Au Moyen Age, ils y trouvaient une sœur portière qui les examinait et les recevait ; plus tard, au XVIIIe siècle, et jusqu'à l'institution des internes, ils durent subir l'examen du « compagnon chirurgien visiteur ». Après l'admission venait la confession, obligatoire, puis le déshabillement, le

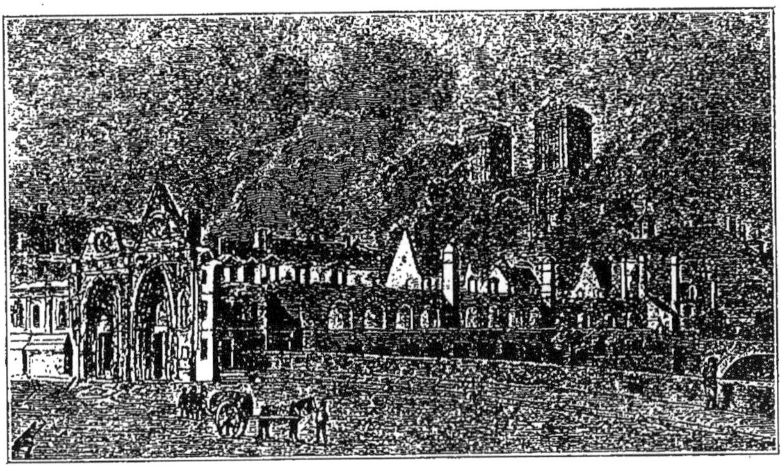

Fig. 10. — Incendie de l'Hôtel-Dieu en 1772 (d'après un dessin du temps).

coucher et l'envoi des vêtements à la « pouillerie », où ils étaient nettoyés et gardés (1).

Les soins médicaux furent pendant des siècles rudimentaires : ils étaient donnés par des chanoines ou par la routine des religieuses.

C'est seulement au XIIIe siècle qu'on voit pénétrer à l'hôpital des hommes de l'art : en 1221 c'est le chirurgien Hubert qui, « par charité et pour le remède de son âme », s'engage à visiter les malades de l'Hôtel-Dieu ; vers la même époque,

(1) GAUTHIER, L'Hôtel-Dieu et les Sœurs Augustines (*Bulletin de la Société historique du IVe arrondissement*, 1908, n° 26). — Voy. en outre la série des numéros de cette publication.

c'est le vieux « mire » Vincent des Bois, qui prodigue à l'hôpital ses soins gratuitement et y ajoute une forte donation en argent.

A partir du XIVe siècle (1328), les malades de l'Hôtel-Dieu furent soignés par deux chirurgiens nommés par le roi et payés par le trésor public ; ils le furent également, selon toute probabilité, par un médecin ; enfin, par une sage-femme dénommée la « ventrière des accouchies ».

Les choses demeurèrent en l'état jusqu'au XVIe siècle,

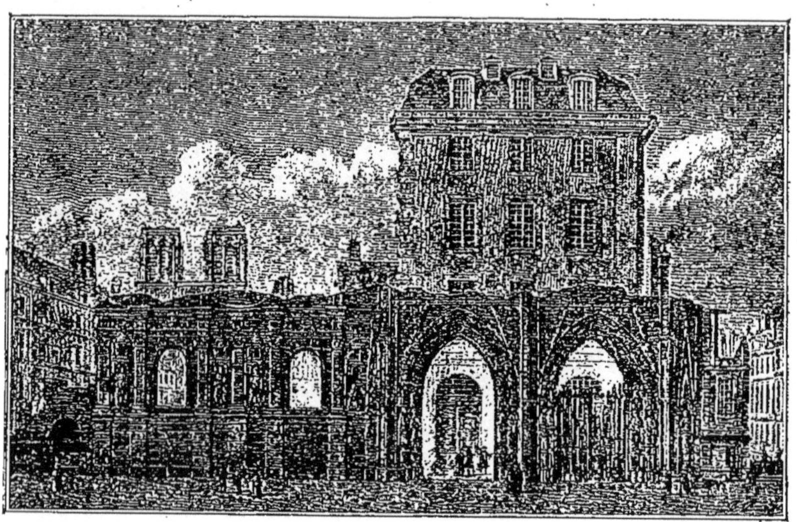

Fig. 11. — Ruines de l'Hôtel-Dieu et constructions nouvelles à la fin du XVIIIe siècle (d'après un tableau d'Hubert Robert).

époque à laquelle il semble que le service médico-chirurgical ait été pour la première fois réglementé et rétribué par l'administration même de l'Hôtel-Dieu. Il n'y eut alors qu'un seul médecin, Mathurin Thabouet, et encore n'était-il astreint qu'à une visite ou deux par semaine. La chirurgie, très active, réclamait, à côté du « maître chirurgien », un « compagnon chirurgien gagnant maîtrise », des « compagnons chirurgiens internes » et des « apprentis chirurgiens privés et externes ». Les saignées, dont le nombre s'élevait quelquefois à plus de quatre cents par jour, fournissaient du travail à tout ce monde, sans compter les autres interventions. Aussi faisait-on de solides études chirurgicales à l'Hôtel-Dieu, ainsi que se plaît à le constater Ambroise Paré, qui, en qualité de compagnon, y séjourna de 1530 à 1536.

Dans le cours des XVIIe et XVIIIe siècles, le nombre des médecins de l'Hôtel-Dieu s'éleva graduellement ; il y en eut trois en 1633, sept en 1661, onze en 1787. Parmi eux, laissez-moi vous citer le célèbre médecin de Louis XIV, Fagon.

La Révolution supprima l'autonomie administrative de l'Hôtel-Dieu et lui enleva, vous le savez, jusqu'à son nom. Quand, en 1802, le service de santé des hôpitaux fut réorganisé, médecins et chirurgiens furent nommés au choix et distingués en deux classes : les médecins et les chirurgiens ordinaires et les médecins et chirurgiens en chef.

En 1829, au choix fut substitué le concours et, à l'inégalité des deux classes, l'égalité d'une seule. C'est le système qui, actuellement encore, régit l'Hôtel-Dieu comme les autres hôpitaux.

***

Si l'Hôtel-Dieu a pris racine à l'ombre de Notre-Dame, s'il y a grandi et prospéré, c'est qu'il était comme une émanation de la charité chrétienne et de l'Église même. Au XVIe siècle, quand son administration fut sécularisée (1506), l'Hôtel-Dieu colonisa à distance de la Cité sous la forme de l'hôpital de la Charité et de l'hôpital Saint-Louis ; il aurait pu quitter la Cité lui-même : le lien sept fois séculaire qui l'unissait à la vieille cathédrale était rompu. Il demeura par une sorte d'habitude prise.

Non loin de lui, rue des Écoliers, devenue depuis rue du Fouarre, prenait naissance, au XIIIe siècle, la Faculté de médecine qui, au XIVe, se transporta rue de la Bûcherie. Elle y demeura jusqu'à la Révolution, qui, vous le savez, l'installa dans son emplacement actuel.

Pour aller de la vieille École de médecine au vieil Hôtel-Dieu, avant le XVIe siècle, il n'y avait pas loin : on prenait par le Petit-Châtelet, on traversait le Petit Pont et contournait les bâtiments de l'hôpital jusqu'à l'entrée. Quand le Pont au

Double fut construit, ainsi que la salle du Rosaire qui le surmontait, ce fut bien mieux encore, école et hôpital devinrent immédiatement voisins, séparés seulement par l'épaisseur de la rue de la Bûcherie, et, de la porte de l'école à celle de l'hôpital, il n'y eut qu'un pas.

On sait qu'avant la Révolution l'enseignement de la Faculté de médecine était surtout théorique. Ce serait une erreur, toutefois, de croire que l'instruction pratique n'existât nullement. A n'envisager que l'enseignement clinique, il se pratiquait de trois manières : à la Faculté même, dans la clientèle privée des docteurs, à l'hôpital, enfin, et tout particulièrement à l'Hôtel-Dieu.

A la Faculté, l'enseignement clinique avait lieu tous les samedis (1), de dix heures du matin à midi, à l'occasion de consultations gratuites. Six docteurs, dont trois anciens et trois nouveaux, désignés à tour de rôle, se réunissaient à chacune de ces consultations, et les bacheliers en médecine y étaient convoqués. Les maîtres examinaient les malades, en expliquaient en latin le cas aux élèves et leur dictaient les ordonnances ; bref les choses se passaient à peu près comme dans nos actuelles consultations hospitalières.

On ignore la date à partir de laquelle ces consultations gratuites furent instaurées : on possède le texte d'une affiche qu'en 1637 la Faculté fit apposer sur les murs de Paris, pour en annoncer l'ouverture ; mais peut-être remontent-elles à une date antérieure.

On ignore de même les origines de l'apprentissage fait par les bacheliers auprès de la personne des docteurs qu'ils prenaient comme patrons : quoi qu'il en soit, aux XVIIe et XVIIIe siècles, les médecins réputés étaient accompagnés, dans leurs visites de ville et dans leurs consultations, de bacheliers en médecine attachés à eux et logeant chez eux. Ils déambulaient par la ville à mule, plus tard à cheval, suivis de leurs élèves, et pouvaient ainsi pratiquer les interrogatoires, rédiger les ordonnances, donner toutes les explications voulues, devant leurs élèves. A l'occasion, le latin servait à l'échange de

(1) Les consultations eurent lieu aussi pendant quelque temps le mercredi.

confidences entre le docteur et le bachelier. La leçon de choses était complète.

Une grande consultation réunissait-elle plusieurs docteurs, que leurs élèves y assistaient. Ils écoutaient les maîtres prendre successivement la parole, en commençant par le plus jeune pour finir par le plus âgé. Ils étaient les témoins des controverses courtoises, mais subtiles et passionnées, auxquelles le cas donnait lieu ; quelquefois même, sur l'invitation du doyen de la consultation faisant office de président, ils y prenaient part.

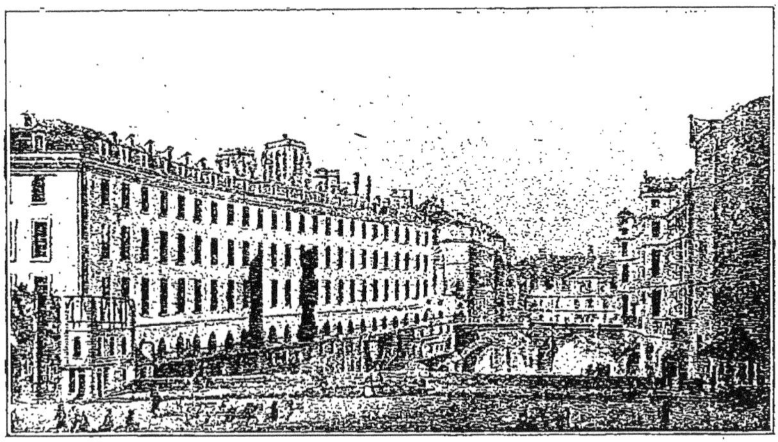

Fig. 12. — Vue d'ensemble de l'Hôtel-Dieu au commencement du XIXe siècle. A gauche : les constructions nouvelles. A droite : la salle Saint-Charles. Au premier plan, le Petit Pont. Au dernier plan, le Pont au Double avec son bâtiment. Au milieu, le pont Saint-Charles.

Bientôt, ayant conquis la confiance de leur patron, ils le remplaçaient auprès des malades en cours de traitement et dont l'état ne donnait pas d'inquiétude.

A l'hôpital, l'enseignement clinique avait lieu à la visite médicale du matin.

On a prétendu que les étudiants en médecine, ou *philiatres*, comme on les désignait alors, n'eurent accès à l'hôpital qu'à la fin du XVIIe siècle (1) ; il est bien plus probable qu'ils y furent accueillis de tout temps, c'est-

(1) Cornu, *A l'hôpital il y a deux siècles. L'Hôtel-Dieu*, etc. Thèse de doctorat, Paris, 1897.

à-dire dès la fondation de l'École au XIIIe siècle (1).

Quoi qu'il en soit, par un édit de 1707, les étudiants en médecine furent mis dans l'obligation de faire un stage de deux ans à l'Hôtel-Dieu, avec interdiction de suivre à plus de cinq le même chef de service. Malgré qu'alors l'Hôtel-Dieu ne fût plus l'unique hôpital parisien, à cause de sa proximité du Quartier latin et de la Faculté, ainsi qu'à cause

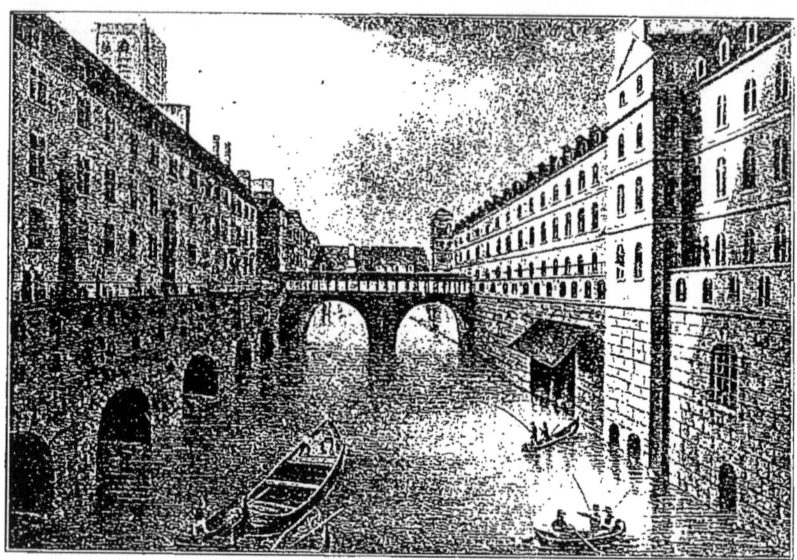

Fig. 13. — Vue d'ensemble de l'Hôtel-Dieu en 1820. Le port de l'Hôtel-Dieu et les cagnards. Le pont Saint-Charles maintenant couvert d'une galerie.

de son rôle dans le passé, il demeurait donc l'hôpital d'élection pour les études cliniques.

On peut aisément se représenter la physionomie que devait alors offrir une visite médicale à l'Hôtel-Dieu (2). Il était huit heures du matin quand le docteur était déposé par sa mule sous l'auvent de la porte d'entrée. Bacheliers, philiatres et chirurgiens l'attendaient dans la chapelle ou la salle Saint-Thomas. Se tenait là, notamment, le « topique », c'est-à-dire

(1) Husson, *loc. cit.*

(2) Fauvelle, *Les étudiants en médecine de Paris sous le grand roi.* Thèse de doctorat, Paris, 1899.

le « compagnon chirurgien interne » chargé de recueillir les prescriptions du maître. Bientôt, je veux dire au milieu du XVIIIe siècle, il allait être pourvu du cahier d'ordonnances qui subsiste encore actuellement.

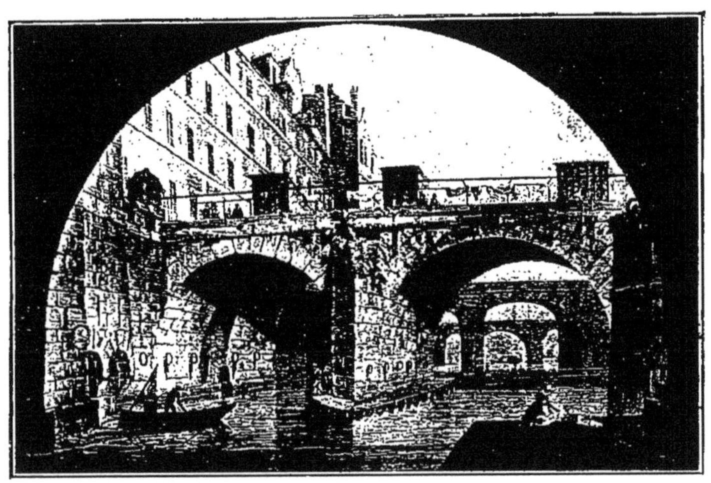

Fig. 14. — Le pont Saint-Charles.
Au fond, le Pont au Double, dont le bâtiment a été démoli.

La visite commençait aussitôt selon le rite coutumier : le chef allait d'un lit à l'autre, ne s'arrêtant d'ordinaire que peu de temps à chacun d'eux, à cause de leur grand nombre. Il interrogeait les malades, le topique, la « cheftaine » ; examinait le facies, la langue, le pouls, les urines ; discourait en latin ; enfin, il prescrivait. La diète, la purgation, le clystère, la saignée jouaient un rôle prépondérant dans sa thérapeutique. Bacheliers et philiatres, cependant, pour ne rien perdre des paroles du maître, s'empressaient autour de lui ; zélés, les compagnons chirurgiens faisaient de même : des heurts et des froissements s'ensuivaient qu'une vieille rivalité envenimait, et ainsi s'explique la revendication de 1727 d'après laquelle les étudiants en médecine, s'appuyant sur l'édit de 1707, réclamaient le droit que leur contestaient les chirurgiens de suivre « les premiers » la visite médicale (1).

(1) Delaunay, *Le monde médical au XVIIIe siècle*. Thèse de doctorat, Paris 1905.

Comme vous le voyez, Messieurs, l'enseignement clinique d'autrefois présentait dans ses modes d'application une variété qui lui donne une belle apparence. En fait, il n'avait aucune consistance et ne figurait guère qu'un trompe-l'œil. L'enseignement hospitalier, notamment, qui en aurait dû être le mode essentiel, était presque annihilé du fait du grand nombre de malades que les médecins avaient à visiter, de l'encombrement des lits qui rendait l'examen des malades difficile ou impossible, du fait, surtout, de l'inexistence de professeurs de clinique, c'est-à-dire de l'inexistence d'un enseignement méthodique, effectué par des maîtres compétents et responsables.

La vieille Faculté le sentait bien et, en 1778, deux docteurs-régents, Duchanoy et Jumelin (1), publièrent un mémoire à l'effet de démontrer l'*utilité de créer une école clinique de médecine.*

Mais, la Révolution, qui se préparait, tout à coup explosa : par l'Assemblée législative, le 18 avril 1792, toutes les cor-

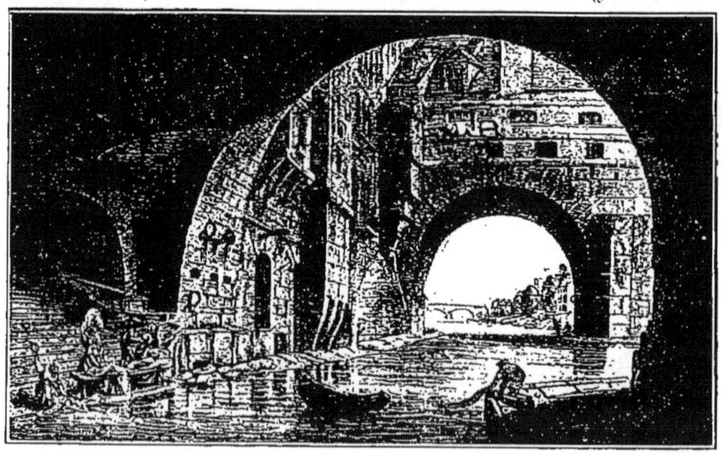

Fig. 15. — La « Porte d'eau », ouverture des cagnards sous le pont Saint-Charles. Au fond, le Pont au Double, avec son bâtiment.

(1) Duchanoy et Jumelin, Mémoire sur l'utilité d'une école clinique de médecine (*Observation et mémoire sur la physique*, etc., Paris, 1778. Suppl., t. XIII).

Les auteurs réclament la création d'une *école pratique* de médecine, c'est-à-dire d'une *école clinique* dont ils esquissent le plan, et la création de deux places de *professeurs de clinique* doublés par deux *adjoints.*

porations enseignantes furent supprimées. La vieille Faculté et ses projets n'étaient plus qu'un souvenir !

Toutefois, quelques années avant que la Révolution triomphante n'eût ordonné à toutes les bouches enseignantes de se fermer, un docteur s'était rencontré que l'on peut considérer comme le véritable fondateur de l'enseignement clinique français, j'ai nommé Desbois de Rochefort.

Né à Paris en 1750, médecin de la Charité à trente ans, Desbois inaugura aussitôt, c'est-à-dire en 1780, des leçons cliniques au lit des malades, qui eurent un énorme retentissement. On désertait l'Hôtel-Dieu, pour courir en masse à la Charité. Parmi les auditeurs de Desbois les plus fidèles et les plus empressés, il faut citer Corvisart, qui, à sa suite, devait illustrer la Charité à son tour.

La carrière de Desbois fut brève : à trente-six ans, il mourait de la phtisie. « Qui eût cru, s'écrie Corvisart dans son oraison funèbre, qui eût cru que la nuit du tombeau allait succéder à l'aurore d'un si beau jour ? »

L'unique ouvrage de Desbois fut publié après sa mort par Corvisart ; c'est un cours de matière médicale et d'art de formuler (1). Desbois, sans doute, devait une grande partie de son succès à l'orientation thérapeutique qu'il donnait à ses leçons.

L'enseignement avait été supprimé depuis deux ans, lorsque, en 1794, la Convention le rétablit. Sur un rapport de Fourcroy, inspiré par Chaussier, la Faculté de médecine de Paris fut rouverte sous l'appellation d'*École centrale de santé* et transférée dans les locaux actuels.

Fourcroy, dans son rapport, insistait sur les défectuosités de l'ancien régime d'études médicales, et en particulier sur son caractère insuffisamment pratique ; il concluait à la nécessité d'une direction nouvelle : « Peu lire, beaucoup voir et beaucoup faire, — écrivait-il, — telle sera la base du

(1) DESBOIS DE ROCHEFORT, *Cours élémentaire de matière médicale suivi d'un Précis de l'art de formuler*, Paris, 1789, 2 vol. Réédité en 1806. Dans l'ouvrage de Desbois, les médicaments sont classés en trois catégories d'après le règne auquel ils appartiennent, et ceux qui sont empruntés au règne végétal sont rangés d'après leurs propriétés thérapeutiques, classification qui, avec des additions et des retouches, s'est transmise d'auteur en auteur et de livre en livre jusqu'à nous.

nouvel enseignement que les comités vous proposent de décréter. Ce qui a manqué jusqu'ici aux écoles de médecine, la pratique même de l'art, l'observation au lit des malades, deviendra une des principales parties de l'enseignement. »

Douze professeurs furent attribués à l'École de médecine de Paris, avec douze adjoints. Trois d'entre eux furent chargés d'enseigner la clinique, à savoir : l'un, la clinique interne à l'hospice de l'Unité (la Charité) ; l'autre, la clinique externe à l'hospice de l'Humanité (Hôtel-Dieu) ; le troisième, enfin, la clinique d'exception, représentée par les cas graves, rares et compliqués, à la clinique de perfectionnement. Le titulaire de la clinique médicale fut Corvisart ; celui de la clinique chirurgicale, Desault ; celui de la clinique de perfectionnement, le chirurgien Pelletan, dont l'adjoint fut le médecin Lallement (1).

En 1823, une ordonnance était rendue, qui instituait quatre chaires de clinique médicale, et à partir de cette date la clinique interne fut enseignée officiellement à côté de l'externe, à l'Hôtel-Dieu.

Le premier titulaire de la chaire de l'Hôtel-Dieu fut Récamier, à qui succédèrent successivement Chomel, Trousseau, Grisolle, Béhier, G. Sée, enfin M. Dieulafoy.

De 1840 à 1846, l'Hôtel-Dieu, même, eut deux chaires de clinique médicale, et la seconde fut occupée par Rostan, puis par Piorry.

Vous savez, Messieurs, à quelle hauteur de réputation la clinique médicale de l'Hôtel-Dieu a été portée par ces hommes, notamment par Récamier (2), Rostan et Trousseau. Je m'empresse d'ajouter ici le nom de M. Dieulafoy. Ce serait faire preuve, en effet, d'une profonde ingratitude que de ne pas reconnaître et proclamer tout le lustre que notre cher maître a jeté sur cette clinique. Après avoir enseigné la pathologie interne, à la Faculté, avec un éclat incomparable pendant dix ans, il a pu, sans montrer l'ombre d'une défaillance, transporter pendant quatorze ans, sur la scène de l'Hôtel-Dieu,

(1) Corlieu, *Centenaire de la Faculté de médecine de Paris*, Paris, 1896.

(2) Triaire, *Récamier et ses contemporains*, Paris, J.-B. Baillière et fils, 1830.

son incomparable maîtrise et son intarissable succès : « Je n'ai pas entendu professer Trousseau, — disais-je à l'ouverture de mon cours de thérapeutique à la Faculté, — mais sa voix fut à ce point vibrante que, dans cette école, les échos n'en sont pas encore éteints. » Que dirai-je, ici, dans cet amphithéâtre de l'Hôtel-Dieu, où Trousseau et Dieulafoy, le

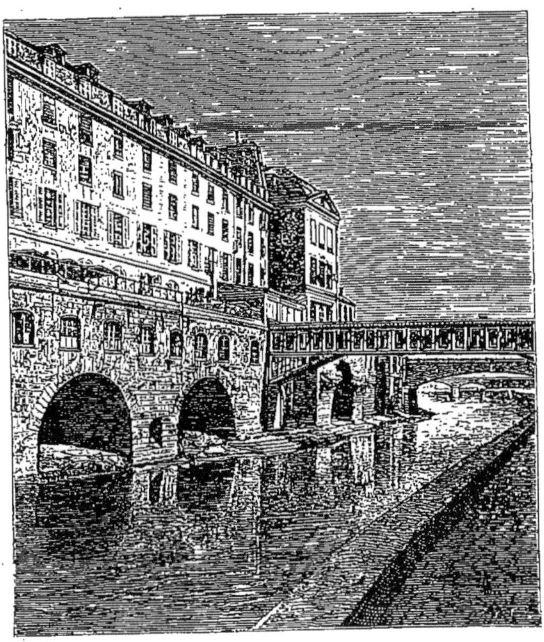

Fig. 16. — L'Hôtel-Dieu à la fin du XIXe siècle. Sur le côté, l'Hôtel-Dieu avec les cagnards. Au fond, le Pont au Double sans son bâtiment. Au-devant de lui, le pont couvert sur la Seine. Entre ces deux ponts, une des culées du pont Saint-Charles, démoli en 1836.

maître d'élection et l'élève préféré, ont attiré et retenu, captivée, la foule des élèves et des médecins?

Leur exemple m'inspirera et me soutiendra.

***

La clinique, Messieurs, qu'après eux je suis chargé de vous enseigner, est, vous le savez, l'étude vécue, c'est-à-dire poursuivie sur l'homme, des effets des causes morbides. Non seulement celles-ci, qu'elles soient physiques ou morales, chimiques ou figurées et vivantes, sont très nombreuses, mais encore chacune d'elles, prise à part, est susceptible de varier à l'infini ! Considérez de toutes les causes la plus simple, le traumatisme. N'est-elle point capable de s'exercer de mille manières, et la rencontrerez-vous dans votre pratique deux fois pareille à elle-même ?

Si les causes morbides sont nombreuses dans leur nature et dans leur expression, l'homme, d'autre part, ou, si vous préférez, le terrain humain, lui aussi, est, si je puis m'exprimer ainsi, innombrable, et il est innombrable non pas seulement du fait de conditions durables, comme le sexe, l'âge, le tempérament, mais encore du fait de conditions passagères, comme le jeûne, l'insommie, la dépression morale, la fatigue, l'état pathologique préalable, etc.

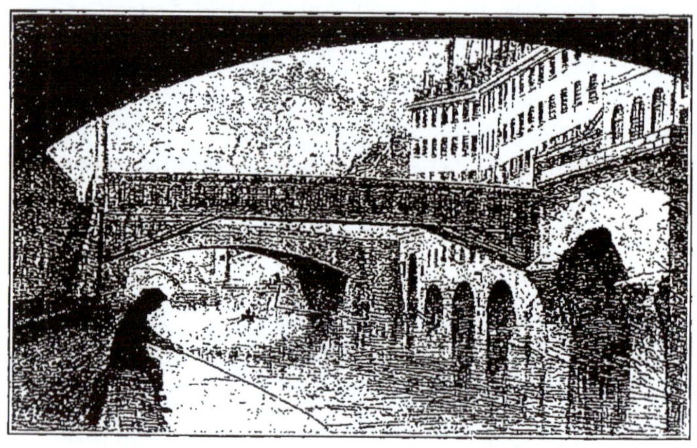

Fig. 17. — Les ponts de l'Hôtel-Dieu (vue prise de dessous le Pont au Double). On aperçoit d'abord le pont de bois couvert au-devant duquel subsistent les culées du pont Saint-Charles. Ensuite viennent : le Petit Pont, le pont Saint-Michel et le Pont-Neuf. Sur le côté, l'Hôtel-Dieu avec les cagnards.

De l'infinie variété des causes morbides et de l'infinie variété du terrain humain, découle l'infinie variété des actions et des réactions morbides, c'est-à-dire l'infinie variété de la clinique. Et de l'infinie variété de la clinique procède son charme toujours nouveau. Mais cette variété est aussi la principale source des difficultés que son étude présente.

Si les maladies étaient immuables dans leur expression symptomatique, la clinique serait malaisée déjà, parce que les maladies sont nombreuses et parce qu'elles peuvent présenter des symptômes communs plus ou moins nombreux ; la variabilité de l'expression symptomatique, qui peut aller jusqu'à donner à une maladie le masque d'une autre maladie, augmente considérablement ses difficultés.

Cependant, il faut le proclamer, nous sommes autrement bien placés que nos devanciers pour percer l'énigme que représente chaque malade.

J'ai souvent pensé avec admiration, mais aussi avec compassion, aux médecins d'autrefois, obligés, comme ceux de l'Hôtel-Dieu au XVIIIe siècle, d'établir un diagnostic, de porter un pronostic et de fonder un traitement d'après les seuls troubles fonctionnels et quelques signes objectifs, comme ceux fournis par le facies, l'état de la langue, du pouls et des urines !

Depuis un siècle, il ne s'est pas écoulé d'année, pour ainsi dire, qui n'ait vu naître quelque méthode ou quelque procédé grâce auxquels de nouveaux symptômes ont pu être reconnus aux maladies ou précisés et grâce auxquels, ainsi, la base sur laquelle en repose le diagnostic a pu être élargie ou fortifiée.

Ce fut d'abord l'auscultation, puis la percussion que Piorry, dont je vous rappelais le nom tout à l'heure, n'inventa pas, mais qu'il poussa à un extrême degré de perfectionnement.

Ce fut la thermométrie, la sphygmographie, la sphygmomanométrie, l'hématimétrie, la stéthographie.

Ce furent, suivant à longue distance les analyses d'urine, celles du suc gastrique et des fèces.

Ce fut la bactérioscopie, comprenant la recherche des microbes dans les crachats et, d'une façon générale, dans les excreta pathologiques ou physiologiques, dans les humeurs, dans les exsudats, dans les tissus. Ce furent, dérivant de la bactériologie comme la bactérioscopie, le sérodiagnostic et la méthode de déviation du complément.

Ce furent l'histoscopie et la cytoscopie que permit la biopsie, pratiquée avec le bistouri sur un tissu, ou avec la seringue de Pravaz dans une humeur.

Ce fut enfin la radioscopie.

On saisit, dans cette énumération rapide, la marche des conquêtes de l'esprit humain. On y voit clairement le médecin prendre une possession de plus en plus intime et réelle de son malade : d'abord tenu en dehors de lui, se contentant de ce qu'il veut bien lui laisser voir, la langue, le pouls, l'urine, il y pénètre par l'oreille, avec l'auscultation et la percussion, avant

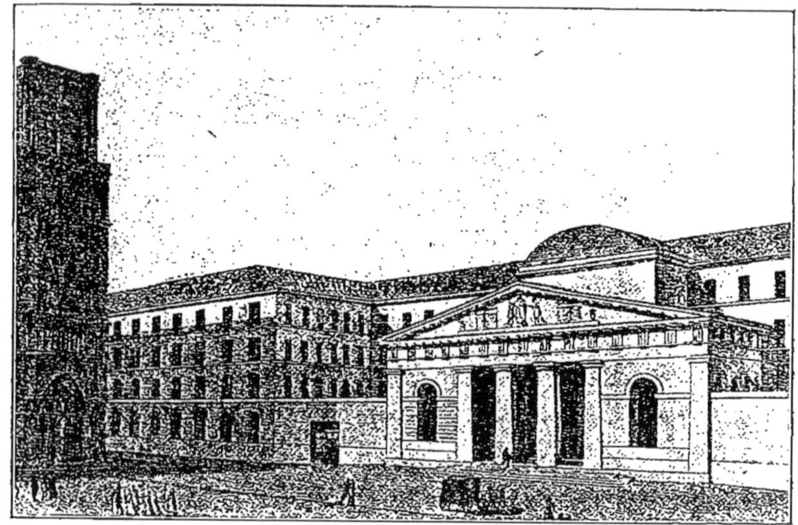

Fig. 18. — Portique de Clavareau (1). Nouvelle entrée du vieil Hôtel-Dieu.

d'y pénétrer par l'œil avec les rayons X : enfin il y pénètre réellement au moyen du bistouri ou de l'aiguille exploratrice avec l'hématimétrie, la bactérioscopie, le séro et le cytodiagnostic, la méthode de déviation du complément, l'histoscopie.

Eh bien, Messieurs, au fur et à mesure que le médecin pénétrait davantage dans l'intimité de son malade, non seulement il collectait de nouveaux signes morbides, mais ceux-ci

(1) Cette figure est empruntée à l'ouvrage de Clavareau : *Mémoire sur les hôpitaux civils de Paris*, Paris, 1805. En réalité, les ornements représentés au tympan du fronton du portique de Clavareau ne furent jamais exécutés.

se montraient, et cela se conçoit, de plus en plus précieux. C'est qu'en définitive le médecin en est arrivé, en quelque sorte, à prélever sur son malade un échantillon de sa substance et à le soumettre directement à l'analyse.

Et c'est pourquoi, sans négliger les symptômes reconnus d'ancienne date aux maladies, nous ne cultiverons pas moins les nouveaux.

D'une façon générale et un peu schématique, on pourrait, au point de vue technique, classer les symptômes des maladies en deux catégories : la première comprendrait ceux que l'on peut relever au lit même des malades, au moyen de ses seuls sens, ou bien avec l'aide d'un matériel très simple ; la seconde renfermerait ceux dont la constatation réclame l'intervention du laboratoire. Et ainsi, Messieurs, en arrivons-nous à envisager le laboratoire comme un des éléments constitutifs essentiels de la clinique.

De ce que les *symptômes de laboratoire* sont souvent plus précieux, parce que plus précis, que les *symptômes cliniques proprement dits*, il n'en faudrait pas conclure que des cas peuvent se rencontrer où l'on s'en peut contenter. Pour être ce qu'il doit être, c'est-à-dire la clef du pronostic, de la prophylaxie et du traitement, le diagnostic doit être non pas sommaire, mais complet, et comporter, par suite, la connaissance des circonstances particulières au cas envisagé tenant à la cause ou au terrain. C'est pourquoi l'étude intégrale du malade doit être effectuée, et c'est pourquoi, quelle que soit l'importance du laboratoire, il doit demeurer sous la dépendance de la clinique.

Hormis le cas, moins rare qu'autrefois, de signe pathognomonique, le diagnostic des maladies se fait par la constatation d'un certain nombre de symptômes, les uns fournis par l'examen des malades, d'autres pouvant l'être par le laboratoire. C'est la nature de ces symptômes, leurs caractères propres, leur agencement réciproque, qui conduisent au diagnostic, tantôt tout droit, tantôt par des chemins détournés.

Quand on procède à l'examen des malades, il faut enregistrer soigneusement dans sa mémoire les symptômes qu'ils accusent et s'attacher à les classer, c'est-à-dire à établir les liens de subordination qui les unissent. Parmi eux, il en est qui sont tout près de la cause morbide parce qu'ils en découlent directement et qui vous y conduisent; il en est, inversement, qui sont très éloignés de cette cause et qui vous en détournent. C'est que les symptômes s'engendrent entre eux, qu'ils font la chaîne, si bien qu'un premier symptôme en occasionne un deuxième qui en détermine un troisième, et ainsi de suite. En suivant la chaîne dans un sens, on arrive à la cause morbide ; en la suivant dans l'autre, on s'en éloigne. Prenons, comme exemple, si vous le voulez bien, l'ulcère de

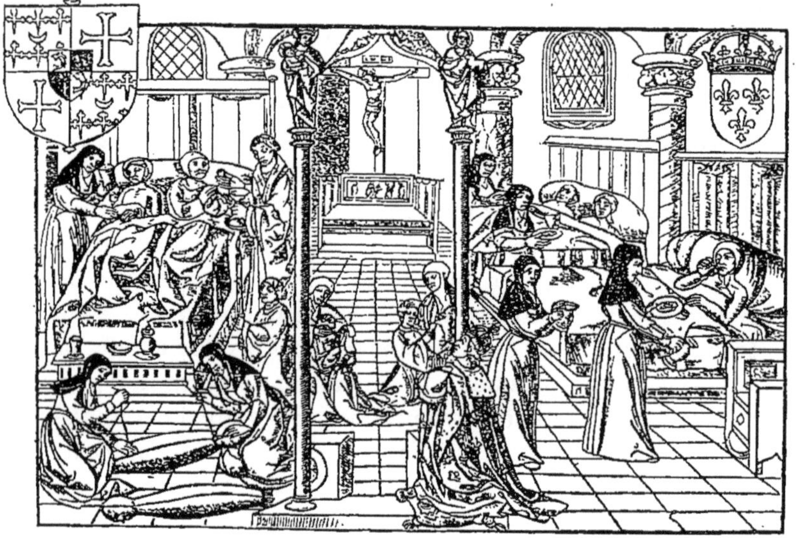

Fig. 19. — Une salle de malades a l'Hôtel-Dieu, au XVIe siècle (1).

l'estomac : vous savez que parmi ses symptômes se rangent des gastrorragies; celles-ci, quand elles sont abondantes, peuvent amener de l'anémie ; l'anémie peut occasionner des vertiges, qui peuvent déterminer une chute, laquelle peut produire une plaie, etc., etc. On peut aller ainsi jusqu'au vingtième anneau de la chaîne ! Le clinicien digne de ce nom,

(1) Je tiens à remercier ici M. Hartmann qui m'a communiqué sa riche collection d'estampes sur l'Hôtel-Dieu et qui m'a prêté quelques-uns de ses clichés. Je remercie également M. le Directeur de l'Assistance publique et M. Steinheil, qui m'ont fourni plusieurs clichés.

en un éclair de raisonnement, aura mis en place chacun des anneaux de la chaîne et, la suivant dans le bon sens, il dirigera immédiatement ses investigations vers l'estomac. Le diagnostic ne sera pas encore fait, mais il sera en bon chemin.

Les maladies d'organes différents se traduisent par des symptômes différents, mais les maladies d'un même organe offrent des symptômes communs, et cela se conçoit; mais, d'une part, ils peuvent ne pas être tous communs; d'autre part, leur caractère propre et leur agencement réciproque peuvent être dissemblables, et cela suffit pour le diagnostic. Que si, ni dans la nature des symptômes, ni dans leurs caractères individuels, ni dans leur texture, il n'y a de dissemblance, tout diagnostic devient impossible, ainsi en est-il par exemple fréquemment entre l'hémorragie et le ramollissement cérébral.

A leur phase d'état, les maladies ne sont pas, d'ordinaire, d'un diagnostic difficile, en raison de la multiplicité de leurs symptômes, — ce sont des fleurs épanouies. — A leur début, il en va tout autrement, — ce sont des boutons fermés, — et l'on peut dire, d'une façon générale, qu'elles sont d'autant plus malaisées à reconnaître qu'elles sont envisagées plus proches de leur commencement. C'est qu'elles se constituent à la façon d'un dessin : un premier symptôme apparaît, comme sur le papier un premier trait se montre; puis vient un deuxième symptôme, puis un troisième, comme viennent un deuxième et un troisième traits; la maladie et le dessin se composent peu à peu. Le premier symptôme, comme le premier trait, permet mille hypothèses ; puis, au fur et à mesure que les symptômes et les traits se multiplient, le champ des hypothèses se circonscrit, jusqu'au moment où la révélation se fait : ici, c'est la fièvre typhoïde qui est diagnostiquée ; là, c'est une nature morte qui est reconnue. Pas ne sera besoin, bien entendu, que le *tableau* symptomatique soit poussé très loin pour que le clinicien émérite puisse soupçonner la vérité, puis l'affirmer.

D'un diagnostic, non pas sommaire mais complet, le pronostic découle naturellement. Ainsi qu'on l'a dit et répété, les malades et les familles s'intéressent beaucoup plus — et cela se conçoit — au pronostic des maladies qu'au diagnostic. Le malade guérira-t-il ou mourra-t-il ? Question formidable à laquelle se rattachent d'autres questions subsidiaires : dans combien de temps se produira la mort ou la guérison, quelle sera la durée de la convalescence, quelles sont les complications qui menacent le malade, etc. ?

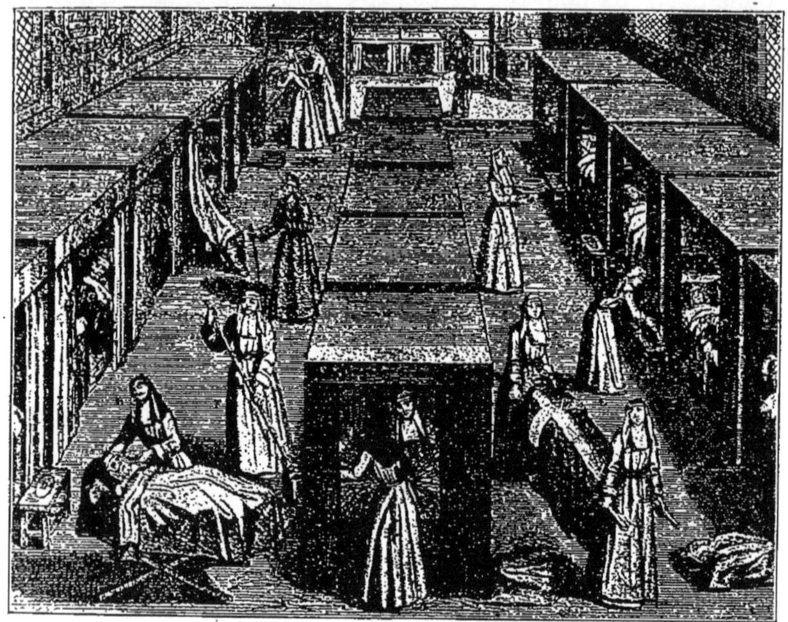

Fig. 20. — Une salle de malades à l'Hôtel-Dieu, au XVIIe siècle.

Souvent le pronostic ne comporte pas plus de difficultés que le diagnostic, du moins *quoad vitam* : un malade est atteint de cancer de l'estomac, évidemment il succombera ; un autre est frappé d'une grippe légère, évidemment il guérira.

Cependant, comme le diagnostic et même plus que lui, le pronostic a ses difficultés ou même ses impossibilités. C'est qu'il y a des maladies dont on peut guérir ou mourir, sans que la connaissance la plus complète de leur évolution, unie à la connaissance la plus approfondie des malades, de leur tempérament, de leurs tares héréditaires ou acquises, permette de distinguer si elles évolueront sûrement vers une terminaison heureuse ou funeste. Telle, par exemple, la fièvre typhoïde, qui guérit dans la grande majorité des cas, mais qui peut tuer par perforation intestinale, par syncope, ou bien par telle ou telle complication impossible à prévoir. C'est dans ces cas que, suivant l'expression consacrée, vous « réserverez » votre pronostic; tout au plus pourrez-vous, par un pourcentage, indiquer les chances de vie et de mort.

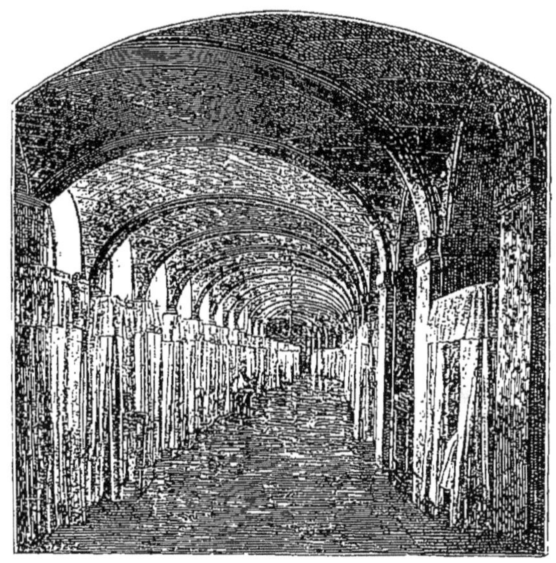

Fig. 21. — Une salle de malades à l'Hôtel-Dieu (Sainte-Marthe), au XIXe siècle (1875).

Dans un certain nombre de cas, comme, par exemple, dans le rhumatisme articulaire aigu, dans la diphtérie, le paludisme, la syphilis, vous pourrez appliquer à vos malades une *thérapeutique pathogénique*. Dite encore *étiologique* et *spécifique*, cette thérapeutique est la meilleure et, par suite, la préférable des thérapeutiques, et, chaque fois que vous pourrez la mettre en œuvre, vous n'y devrez pas faillir. S'adressant aux causes morbides, frappant les maladies dans leur source même, elle est capable, par suite, d'en atteindre et d'en supprimer les effets, c'est-à-dire les symptômes, rendant inutile ainsi le recours à la thérapeutique symptomatique. De plus, elle est d'une facile application, celle-ci ne comportant pour ainsi dire pas de contre-indication. Son seul défaut réside dans l'inconstance de la possibilité de son emploi : malgré les acquisitions considérables qu'elle a faites dans ces dernières années, le nombre des maladies qui en sont justiciables est encore peu élevé, si bien qu'à l'ordinaire vous en serez réduits à n'agir thérapeutiquement que sur les conséquences morbides, c'est-à-dire sur les symptômes.

Vous n'ignorez pas, Messieurs, la façon simpliste selon laquelle est communément pratiquée la *thérapeutique symptomatique*, par celui que je dénommerais volontiers le « mauvais praticien » ; un malade se plaint de constipation, il le purge ; un autre de diarrhée, il lui administre du bismuth ; un autre d'hémorragie, il lui prescrit des hémostatiques ; bref, les symptômes sont poursuivis par lui systématiquement et sans merci, comme si son programme se résumait en ces trois mots : « sus aux symptômes ! ».

Cependant, loin d'être aisée, voire enfantine dans son application, la thérapeutique symptomatique est délicate et épineuse, à ce point que l'on peut dire que c'est à elle que l'on reconnaît le thérapeute.

C'est que, à côté des symptômes que l'on doit combattre dans les maladies, il en est que l'on doit respecter ou même favoriser ; c'est qu'ainsi la thérapeutique symptomatique, à l'encontre de la pathogénique, n'est pas simple, mais double, qu'en d'autres termes existent deux modalités opposées de la thérapeutique symptomatique pour lesquelles j'ai proposé les qualificatifs d'*antisymptomatique* et de *prosymptomatique*.

Et si, Messieurs, en face de la thérapeutique antisymptomatique, se dresse l'autre thérapeutique, c'est qu'en regard des symptômes graves par eux-mêmes ou malfaisants se manifestent dans les maladies des symptômes bienfaisants, et, s'il en est ainsi, c'est que l'organisme attaqué par une cause morbide, quelle qu'elle soit, ne demeure pas passif, mais qu'il lutte, rendant coup pour coup et réparant ses blessures. Quel plus clair exemple peut-on donner du rôle actif et curateur de l'organisme que la cicatrisation d'une plaie ou la consolidation d'une fracture ? Quels beaux exemples du même ordre sont devenues, à la lumière des conquêtes pastoriennes, les lésions locales du phlegmon, de la pneumonie, de la tuberculose, etc. !

Votre devoir de thérapeute, en matière de thérapeutique symptomatique, résidera donc essentiellement dans la séparation des symptômes justiciables des deux thérapeutiques opposées, c'est-à-dire dans la séparation des symptômes graves ou malfaisants d'avec les symptômes bienfaisants. Vous y parviendrez avec l'aide de la clinique et des données de la pathologie générale. Il y a là, vous le concevez, une distinction fondamentale, puisque toute l'orientation de la thérapeutique symptomatique en découle. Aussi, dans mes leçons de l'école et de l'hôpital, y ai-je incessamment insisté et me proposai-je d'y insister en toute occasion devant vous. Il ne sera pas dit, de la sorte, que le nouveau professeur de clinique de l'Hôtel-Dieu a perdu le souvenir de l'ancien professeur de thérapeutique de la Faculté.

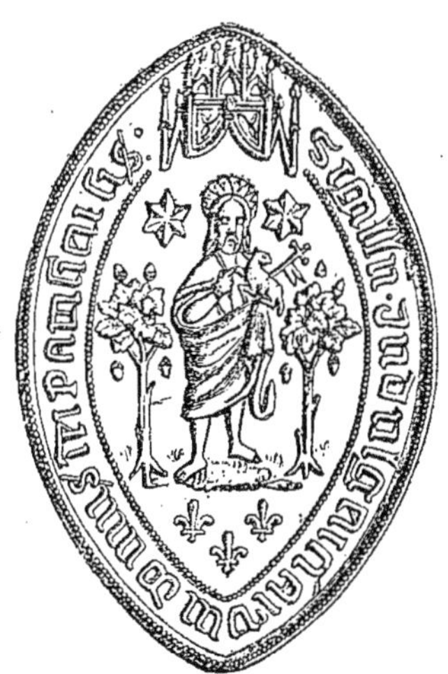

Fig. 22. — Le sceau des indulgences de l'Hôtel-Dieu (commencement du XVIe siècle).

DEUXIEME LEÇON

PRINCIPES GÉNÉRAUX DE THÉRAPEUTIQUE

MESSIEURS,

Je n'ai pu, dans ma leçon d'ouverture, qu'esquisser les règles qui, selon moi, doivent gouverner la conduite du thérapeute. J'y reviendrai aujourd'hui, en donnant à cette question, fondamentale pour le praticien, les développements qu'elle comporte.

Consulté par un malade, vous l'avez interrogé et examiné ; vous avez pu ainsi établir votre diagnostic et porter votre pronostic ; il ne vous reste plus qu'une opération à effectuer, mais celle-ci est la plus grave de la médecine : il vous faut régler le traitement de votre malade et procéder à la rédaction de son ordonnance.

D'après quelles données, d'après quels principes, sur quelles bases établirez-vous ce traitement ? C'est le sujet que je me propose de traiter devant vous dans cette leçon.

Eh bien, Messieurs, à quelque malade que vous ayez affaire et quelle que soit l'action thérapeutique que vous vouliez exercer, vous vous attaquerez toujours, en définitive, soit à la cause de la maladie, soit aux symptômes qui s'y rattachent, c'est-à-dire que vous « ferez » toujours soit de la *thérapeutique pathogénique*, soit de la *thérapeutique symptomatique*.

La THÉRAPEUTIQUE PATHOGÉNIQUE, dénommée encore et plus exactement *étiologique*, est la thérapeutique des causes. C'est la meilleure des thérapeutiques. S'attaquant aux causes, elle en détruit les effets et même rend superflu l'emploi de la thérapeutique symptomatique. Non seulement c'est la plus efficace des thérapeutiques, mais c'est celle dont la mise en œuvre est le plus facile. Elle échappe en effet à toute discussion d'emploi ou de non-emploi. Quand elle est possible, on y doit toujours recourir.

Son unique défaut, mais il est immense, réside dans le faible rayon de son action. Peu nombreuses encore sont les maladies dans lesquelles on y peut recourir. Sans doute, dans ces dernières années, elle a fait de précieuses acquisitions, et sans doute on entrevoit le jour où, à force de conquêtes, elle dépossédera la thérapeutique symptomatique. Mais ce jour est loin encore et le plus souvent, faute d'agents thérapeutiques pathogéniques, nous en sommes réduits à n'agir thérapeutiquement que sur les symptômes.

***

Au sens littéral du mot, la THÉRAPEUTIQUE SYMPTOMATIQUE devrait être celle des « phénomènes morbides que l'on peut constater du vivant des malades ». En fait, elle est opposée à la thérapeutique pathogénique et considérée comme s'adressant à ceux de ses phénomènes qui sont des effets morbides. Entre ceux-ci, d'ailleurs, et ceux qui, ou lésions organiques, ou adultérations chimiques humorales, ou troubles fonctionnels, ne sont pas perçus sur le vif, il n'y a aucune différence de nature (1), si bien que les conclusions applicables aux premiers le sont également aux derniers et que la thérapeutique symptomatique peut être envisagée, dans son sens le plus large, comme *celle des effets ou des conséquences morbides*.

Inférieure à la thérapeutique pathogénique par la modestie habituelle de ses visées, la thérapeutique symptomatique ou des conséquences morbides se montre encore inférieure à elle par la difficulté fréquente de son application.

(1) Avec les progrès de la technique, ne voit-on pas, chaque jour, de nouveaux phénomènes morbides prendre rang parmi les symptômes?

C'est que, à côté des symptômes que l'on doit combattre dans les maladies, il en est que l'on doit respecter ou même favoriser ; c'est qu'ainsi la thérapeutique symptomatique, à l'encontre de la pathogénique, n'est point unique, simple, mais double ou à double pôle, qu'en d'autres termes existent deux modalités opposées de la thérapeutique symptomatique, que je qualifierai, l'une d'*antisymptomatique*, l'autre de *prosymptomatique*.

La constatation dans les maladies de symptômes bienfaisants ou favorables, méritant par suite d'être respectés ou même facilités dans leur production, remonte sans doute aux premiers âges de la médecine, et elle a dû être le point de départ des idées formulées par l'antiquité relativement à la *Nature médicatrice*.

Il était impossible que l'on observât l'évolution des plaies, soit chez les animaux, soit chez les végétaux, ou bien l'évolution des fractures, sans que l'on fût frappé de l'ingéniosité et de la force avec lesquelles la nature tend à réparer les choses pathologiques. La médecine, comme la chirurgie, fournissait de multiples exemples de processus favorables au cours des maladies, et les évacuations gastriques et intestinales qui se manifestent dans les empoisonnements se rangeaient parmi les plus caractéristiques.

Toutefois, ce n'est qu'à partir des découvertes de Pasteur que l'on a pu se rendre compte de la place importante qui revient aux symptômes favorables en pathologie.

Auparavant, les microbes étant inconnus, la cause et la nature du plus grand nombre des maladies échappaient, et une compréhension erronée de leurs manifestations morbides s'ensuivait. Celles-ci étaient élevées au rang de processus initial ; en d'autres termes, la maladie était identifiée avec ses expressions anatomiques et fonctionnelles ou, si l'on veut, incarnée dans ses lésions et ses symptômes.

Il ne pouvait être question, dans ces conditions, de respecter ou de favoriser les symptômes ; ceux-ci devaient être combattus, et, ce faisant, on pouvait avoir l'illusion de pratiquer une thérapeutique en quelque sorte pathogénique.

Puisque, pour prendre quelques exemples, la pneumonie fibrineuse était, avec Grisolle, « l'inflammation du parenchyme pulmonaire », le phlegmon, avec Follin, « l'inflammation circonscrite ou diffuse du tissu cellulaire », puisque la phtisie pulmonaire, avec Laennec, consistait dans « le dépôt de tubercules dans les poumons », il fallait combattre l'inflammation du poumon, combattre l'inflammation du tissu cellulaire, combattre les tubercules.

Or, que nous enseignent les découvertes pastoriennes ? Que ces maladies, dont la cause auparavant échappait, sont suscitées par des microorganismes, c'est-à-dire par des germes animés et vivants, et que les symptômes par lesquels elles se traduisent représentent, non des processus initiaux, mais des processus secondaires. Elles nous apprennent de plus que, si, parmi ces symptômes, il en est de défavorables, tombant sous le coup de la thérapeutique antisymptomatique, il en est également de favorables, justiciables de l'inverse thérapeutique.

Reprenons, Messieurs, si vous le voulez bien, nos exemples : la pneumonie, le phlegmon, la phtisie.

La pneumonie, certes oui, elle est caractérisée par l'inflammation du poumon ; mais cette inflammation est commandée par la pénétration dans les alvéoles pulmonaires d'un germe vivant, le pneumocoque. L'acte primitif de la pneumonie, c'est l'infection du poumon par le pneumocoque. Dès que cette infection est effectuée, les vaisseaux capillaires du poumon se dilatent pour laisser exsuder dans les alvéoles pulmonaires une sérosité fibrineuse et salée, puis, plus tard, pour y laisser diapédéser des leucocytes.

Ces phénomènes locaux sont rendus possibles par la coopération de l'organisme tout entier. Lorsque la maladie commence effectivement, c'est-à-dire lorsque l'infection pulmonaire est effectuée, il se produit une sorte de branle-bas général ; tous les organes entrent en suractivité : le foie hyperfonctionne et déverse dans les veines sus-hépatiques de la fibrine et de la bile en excès ; les organes hémopoiétiques, la rate, la moelle des os, les ganglions fabriquent en hâte des leucocytes, qui se répandent dans la circulation ; le rein se ferme à l'élimination du chlorure de sodium ; le cœur bat avec activité, et le sang charrie tumultueusement vers les poumons tous ces produits. Et il est bien probable que la fièvre, tout au moins pour une part, est le reflet de cette suractivité générale.

Englué tout d'abord dans la gangue d'une substance impropre à son alimentation, la fibrine (Gilbert et Fournier) (1), le pneumocoque, en outre, est peut-être éprouvé par l'action du chlorure de sodium, qui, vous le savez, est doué de propriétés antiseptiques (Gilbert et Carnot) (2). Quoi qu'il en soit, il ne résiste pas d'ordinaire à l'assaut des leucocytes, qui se montrent pour le coup de grâce.

Attaqué par le pneumocoque, le poumon riposte donc avec l'assistance de tout l'organisme et, grâce aux lésions qu'il peut édifier, il riposte presque toujours avec succès.

Ainsi, les lésions pneumoniques nous apparaissent sous un jour nouveau : loin de mériter l'application de la thérapeutique antisymptomatique, étant utiles à la guérison, elles réclament l'emploi d'une thérapeutique inverse, je veux dire prosymptomatique.

D'ailleurs, et le fait vaut qu'on y insiste, les données de l'observation clinique sont d'accord avec celles de la pathogénie et de la pathologie générale, car elles témoignent que les pneumonies les plus graves sont celles où les lésions pulmonaires et sanguines sont réduites au minimum et où, en particulier, l'hyperinose fait défaut (Hayem et Gilbert) (3).

Dans le phlegmon comme dans la pneumonie, l'organisme répond à l'attaque microbienne par une défense en deux temps : 1° exsudation fibrineuse salée, d'où captation des microbes ; 2° issue leucocytaire, d'où destruction des microbes englués. C'est, comme je l'ai écrit à propos de la pneumonie, l'antique jeu du rétiaire, qui, dans les luttes des gladiateurs, jetait son

(1) Gilbert et Fournier, La défense de l'organisme par la fibrine (*Semaine médicale*, 1897).

(2) Gilbert et Carnot, Action du chlorure de sodium sur le pneumocoque (*Soc. de biologie*, 1904).

(3) Hayem et Gilbert, Note sur deux cas de pneumonie typhoïde (*Arch. génér. de médecine*, 1884).

filet sur l'adversaire pour l'immobiliser, puis sortait son poignard pour le trucider (1).

L'une des dissemblances cliniques qui séparent le phlegmon de la pneumonie consiste dans la terminaison du premier par abcédation et de la seconde par résolution. Mais cette dissemblance est plus apparente que réelle. D'abord, par exception, le phlegmon peut se terminer par résolution et la pneumonie par abcédation. Ensuite, dans la pneumonie, comme dans le phlegmon, un grand nombre de leucocytes succombent dans leur duel avec les microorganismes ; si leurs cadavres ne donnent pas lieu à des formations d'abcès, c'est qu'ils sont rejetés au dehors par les bronches, les bronchioles et les bronchiolettes qui sillonnent le parenchyme pulmonaire, innombrables et pressées, et qui, pour le cas particulier, représentent un système de drains particulièrement perfectionné.

Quoi qu'il en soit, ainsi que vous l'admettrez avec moi, j'espère, Messieurs, l'inflammation phlegmoneuse, comme la pneumonique, étant favorable à la guérison, doit être respectée. Ce qu'il est bon de combattre et d'atteindre dans le phlegmon, ce n'est pas le phlegmon même, mais le streptocoque pathogène.

Dans le phlegmon, d'ailleurs, comme dans la pneumonie, l'expérience clinique conduit à cette même conclusion. Il vaut certes mieux, en principe, éviter un phlegmon que d'en éprouver un ; mais, quand on est victime d'une piqûre septique qui détermine l'infection streptococcique du tissu cellulaire, la meilleure éventualité qui puisse se produire est celle d'un phlegmon qui serve de barrière à l'infection et qui, ainsi, préserve l'organisme d'une septicémie ou d'une septico-pyohémie généralisées.

J'ai eu l'occasion, pour ma part, de vérifier la véracité de cette proposition, il y a une vingtaine d'années, chez un médecin de mes amis. C'était un grand garçon, mince, roux et pâle, qui paraissait n'avoir qu'un souffle de vie ; ouvrant un panaris un jour, il eut la maladresse de se piquer le bout du doigt avec le bistouri infecté. Aucune lésion locale ne se pro-

(1) Gilbert, Leçon inaugurale du cours de thérapeutique (*Presse médicale*, 1902).

duisit, mais il fut pris rapidement de grands frissons, d'une température élevée, de rachialgie, de vomissements, etc. ; et en quelques jours il succomba à une toxi-infection générale.

Si la phtisie pulmonaire dont il me reste à vous entretenir est bien caractérisée par le dépôt de tubercules dans les poumons, comme la pneumonie et comme le phlegmon, elle est caractérisée tout d'abord par une infection microbienne, et l'apparition des tubercules n'est que secondaire. Vous savez que les leucocytes représentent l'élément constitutif essentiel des tubercules ; là où l'organisme est attaqué par le bacille de Koch, les leucocytes affluent, se disposant en cercles autour de l'envahisseur ; les tubercules, dès lors, sont constitués. Tantôt les leucocytes constitutifs des tubercules demeurent à l'état de leucocytes et tantôt, par un effort gigantesque, ils se transforment, au moins pour une part, en éléments volumineux ou même monstrueux, les cellules épithélioïdes et les cellules géantes.

Nullement caractéristiques histologiquement dans le premier cas, les tubercules, par contre, renferment beaucoup de bacilles, alors que caractéristiques, ou presque, dans le second, ils n'en contiennent que très peu ou même pas, réalité que j'ai exprimée en écrivant (1) que « les tubercules les plus tuberculeux sont les moins bacillaires ». Ces tubercules déshabités se voient surtout dans certains organes doués d'une activité phagocytaire particulièrement puissante, comme la peau, les ganglions, le foie.

Lorsque, grâce aux leucocytes, les bacilles tuberculeux ont été entourés, captés et détruits, une *restitutio ad integrum* peut avoir lieu par le fait de la dispersion des éléments migrateurs désormais inutiles, ou bien une organisation scléreuse cicatricielle peut subsister, ultime témoin du processus morbide éteint.

Je pourrais donc vous répéter, à l'occasion de la tuberculose, ce que je vous ai dit à propos de la pneumonie et du phleg-

(1) GILBERT, Les tubercules hépatiques chez l'homme (*Presse médicale*, 1898).

mon : le tubercule est la sauvegarde du tuberculeux ; sans lui l'infection tuberculeuse aboutirait rapidement, ainsi qu'en témoigne l'observation clinique, à la modalité la plus grave de la maladie, la bacillémie tuberculeuse.

Si donc le bacille tuberculeux doit être visé par le médecin et si quelquefois, pour l'atteindre, le tubercule doit être détruit, en soi, cependant, il représente une manifestation qui doit être respectée, voire favorisée.

Comme vous le voyez, Messieurs, nous voilà loin des idées de nos devanciers, tellement loin que là où ils voyaient des phénomènes à combattre, nous distinguons des phénomènes à favoriser, volte-face thérapeutique, théoriquement et pratiquement d'une importance considérable.

Les connaissances que nous avons acquises sur les infections nous permettent aujourd'hui d'envisager la maladie, quelle qu'en soit la cause, comme une lutte dont l'organisme est à la fois le théâtre et l'un des acteurs, l'autre acteur étant de nature microbienne le plus souvent, pouvant être aussi de nature chimique ou physique.

Dans cette lutte, des coups sont échangés de part et d'autre ; l'organisme en reçoit, et il en rend, en même temps qu'il répare ses blessures. Des coups reçus, je veux dire de l'action de la cause morbifique sur l'organisme, découlent des symptômes qui pourraient être qualifiés de *passifs* ; les autres, ceux qui procèdent de la réaction de l'organisme, seraient qualifiés de réactifs ou simplement d'*actifs*. Les premiers, les passifs, ceux qui sont imposés à l'organisme, doivent être par essence malfaisants ou défavorables, c'est-à-dire justiciables de la thérapeutique antisymptomatique ; les seconds, les actifs, ceux que l'organisme suscite en vue de sa défense ou de sa réfection, doivent être, par nature, favorables ou bienfaisants et, conséquemment, justiciables de la thérapeutique prosymptomatique (1).

Tout symptôme d'origine passive est-il nécessairement

(1) La méthode de Bier, qui réalise en thérapeutique chirurgicale la congestion veineuse passive, peut être, jusqu'à un certain point, considérée comme une imitation du processus congestif qu'emploie fréquemment l'organisme pour sa défense.

malfaisant, réclamant ainsi l'intervention de la thérapeutique antisymptomatique ? Inversement, tout symptôme de source active est-il fatalement bienfaisant, réclamant l'intervention de la thérapeutique prosymptomatique ? On ne saurait donner à ces questions de réponse définitive ; toutefois, on conçoit *a priori* qu'un symptôme passif puisse devenir favorable par occasion et un symptôme actif défavorable *par excès* ou *par viciation*. Nous aurons l'occasion de revenir sur ce point, au moins en ce qui concerne les symptômes actifs.

Quoi qu'il en soit, d'après le caractère favorable ou défavorable des symptômes, c'est-à-dire d'après leur action heureuse ou malheureuse sur la maladie où ils se rencontrent, on peut, en matière de thérapeutique symptomatique, formuler cette double loi à laquelle conviendrait l'appellation de LOI DE VALEUR : *tout symptôme qui, dans une maladie, se montre défavorable ou malfaisant, doit être combattu ; tout symptôme favorable ou bienfaisant, ménagé, voire facilité dans sa production.*

Mais comment établir la séparation des symptômes favorables et des défavorables ?

Certains phénomènes morbides renferment en eux-mêmes leur valeur favorable ou défavorable. C'est ainsi qu'une fracture, une luxation, une suppuration, une nécrobiose, une gangrène, une ulcération, une perforation ne peuvent guère que ressortir aux phénomènes passifs et défavorables.

Le plus souvent, toutefois, les phénomènes morbides ne comportent en eux-mêmes aucune signification favorable ou défavorable. C'est seulement rapprochés de leur cause, d'une part, des autres symptômes, d'autre part, c'est-à-dire mis en place, qu'ils dévoilent leur valeur. Tels les chiffres, qui n'ont aucune valeur intrinsèque, et qui prennent celle que leur attribue leur position dans les nombres, le même symptôme peut avoir une signification toute différente, je veux dire opposée, selon qu'il se manifeste dans tel état morbide ou dans tel autre. C'est ainsi qu'une épistaxis sera reconnue défavorable si elle relève d'un traumatisme, favorable si elle est d'origine supplémentaire ; c'est ainsi encore que des vomissements seront proclamés défavorables si de nature névropathique, favorables si de provenance urémique.

Il y a mieux encore ; le même symptôme peut avoir une valeur toute contraire dans la même maladie, selon les symptômes qui l'encadrent ; c'est ainsi que, dans les affections fébriles, la chute de la température peut être un signe d'aggravation et de mort, ou d'amendement et de guérison. C'est ainsi encore que, dans le diabète sucré, la diminution ou la disparition de la glycosurie peuvent être la marque de l'amélioration et de la guérison, ou celle d'accidents graves ou mortels en expectative.

Pour opérer la séparation des symptômes favorables d'avec les défavorables, vous vous fonderez, d'une part, sur l'expérience clinique des siècles, ainsi que sur la vôtre propre, d'autre part, sur les données de la pathologie générale. Vous toucherez à la certitude quand la première s'accordera avec la dernière, ainsi que dans les exemples que j'ai rapportés ci-dessus, relatifs à la pneumonie, au phlegmon, à la tuberculose.

L'expérience clinique, poursuivie pendant des siècles par des observateurs perspicaces, a permis de faire des notations, d'établir des statistiques grâce auxquelles la part qui revient dans une maladie donnée à telle ou telle manifestation morbide relativement à sa terminaison heureuse ou fâcheuse, c'est-à-dire leur valeur favorable ou défavorable, a pu être établie, en dehors de toute autre considération. Toutefois, la symptomatologie des maladies est d'ordinaire si complexe que l'on conçoit aisément qu'un tel travail soit particulièrement ardu et que, même, il puisse être au-dessus des possibilités. C'est pourquoi, si les cliniciens se sont mis d'accord sur la valeur d'un certain nombre de symptômes, il en est d'autres à propos desquels ils n'ont pu conclure et d'autres sur la valeur desquels ils se sont divisés. Vous citerai-je, entre ces derniers, l'exemple bien connu des hémorragies intestinales de la fièvre typhoïde ?

Vous savez que, à l'encontre de la majorité des médecins qui attribuent aux entérorragies typhiques une signification défavorable, deux grands cliniciens, l'un anglais, Graves, l'autre français, Trousseau, en ont proclamé la valeur favorable. A l'appui de son opinion, Trousseau a invoqué non seulement les résultats de sa propre observation, mais aussi ceux de l'observation d'autrui et notamment la statistique du Dr Ragami (de Mortagne), qui, ayant donné des soins à 400 typhiques et ayant, sur 11 d'entre eux, observé des hémorragies intestinales, nota la guérison de ces 11 malades.

A la vérité, votre meilleur guide, dans le départ à faire entre les symptômes favorables et les défavorables, sera la pathologie générale. A la faveur des découvertes pastoriennes, elle a fait des progrès immenses et que l'on est en droit de considérer comme définitifs. L'étiologie microbienne des maladies n'est pas une théorie qu'une nouvelle théorie remplacera un jour; c'est un fait acquis. La comparaison de la maladie avec une bataille n'est pas une image éphémère, c'est une réalité positive et permanente. L'homme malade ne se comporte pas comme une masse inerte : il se défend, il lutte, et quantité de symptômes découlent de son action; la science nous les fait chaque jour mieux connaître, et vous concevez quel intérêt capital il y a à en faire le bilan.

Si avancées que soient aujourd'hui nos connaissances, elles ne sont toutefois pas, et à beaucoup près, complètes et intégrales. Il s'ensuit que la valeur de nombreux symptômes demeure incertaine pour le plus grand embarras du thérapeute.

Mais, Messieurs, votre thérapeutique symptomatique ne sera pas dirigée par l'unique loi de valeur. Elle le sera également par une seconde et dernière loi, à laquelle on peut donner l'appellation de LOI DE GRAVITÉ. Plus simple que la précédente, cette nouvelle loi peut être formulée de la façon suivante : *tout symptôme grave, c'est-à-dire menaçant la vie des malades, doit être combattu.* Cette proposition est si bien l'expression du bon sens qu'il n'est pas besoin de la discuter. La gravité, d'ailleurs, est un caractère beaucoup plus facile à reconnaître que la valeur; l'examen clinique du malade y suffit : un symptôme est grave quand il retentit sur les grandes fonctions et quand, par lui, la vie est mise en danger; c'est un symptôme nécessairement excessif. Qu'un malade ait une forte hémorragie, qu'il présente des vomissements incoercibles, qu'il offre une hyperthermie allant jusqu'à 42° et 43°, qu'il souffre d'une douleur extrême, naturellement vous interviendrez, vous aurez recours à la thérapeutique antisymptomatique.

La loi de gravité ne souffre aucune exception, et, par suite, *elle prime la loi de valeur.*

Un symptôme peut être défavorable et grave à la fois, auquel cas il tombe doublement sous le coup de la thérapeutique antisymptomatique.

Peut-il être aussi simultanément favorable et grave ? Sans doute, ainsi qu'en témoigne l'exemple suivant.

Un malade, atteint de mal de Bright et d'urémie, est pris d'épistaxis. Nous savons qu'il s'agit là d'un symptôme favorable ayant la valeur thérapeutique d'une saignée ; nous le savons par l'expérience clinique, car nous ne connaissons guère le mécanisme de production des hémorragies dans l'urémie ni le rôle actif ou passif que l'organisme y peut prendre. Étant favorable, le symptôme est respecté ; mais voici que le sang, après avoir coulé pendant cinq minutes, pendant quinze minutes, pendant trente minutes, continue à couler encore, si bien que le malade en perd une quantité notable. Eh bien, quoique favorable dans son principe, l'épistaxis devra être combattue ; elle devra être combattue parce que, en raison de son excès, elle est devenue grave.

L'hémorragie devrait être combattue de même si d'externe elle devenait interne, le processus hémorragique, favorable en soi, devenant ainsi nuisible par une sorte de déviation ou de viciation.

Un symptôme favorable en soi peut donc tomber sous le coup de la loi de gravité, soit *du fait de son exagération*, soit *du fait de sa déviation.*

En résumé, Messieurs, deux lois régissent la thérapeutique symptomatique, la loi de gravité et la loi de valeur, la première primant la seconde.

La loi de gravité nous commande de combattre les

symptômes qui menacent la vie des malades ; la loi de valeur nous ordonne de combattre les symptômes malfaisants, de respecter ou favoriser les bienfaisants.

D'où, non pas une seule thérapeutique symptomatique, mais deux : l'antisymptomatique et la prosymptomatique. De la première sont justiciables les symptômes graves et défavorables, de la seconde, les symptômes favorables.

Quelle que soit l'importance de la thérapeutique antisymptomatique, nous devons avoir toujours présente à l'esprit l'autre thérapeutique, la prosymptomatique. Par une habitude atavique qu'il faudrait vaincre, avec laquelle il faudrait rompre, les médecins en sont encore aujourd'hui, comme avant l'ère pastorienne, à voir dans tout symptôme un ennemi. Il faut revenir à la doctrine hippocratique vérifiée, amplifiée, illuminée par les recherches modernes.

Le bon médecin n'est pas celui qui, systématiquement, poursuit et atteint les symptômes des maladies avec l'illusion de poursuivre et d'atteindre les maladies elles-mêmes, c'est celui qui sait saisir les indications des deux thérapeutiques opposées et contraires, c'est-à-dire s'abstenir et agir quand il le faut.

* * *

Parmi les médecins, il en est qui enchaînent à leur pratique la guérison : il y a des médecins guérisseurs ; si vous voulez être de ceux-là, inspirez-vous des préceptes que j'ai cherché à vous inculquer dans cette leçon.

A l'ouverture de mon cours de thérapeutique à la faculté en 1902, j'ai déjà eu l'occasion d'envisager le sujet traité ici. La question est tellement importante que le lecteur me saura gré, je pense, de placer sous ses yeux un extrait des développements que je formulais alors.

La *thérapeutique symptomatique* ne se distingue pas seulement de la thérapeutique pathogénique par son but, qui est différent et plus modeste ; elle s'en sépare encore sur le terrain, plus mouvant pour elle, de la mise en pratique. Je m'explique : alors que la thérapeutique pathogénique, lorsqu'elle est applicable, doit être pour ainsi dire toujours appliquée selon des règles fixes ou du moins peu variables avec les cas et les sujets, la thérapeutique symptomatique ne doit jamais être réflexe, mais réfléchie, et soumise à la discussion intérieure de l'indication et de la contre-indication.

Lorsqu'on croyait que les symptômes des maladies constituaient ces maladies elles-mêmes, on conçoit que le mot d'ordre thérapeutique ait été et *ait dû* être : « sus aux symptômes » ; mais, à partir du jour où l'on a su que les symptômes des maladies naissaient du conflit de l'organisme avec des causes morbides, certains résultant de l'action sur l'organisme de ces causes morbides, d'autres exprimant la réaction de l'organisme en face de ces causes morbides et représentant ainsi des manifestations défensives avantageuses et respectables, alors est né en thérapeutique symptomatique le grave dilemme de l'opportunité de l'action ou de l'abstention.

N'oubliez pas ce fait, qui domine la thérapeutique symptomatique tout entière, à savoir : que bon nombre de symptômes représentent des actes défensifs de l'organisme, et qu'ainsi non seulement ils ne doivent pas être combattus, mais respectés ou même favorisés.

Vous citerai-je les vomissements et la diarrhée qui se produisent dans la plupart des empoisonnements accidentels ou criminels ? Les vomissements, la diarrhée, les sueurs, les hémorragies qu'on observe chez les urémiques ? Les sueurs et la polyurie qui marquent la fin de diverses maladies infectieuses ? Et la toux, facilitant l'expectoration, dans les affections des voies respiratoires ? Et cette expectoration même ? La liste serait longue, si je voulais l'établir complète, des symptômes favorables et respectables qu'on peut relever au cours des maladies !

Au dernier congrès international de médecine (*Congrès de Paris*, en 1900), dans la section de thérapeutique, a été posée cette question qu'ont traitée deux rapporteurs éminents, les

Prs Stockvis et Lépine : *Doit-on combattre la fièvre ?* Le fait qu'une semblable question ait pu être formulée est caractéristique de l'état des esprits. J'ai connu une époque, qui n'est pas lointaine, où elle ne serait venue à l'idée de personne, parce que nul ne doutait que la fièvre ne dût être combattue. C'était à la suite des travaux de Liebermeister, publiés de 1865 à 1875, dans lesquels il était établi, pensait-on, que l'élévation de la température représentait le principal danger et des maladies aiguës, et des chroniques. Le bain froid florissait alors, et le sulfate de quinine à hautes doses, en attendant l'acide salicylique, puis l'antipyrine, l'antifébrine, la phénacétine, la thalline, l'exalgine et enfin la lactophénine, la salipyrine, la thermodine et la kairine !

Il est bien certain que la fièvre doit être combattue quelquefois : c'est quand elle est excessive, dépassant la mesure et qu'elle menace d'atteindre les actes vitaux. Hormis ces cas, véritablement exceptionnels, il n'est nullement prouvé qu'il faille combattre la fièvre. Bien au contraire, de sérieux arguments peuvent être apportés en faveur de la thèse adverse, et notamment celui-ci que quand, dans une maladie d'ordinaire fébrile, on voit manquer la fièvre, il en faut déduire le plus fâcheux augure. Nul ne sait encore ce qu'est exactement la fièvre, mais ce que l'on sait bien, c'est qu'elle est liée à un ensemble de phénomènes qui marquent la réaction défensive de l'organisme et qui conduisent presque toujours à la guérison. Ne vous étonnez donc pas de voir quelque jour la *médication hyperthermisante* entrer en concurrence avec l'antipyrèse !

La question posée relativement à la fièvre n'est que le cas particulier d'un problème plus général qui est le suivant : *Doit-on combattre les symptômes des maladies ?*

A cet égard, il convient de faire des distinctions, et l'on peut répondre : oui, dans certains cas, on doit combattre les symptômes des maladies, mais il est aussi des cas où il convient de les respecter, voire de les favoriser.

La séparation des cas dans lesquels doit être mise en œuvre la thérapeutique symptomatique, de ceux dans lesquels le devoir est de s'abstenir, est le nœud même de la thérapeutique.

Vous puiserez essentiellement vos indications et contre-indications dans la connaissance de deux facteurs : 1° *la gravité des symptômes* ; 2° *la valeur des symptômes.*

Relativement au premier facteur, vous tomberez aisément d'accord avec moi, que, chaque fois qu'un symptôme devient grave au point de menacer l'existence, quelle que soit la cause à laquelle il se rattache, quel que soit le mécanisme de sa production, quelle qu'en soit la valeur, il importe d'agir.

Les indications tirées de la notion de gravité des symptômes priment donc celles que l'on peut déduire de la notion de valeur.

Je vous ai déjà cité la fièvre : quelle que soit votre ligne de conduite en face d'une fièvre légère ou modérée, il n'est pas douteux que, si l'un de vos malades, atteint de scarlatine, de rhumatisme articulaire aigu ou de toute autre affection, fait monter la colonne thermométrique à 42° ou 43°, vous aurez recours à la médication antipyrétique.

Je pourrais vous citer aussi la douleur : que vous ayez le cœur sensible ou sec, et que les petites douleurs vous attendrissent ou vous laissent indifférents, en présence d'une névralgie violente, arrachant des cris au malade, l'empêchant et de se nourrir et de reposer, pouvant le conduire au suicide, vous ferez l'emploi de la médication analgésique.

Je vous citerai encore l'hémorragie : vous êtes mandé auprès d'un malade que vous savez affecté d'artériosclérose, de néphrite interstitielle et d'urémie ; il vient d'être pris d'épistaxis et le sang, au lieu de s'arrêter au bout de quelque temps, continue à couler abondamment ; le malade pâlit, il est pris d'éblouissements, d'étourdissements ; la défaillance le guette. Sans vous préoccuper de ce qu'il convient de faire dans le cas d'épistaxis médiocre, vous utiliserez la médication hémostatique.

Enfin, comme dernier exemple, je vous citerai les épanchements pleurétiques : que vous soyez partisan ou adversaire de la thoracentèse dans le cas de petit ou de moyen épanchement, si, à votre estimation, le liquide est surabondant, dépassant 3 litres, refoulant le cœur et menaçant d'amener la syncope, vous ferez une ponction évacuatrice.

Les indications tirées de la notion de gravité des symptômes sont précises, stables et formelles ; précises et stables, parce qu'elles reposent sur l'observation des faits cliniques, et qu'un symptôme grave est partout et toujours grave ; formelles, parce qu'il s'agit de la vie en danger. On pourrait ainsi les résumer : *tout symptôme doit être combattu lorsqu'il menace l'existence.*

Les indications tirées de la notion de valeur des symptômes peuvent être, d'autre part, formulées de la sorte : *tout symptôme doit être combattu quand il est défavorable, respecté quand il est favorable.*

Et par symptôme défavorable il faut entendre celui qui, naissant de l'*action sur l'organisme* d'une cause pathogène, n'est point utile à la guérison ou lui est nuisible, et par symptôme favorable celui qui, naissant de la *réaction de l'organisme*, est au contraire utile à la guérison.

Là où la difficulté commence, c'est quand il s'agit de séparer les symptômes favorables des défavorables : alors que la simple observation clinique des faits permet de reconnaître le degré de gravité des symptômes, pour être fixé sur leur valeur, il faut remonter à leur cause et invoquer les données de la physiologie pathologique. La base des indications est donc, en grande partie, objective dans le premier cas, subjective dans le second.

Un même symptôme peut être tour à tour considéré comme utile ou comme nuisible, et il peut être, par suite, indiqué de le respecter ou de le combattre, suivant que se rattachant à telle cause ou à telle autre, il a, d'après les lois de la physiologie pathologique, tel ou tel mécanisme, c'est-à-dire telle ou telle valeur, réserve étant faite, je le répète, pour les cas où il est indiqué de le combattre, parce que sa gravité est, toute question de valeur mise à part, une menace pour la vie.

Quelques exemples, mieux que toute dissertation, feront bien comprendre les indications et les contre-indications que la thérapeutique symptomatique peut tirer de la notion de la valeur des symptômes.

Voici un malade qui est affecté d'une toux sèche, quinteuse, fatigante, empêchant le sommeil ; cette toux ne se rattache à aucune affection des voies respiratoires, mais relève d'une maladie du foie par exemple (*tussis hepatica*), ou d'un état nerveux ; elle n'est donc pas utile, et l'indication par suite est de la combattre. Au contraire, voici un pneumonique qui tousse et qui, à la faveur de sa toux, expectore de gros crachats fibrineux où d'innombrables pneumocoques sont englués ; cette toux est utile ; l'indication est donc de la respecter et de la favoriser au besoin.

Voici, encore, une malade qui, au cours d'une grossesse, est atteinte de vomissements opiniâtres ; ces vomissements étant nuisibles, l'indication est de les combattre. Mais que cette même malade guérie de ses vomissements gravidiques, à la suite de l'ingestion accidentelle d'une certaine dose de sublimé, soit reprise de vomissements, ceux-ci étant utiles, l'indication sera de les faciliter.

Voici enfin un malade qui présente une épistaxis traumatique ; l'écoulement du sang doit être arrêté, parce qu'il est nuisible, ou au moins inutile. Un autre malade, artérioscléreux brightique et urémique, est atteint également d'épistaxis ; si celle-ci n'est pas excessive, il faut la respecter, parce qu'elle est utile, et qu'à la façon d'une saignée elle amènera la dépuration du sang et l'amélioration du malade.

Je pourrais continuer cette énumération des symptômes qu'il est indiqué de combattre ou de respecter selon leur valeur ; mais je veux m'en tenir à ces quelques exemples très simples.

Les indications fournies à la thérapeutique symptomatique par la notion de gravité des symptômes sont aussi vieilles que la médecine, parce que, dès ses origines, la médecine fut symptomatique et que les indices de gravité des symptômes n'ont guère pu varier ; au contraire, les indications fournies par la notion de valeur sont, presque toutes, de date plus ou moins récente, parce que, pour juger de la valeur des symptômes, il en faut connaître les causes et le mécanisme et que la science des causes et des mécanismes est toute moderne.

Si la valeur d'un certain nombre de symptômes nous échappe encore et si, dans ces conditions, il ne nous reste pour guide, comme aux anciens, que les données de l'empirisme et, à leur défaut, comme refuge, que la thérapeutique expectante, capable de devenir ainsi le comble de l'art, dans un grand nombre de cas, de la connaissance étiologique et physiologico-pathologique des symptômes en peut être déduite la valeur.

La mise en œuvre de la thérapeutique fondée sur la *valeur* des symptômes réclame, on le conçoit, de la part du médecin, des qualités d'observation et une profondeur d'instruction que ne nécessitent en aucune façon la thérapeutique fondée sur leur *gravité* ni la thérapeutique *pathogénique*.

Aussi est-ce sur cette thérapeutique que l'on peut juger le thérapeute ; c'est elle qui établit une hiérarchie parmi les praticiens et qui explique pour une bonne part les résultats différents des différentes pratiques ; s'il m'était permis de donner une définition du bon médecin, je dirais qu'avant tout il se reconnaît à ce qu'il sait ne pas contrarier les voies de la nature dans ses manifestations favorables et réserver tous ses moyens d'action pour combattre les symptômes défavorables (1).

(1) Extrait de la *Presse médicale*, 1902 : GILBERT, Leçon inaugurale du Cours de thérapeutique.

TROISIÈME ET QUATRIÈME LEÇONS

NÉPHRITE SCARLATINEUSE CHRONIQUE

MESSIEURS,

Le hasard a amené dans le service, au moment de notre arrivée à l'Hôtel-Dieu, trois malades, trois hommes, tous trois atteints de néphrite chronique d'origine infectieuse ; chez le premier, la maladie s'est montrée consécutivement à la scarlatine et à la diphtérie ; chez le deuxième à la suite d'une atteinte érysipélateuse, chez le troisième enfin au cours d'une syphilis secondaire. Ce hasard est trop rare et trop plein d'enseignements pour que nous ne le mettions pas à profit. Je vais donc étudier devant vous, successivement, chacun de ces trois malades ; je les comparerai l'un à l'autre, puis tirerai la moralité de leur histoire. Au premier d'entre eux je consacrerai cette leçon.

Il s'agit d'un jeune homme de dix-neuf ans qui exerce le métier de garçon marchand de vins. Il aurait eu, à l'âge de trois ans, une première atteinte de scarlatine ; à l'âge de cinq ans, une seconde atteinte de la même maladie. Malgré que la récidive de la scarlatine soit rare, elle n'est pas impossible, et nous devons nous rendre, sous réserve, bien entendu, au dire du malade confirmé par celui de sa mère que nous avons vue et interrogée.

A la suite de sa seconde scarlatine, il aurait été atteint d'une diphtérie laryngée, pour laquelle on le tuba, aux Enfants-Malades où il avait été transporté. C'est dans ces conditions, après deux scarlatines et une diphtérie, que survint la néphrite, néphrite qui se caractérisa par une albuminurie intense (12 à 15 grammes d'albumine par jour), par des œdèmes étendus, de l'anasarque et des troubles de la vue persistants.

Messieurs, sans aller plus loin dans l'histoire de notre malade, il nous faut discuter les rapports existant entre sa néphrite et les maladies infectieuses qu'il a présentées.

La scarlatine et la diphtérie, comme toutes les maladies infectieuses, sont susceptibles de frapper le rein, et de le frapper à deux degrés, produisant soit l'albuminurie, soit la néphrite.

L'albuminurie de la scarlatine apparaît dans les deux premières phases de la maladie, à la période d'invasion et à la période d'éruption. En général, il s'agit d'une albuminurie légère, fugace, spécialement curable. Sa fréquence est grande, très grande, bien que non déterminée par des chiffres ; ce qu'on sait, c'est que, si elle n'est pas constante comme celle d'autres maladies infectieuses telles que la pneumonie ou la fièvre typhoïde, elle est du moins très fréquente. Dans la diphtérie, l'albuminurie se présente au moment même de l'évolution de la maladie, et elle est d'autant plus marquée que celle-ci est plus grave et plus toxique. Ici des chiffres ont été produits par les auteurs. Gubler la dit constante, comme celle de la pneumonie et de la fièvre typhoïde; Cadet de Gassicourt réduit sa fréquence à trois quarts des cas, Bouchut à deux tiers, Sanné à la moitié. Quels que soient les écarts de ces chiffres, on s'accorde pour reconnaître que, dans la diphtérie, l'albuminurie est très commune, même plus que dans la scarlatine.

Je puis, au sujet de l'albuminurie des maladies infectieuses aiguës et de sa fréquence relative, vous communiquer le tableau suivant : en tête viennent la fièvre typhoïde et la pneumonie, dans lesquelles, je vous le répète, l'albuminurie est pour ainsi dire constante, pourvu que l'on prête attention à ses faibles degrés. Viennent ensuite la diphtérie, l'érysipèle, la grippe, et, tout de suite après, la scarlatine; cependant vous remarquerez que la scarlatine ne vient pas au premier rang. Puis viennent la variole, la rougeole, le rhumatisme articulaire aigu, en dernier lieu les oreillons, la varicelle, les amygdalites, enfin la staphylococcie et les colibacilloses.

Pour ce qui est de la néphrite dans la scarlatine, Messieurs, elle ne se produit nullement au même moment que l'albuminurie, et ceci vous montre toute la distance qui les sépare l'une de l'autre. Dans la scarlatine, l'albuminurie est un phénomène du début ou de la période d'éruption; au contraire, la néphrite apparaît plus tardivement, une fois achevées les deux premières périodes, pendant la convalescence, pendant la desquamation, communément deux à trois semaines après le début, quelquefois plus tard, au cours de la quatrième, de la cinquième, de la sixième semaine. Ici, je puis vous donner des statistiques, peu concordantes, il est vrai : Cadet de Gassicourt estime la fréquence de la néphrite scarlatineuse à 30 p. 100 des cas ; Bull à 16 p. 100 ; Bartels cite des chiffres paraissant beaucoup plus près de la réalité, de 1 à 15 p. 100 des cas. A la vérité, cette fréquence varie avec les épidémies, les années, et même avec les lieux où on observe.

Si l'albuminurie est un peu plus fréquente dans la diphtérie que dans la scarlatine, au contraire la néphrite l'est incomparablement plus dans la scarlatine que dans la diphtérie, et cependant la néphrite diphtérique existe et est loin d'être rare. De toutes les maladies infectieuses qui peuvent s'accompagner de néphrite, de toutes, c'est la scarlatine qui vient en premier lieu; viennent ensuite, d'après M. Castaigne, la grippe, puis la fièvre typhoïde, puis seulement la diphtérie; enfin la pneumonie et le rhumatisme articulaire aigu. La néphrite scarlatineuse est si fréquente que, d'après le professeur Teissier (de Lyon), sur 100 néphrites d'origine infectieuse, 38 sont attribuables à la scarlatine, 30 l'étant à la grippe.

Comme vous le voyez, notre malade s'est trouvé en face de deux maladies, toutes deux capables d'engendrer la néphrite. Il est très probable que la néphrite est la résultante de ces deux infections; il est probable aussi que, si le rôle principal doit être ici attribué à la scarlatine, maladie qui par excellence engendre la néphrite, nous ne devons pas rejeter le rôle de la diphtérie.

Nous avons recherché, Messieurs, si, outre ces causes pathogènes, des causes héréditaires ne devaient pas, dans notre cas, être incriminées. A ce point de vue, nos recherches sont demeurées négatives. Le père du malade est mort à trente-neuf ans, des suites d'une pleurésie; sa mère est vivante, bien portante; elle n'a pas d'albumine dans les urines, ainsi que nous avons pu le constater. Le malade n'a ni frère ni sœur. Il n'y a donc pas, chez lui, d'indice de prédisposition à la néphrite. De celle-ci, il est vrai, nous pouvons ici nous passer, car l'on peut dire qu'il n'est guère de rein qui puisse résister aux assauts d'un poison aussi actif que le poison scarlatin, auquel est venu s'allier encore le poison de la diphtérie. Vous savez que, dans certaines conditions, la néphrite ne s'explique guère sans l'intervention d'une prédisposition; mais vous savez aussi qu'il est des causes morbides tellement puissantes qu'à elles seules elles suffisent à créer la néphrite : quand, par exemple, un sujet ingère une dose notable de sublimé, qu'il soit prédisposé ou non, la néphrite s'ensuit forcément.

* * *

Voici donc notre malade âgé de cinq ans, entré aux Enfants-Malades, et atteint d'une néphrite violente aiguë. Il va rester un an à l'hôpital et y être soigné attentivement, soumis notamment à un régime lacté ou lacto-végétarien, si bien que, quand il quittera l'hôpital, à l'âge de six ans, ses troubles auront, sinon disparu, du moins diminué considérablement et que son albuminurie se sera notamment abaissée au taux de $0^{gr},50$ à 1 gramme par jour.

De six à neuf ans, il va rester à Paris, dans sa famille,

soumis aux cures alternées de lait et de régime lacto-végétarien ; il se portera assez bien, mais gardera cependant un teint pâle, de l'essoufflement facile, et présentera, les soirs de fatigue, de l'œdème aux malléoles et même aux paupières.

A neuf ans, on l'envoie à la campagne, chez une tante qui lui continue d'abord les mêmes soins assidus, mais qui, lassée, après quelque mois, le met résolument au régime de tous. Chose curieuse, il ne s'en portera pas plus mal. De neuf à treize ans, il reste à la campagne, et il n'est plus question pour lui d'albuminurie. Enfant, il s'amusera comme ses camarades d'école, courant et jouant avec eux, et quand, à treize ans, il reviendra à Paris pour s'y placer comme garçon boucher, sa santé sera parfaite, en apparence.

Cependant, à cette époque, il s'aperçoit d'une surdité, intermittente d'abord, puis continue ; il souffre de maux de tête de plus en plus intenses. Cette céphalalgie, de siège frontal, apparaît le matin, augmente au cours de la journée et s'accentue à tel point qu'il doit prendre le lit. D'abord peu fréquents, les accès de céphalalgie se rapprochent, jusqu'à se répéter trois fois par semaine. On s'aperçut alors qu'il gardait constamment la bouche ouverte, qu'il ronflait la nuit ; on reconnut l'existence de végétations adénoïdes, et, à seize ans, on en pratiqua l'ablation, qui le guérit. La surdité et les maux de tête, qu'on aurait pu mettre sur le compte de sa néphrite, n'en dépendaient pas, en fait, puisqu'ils disparurent après l'opération.

De seize à dix-huit ans, il est bien portant. Mais de nouveau, alors, sa santé s'altère : il s'anémie, s'affaiblit ; au soir de ses journées fatigantes de garçon marchand de vins, second métier qu'il exerce à présent, ses malléoles s'œdématient.

Dans ces conditions, il entre dans notre service de Broussais trois fois coup sur coup. Alors, l'examinant, je reconnus que ses urines étaient albumineuses, je retrouvai cette albuminurie qui, depuis dix ans, avait été perdue de vue ; je constatai que nous étions en présence d'une néphrite en évolution.

Il nous faut envisager maintenant, Messieurs, la question du passage à l'état chronique des néphrites infectieuses aiguës et notamment de la néphrite scarlatineuse. Ce passage a été très discuté : on l'a successivement admis, puis nié ; mais actuellement tous le reconnaissent. Parmi les observateurs qui ont dénié à la néphrite infectieuse aiguë la possibilité de passer à l'état chronique, je puis vous citer Liebermeister, Leichstenstern, Bartels, Charcot, le professeur Gaucher, qui, dans sa thèse, a écrit : « La néphrite scarlatineuse peut-elle passer à l'état chronique? C'était une opinion communément admise autrefois ; mais M. le professeur Bartels et M. le professeur Charcot s'élèvent vivement contre cette manière de voir qui ne repose sur aucune observation décisive. La transformation de la néphrite scarlatineuse aiguë en gros rein blanc paraît exceptionnelle. »

D'un autre côté, parmi les autorités qui admettent que le passage de la néphrite scarlatineuse à l'état chronique est possible et dont les travaux ont établi cette possibilité, je dois vous mentionner l'illustre Bright, puis Rayer, Potain, Rendu, Cornil et Ranvier, Bouchard, Dieulafoy, Picot et d'Espine, Lécorché et Talamon, Sanné, Brault, et enfin M. Montignac, qui, dans sa thèse de 1897, a relaté 10 observations, dont 7 avec autopsie, de néphrite chronique consécutive à la scarlatine, avec atrophie des reins. Vous trouverez, Messieurs, dans la thèse de M. Vignerot (1890), intitulée *Contribution à l'étude des néphrites*, toute une série de passages extraits des auteurs que je viens de nommer ; je vous renvoie à cet ouvrage, en me bornant à vous citer quelques lignes empruntées à Rayer : « Dans quelques cas rares, écrit-il, la maladie ne disparaît pas ; l'urine reste plus ou moins albumineuse, quoique l'hydropisie ait beaucoup diminué ou même complètement cessé ; et, après un temps plus ou moins long, la néphrite albumineuse chronique, accompagnée de ses symptômes les plus ordinaires, emporte le malade... »

Non seulement on admet maintenant que la néphrite scarlatineuse est sucseptible de passer à l'état chronique, mais on n'est pas loin d'admettre, avec Lécorché et Talamon, que « la scarlatine est au rein ce qu'est le rhumatisme au cœur ».

Il découle, Messieurs, de divers travaux et notamment de la thèse d'Eid, de 1894, sur *Le pronostic éloigné des manifestations rénales de la scarlatine*, que la néphrite scarlatineuse est susceptible de passer à l'état chronique selon trois modes différents. Dans un premier mode, ses symptômes s'amendent, mais ne disparaissent pas; à celui-ci faisait allusion le texte de Rayer dont je vous ai donné lecture. Dans un deuxième mode, elle semble guérir ; cependant subsiste une petite quantité d'albumine dans les urines, légère, il est vrai, mais qui témoigne de la persistance d'un processus morbide au niveau des reins. Dans un troisième mode, enfin, la maladie semble complètement guérie ; cependant, quelques mois ou quelques années après, le processus endormi se réveillera et alors évoluera un mal de Bright.

Chez notre malade, Messieurs, le passage de la néphrite scarlatineuse à l'état chronique s'est effectué selon le premier type : il n'y a pas eu disparition, mais simple dégradation des symptômes ; ceux-ci ont persisté, et le malade est entré peu à peu dans la chronicité.

En fait, la néphrite scarlatineuse est susceptible de se terminer de trois façons : par guérison, terminaison habituelle ; par la mort ; par le passage à l'état chronique, et ce troisième mode de terminaison n'est pas exceptionnel. Notre observation en est un témoin, qui s'ajoute aux très nombreuses observations analogues, publiées par Rayer, Grégory, Labadie-Lagrave, Lécorché et Talamon, Grancher.

J'ai hâte, Messieurs, d'arriver à l'étude de la condition actuelle de notre malade et de vous entretenir successivement de l'état de ses reins, de ses divers autres organes et de son état général.

L'étude des reins comporte celle de leur état physique et celle de leur état fonctionnel.

Il y aurait grand intérêt à pouvoir déterminer l'état physique des reins dans le mal de Bright, et notamment dans des cas tels que le nôtre. Vous savez qu'à sa phase aiguë la néphrite scarlatineuse est caractérisée par des lésions diffuses produisant l'hypertrophie des divers éléments rénaux et, partant, l'hypertrophie de tout l'organe ; quand la néphrite passe à l'état chronique, celle-ci ne dure pas indéfiniment : l'élément noble tend à disparaître, en même temps que la sclérose progresse, et le processus aboutit ainsi à l'atrophie terminale.

Il est bien certain qu'au fur et à mesure que cette atrophie se prononce, les chances de survie deviennent de plus en plus précaires. Aussi bien y aurait-il grand intérêt, non seulement au point de vue du diagnostic, mais aussi au point de vue du pronostic, à déterminer l'état physique des reins, ou du moins leur volume.

Vous savez combien, à cet égard, les moyens de recherche dont nous disposons en clinique sont défectueux : si l'organe n'est ni très hypertrophié, ni déplacé, il est impossible de se rendre compte de son volume par la palpation simple ou bimanuelle.

En ces derniers temps, on s'est adressé à un nouveau mode d'investigation, à l'exploration par les rayons X, et déjà de belles images ont été obtenues des reins. Aussi pouvions-nous espérer que la radiographie nous éclairerait en ce cas. M. Guilleminot, dont vous connaissez la compétence toute spéciale, s'y est employé de son mieux, et il a pu nous fournir l'image du contour inférieur des deux reins chez notre malade. Si l'on en croit le schéma qu'il nous a fourni, les reins auraient sensiblement ici leur volume normal. Il s'ensuit donc que nous saisirions l'organe malade au moment de son passage de la phase d'hypertrophie à la phase d'atrophie ; il ne serait déjà plus hypertrophique, mais pas encore atrophique. Vous voyez combien lente aurait été l'évolution des lésions dans ce cas, puisque notre malade, atteint depuis quatorze ans de néphrite, ne serait pas encore parvenu à la phase d'atrophie rénale.

Étudions maintenant l'état fonctionnel des reins et envisageons tout d'abord la question de sa sensibilité. Ici le rein n'est nullement sensible. Peut-être y a-t-il eu des douleurs rénales autrefois, au moment de la phase aiguë ? En tout cas, actuellement et depuis longtemps, notre malade ne se plaint, de ce côté, ni de douleurs spontanées ni de douleurs provoquées.

Vous savez que la notion de l'état fonctionnel des reins repose par excellence sur l'étude des urines. Celle-ci comporte l'examen de leurs qualités physiques, de leurs qualités chimiques, de leurs qualités histologiques.

Relativement à l'étude physique des urines, nous avons à en considérer la quantité, la couleur, le poids spécifique, le point cryoscopique.

Notre malade urine en moyenne quotidiennement $2^{l},326$, c'est dire qu'il est manifestement atteint de polyurie. Le taux quotidien, d'ailleurs, n'est pas régulier, ainsi que l'indique la ligne rouge continue de ce tracé (tracé n° 1), et il existe ici ce trouble auquel nous avons donné l'appellation d'*anisurie* (1). A l'état normal, certes, la quantité journalière d'urine émise n'est pas absolument régulière, mais il n'existe pas de pareilles oscillations.

Notre malade est atteint aussi de pollakiurie, particulièrement nocturne, ainsi que d'*opsiurie*. Normalement, les urines sont émises en plus notable abondance après l'ingestion de boisson, après les repas ; il n'en va pas de même ici, et c'est très longtemps après les repas que notre malade élimine le maximum d'urine, ainsi que l'indique le tracé n° 2. Nous lui avons prescrit de manger à midi et à huit heures du soir et l'avons maintenu au lit. Immédiatement avant le premier repas, nous l'avons fait uriner et avons écarté cette miction ; à partir de ce moment, nous avons recueilli les urines de quatre en quatre heures. Comme vous le voyez, celles de la première période digestive, de midi à quatre heures, sont un peu plus abondantes que celles de la première période de jeûne, de quatre heures à huit heures du soir, ce qui est con-

(1) A. Gilbert et A. Lippmann, Anisurie et isurie (*Archives des maladies de l'appareil digestif*, 1909, p. 317).

forme à la normale; les urines de la seconde période de jeûne, qui suit le second repas, de minuit à quatre heures du matin, sont, par contre, un peu plus abondantes que celles

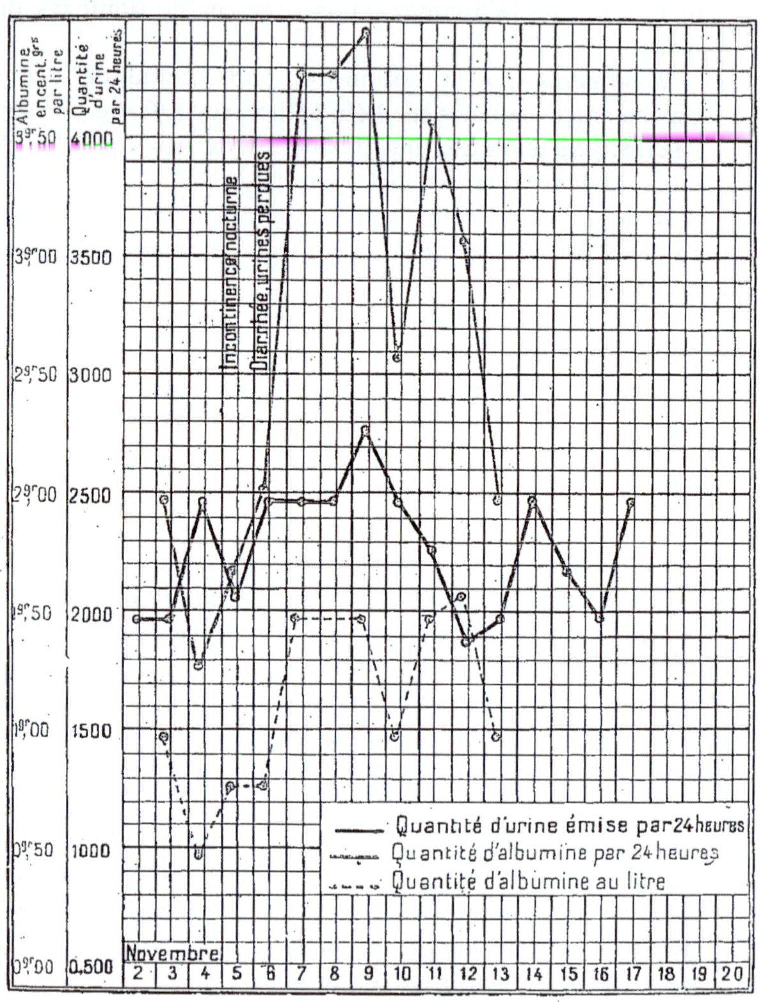

Fig. 23. — Tracé n° 1.

de la période précédente, ce qui est déjà anormal; entre quatre heures et huit heures du matin, alors que le second repas s'éloigne, vous voyez s'effectuer une brusque montée d'urine, jusqu'à plus de 600 centimètres cubes : voilà, Messieurs, qui est tout à fait anormal ; enfin, de huit heures du matin à midi, le niveau précédemment atteint se maintient presque aussi élevé. C'est à ce phénomène de retard d'élimination des boissons ingérées que nous avons donné l'appellation d'*opsiurie* (1). Et vous voyez qu'ici l'opsiurie est très nette : en huit heures, de quatre heures du matin à midi, alors qu'il était à jeun depuis huit à seize heures, notre malade a éliminé 1200 centimètres cubes d'urine, c'est-à-dire autant que dans les seize heures qui constituent le reste de la journée.

En résumé, à n'envisager que la quantité des urines, notre malade présente une série de troubles que synthétisent les mots de polyurie, pollakiurie, anisurie, opsiurie.

Je n'insisterai pas sur la couleur des urines, qui sont limpides et claires ; j'attirerai seulement votre attention sur la sertissure de mousse dont elles sont surmontées et qu'explique l'albuminurie.

Je n'insisterai pas sur leur poids spécifique, qui est de 1009-1010, chiffre abaissé par rapport au chiffre normal de 1015-1020 : c'est là un phénomène qui se rattache à la polyurie.

Le point cryoscopique est surélevé à — 0°,67, alors que normalement il oscille entre — 1°,5 et — 2°. Comme vous le voyez donc, nos urines ont un point cryoscopique compris entre celui de l'eau distillée et celui des urines normales. Ce phénomène est également en rapport avec la polyurie. Vous savez que le point de congélation d'un soluté est d'autant plus bas que celui-ci est plus riche en principes dissous ; moins celui-ci, au contraire, contient de corps en dissolution, plus son point cryoscopique se relève : c'est ce qui se produit ici. Ce phénomène ne comporte, par conséquent, aucune conclusion particulière en soi. Il faudrait échafauder toute une série d'hypothèses pour en déduire l'évolution pathologique probable de notre cas.

Il me reste, pour compléter l'étude des urines de notre malade, à en étudier, d'une part les qualités chimiques, d'autre part les qualités histologiques.

Les premières sont afférentes aux principes normaux et aux

(1) A. GILBERT et P. LEREBOULLET, *Bull. Soc. biologie*, 1901 ; *Archiv. de l'appareil digestif*, 1912. — LECERF, Thèse, 1901. — VILLARET, Thèse, 1906.

principes anormaux, du moins à l'un d'entre eux, l'albumine.

Vous savez qu'à l'état normal les urines renferment en dissolution des substances minérales et des substances organiques.

Les substances minérales que nous avons envisagées sont les phosphates et les chlorures.

Les phosphates éliminés en vingt-quatre heures, exprimés en acide phosphorique, s'élèvent normalement au chiffre de 3 grammes. Or, dans les urines de notre sujet, c'est ce chiffre moyen que nous avons relevé : les urines émises du 3 au 4 novembre par exemple en contenaient 2gr,90.

Quant aux chlorures, vous savez que leur poids s'élève normalement entre 10 et 12 grammes par jour; vous savez aussi que rien n'est plus variable que cette quantité et qu'elle se modifie notamment avec l'alimentation. Chez notre sujet, nous avons toujours trouvé un chiffre très inférieur à la normale : c'est ainsi que, dans les urines du 3 au 4 novembre, il n'était que de 7 grammes. Cet abaissement s'explique ici par le régime déchloruré auquel le malade a été soumis par notre chef de clinique. Il n'y a pas lieu, par conséquent, de lui attacher une signification particulière.

Pour ce qui est des substances organiques, nous avons envisagé l'urée et l'acide urique.

Vous savez que, normalement, l'urée atteint le taux quotidien de 30 grammes environ. Nous avons presque toujours trouvé un chiffre avoisinant celui-là : il était de 31gr,58 notamment dans les urines du 3 au 4 novembre.

L'acide urique qui, chez l'adulte normal, atteint le taux de 0gr,50 à 0gr,60, s'élevait, dans ces mêmes urines, du 3 au 4 novembre, à 0gr,665.

Au total, Messieurs, les diverses analyses chimiques pratiquées nous ont montré, en ce qui concerne les principes normaux, une élimination urinaire physiologique. Ce résultat est à opposer à ceux que nous donneront, tout à l'heure, d'autres méthodes d'investigation.

Le seul principe anormal que nous ayons rencontré chez notre malade est l'albumine. Il y a lieu de considérer d'une part sa quantité, d'autre part ses qualités.

Le taux moyen journalier de l'albumine a oscillé ici autour de 2gr,73, ce qui représente une quantité notable. En vous reportant au tracé n° 1, vous pouvez juger, Messieurs, des variations quotidiennes de l'élimination albumineuse (lignes bleues). Celle-ci subit aussi des variations horaires. Nous avons profité de l'expérience relatée tout à l'heure, pratiquée en vue de la détermination du rythme de la diurèse et qui nous a permis de constater l'opsiurie, pour étudier ces variations. Rappelons que, pour éviter l'influence de l'orthostatisme, nous avions condamné le malade au lit. Si vous considérez la courbe figurée à la partie inférieure du tracé n° 2, courbe de l'albumine totale (ligne bleue continue), vous voyez que celle-ci est parallèle, de façon générale, à celle de la diurèse et que, notamment pendant les deux dernières périodes de l'expérience, qui s'étendent de quatre heures à midi, le taux de l'albumine s'élève de façon analogue à celui de la diurèse; il y a lieu de penser que, s'il en est ainsi, c'est qu'il existe une subordination entre les deux processus, en d'autres termes, que c'est l'opsiurie qui a réglé l'albuminurie. Toutefois, comme le taux de l'albumine s'élève moins que celui des urines, il s'ensuit qu'alors que la courbe de l'albumine totale s'élève, celle de l'albumine au litre s'abaisse au contraire (ligne bleue pointillée).

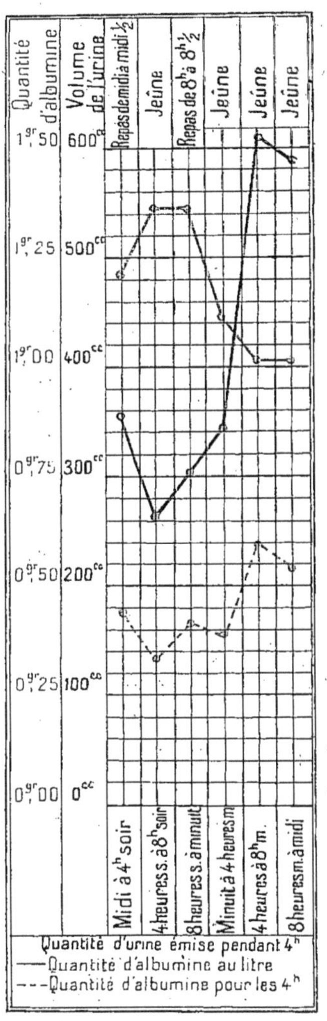

Fig. 24. — Tracé n° 2.

Il me reste à envisager, Messieurs, les qualités de cette

albumine. Vous savez que, chez les brightiques, l'albumine urinaire est communément composée de globuline et de sérine, c'est-à-dire des deux types d'albumine qui se rencontrent dans le sang normal, et vous savez que, dans le sang normal, les quantités de ces deux substances sont relativement dans la proportion de 1 à 1,5 ou 2, c'est-à-dire qu'il y a plus de sérine que de globuline. Dans les urines de notre malade, il n'en va pas ainsi, la globuline s'y montrant à un taux plus élevé que la sérine : la sérine y représente, en effet, seulement les deux cinquièmes du taux total de l'albumine, et la globuline, par contre, les trois cinquièmes de celui-ci. Cette particularité de la prédominance de la globuline sur la sérine paraît avoir été surtout rencontrée dans les néphrites aiguës et dans les néphrites chroniques avec dégénérescence amyloïde.

J'en arrive à l'étude des *qualités histologiques* des urines de notre malade. Vous savez que, dans le sédiment urinaire, on peut trouver des éléments cellulaires, des leucocytes et des cylindres.

Nous avons rencontré ici des leucocytes et des cylindres.

Les *cylindres* des urines brightiques sont de neuf variétés différentes, sans compter les cylindres mixtes. Ce peuvent être des *cylindres épithéliaux*, c'est-à-dire formés de cellules conglomérées que l'on reconnaît comme appartenant à l'épithélium des tubes collecteurs des reins ; des *cylindres hématiques*, c'est-à-dire formés d'hématies juxtaposées et soudées ; des *cylindres granuleux*, ceux-là composés par la substance protoplasmique même des éléments du rein qui s'est détachée, au niveau des tubes contournés, et moulée dans la lumière de ceux-ci ; des *cylindres graisseux*, réfringents, présentant les affinités colorantes de la graisse, devenant noirs sous l'action de l'acide osmique, rouges sous celle de la teinture d'orcanette ; des *cylindres amyloïdes* d'ailleurs très rares ; des *cylindres fibrineux*, striés en long, et présentant les réactions colorantes de la fibrine ; des *cylindres cireux*, de couleur jaune ; des *cylindres hyalins*, réfringents comme le cristal ; enfin des *cylindres muqueux*, appelés aussi *cylindroïdes*, plus grêles, allongés et contournés.

Les cylindres que nous avons trouvés appartenaient à la variété granuleuse. D'une signification sémiologique en soi considérable, ceux-ci ne pouvaient, dans notre cas, apporter aucune clarté nouvelle, en raison de la valeur offerte par l'ensemble des autres symptômes constatés.

Messieurs, vous n'ignorez pas qu'actuellement, pour pénétrer dans la connaissance de l'état fonctionnel des reins, on ne se contente pas d'examiner les urines, que du moins on peut ne pas s'en contenter, et qu'on s'adresse à d'autres méthodes d'investigation.

Le rein possède une double qualité fonctionnelle : c'est un organe d'excrétion, mais aussi un organe de sécrétion, c'est-à-dire qu'il est susceptible, à la façon du foie, d'élaborer des substances nouvelles à l'aide des éléments divers qu'il puise en son milieu. La preuve en est dans la synthèse de l'acide hippurique, dont il se montre capable, à l'aide de l'acide benzoïque et du glycocolle, ou bien encore, aussi, dans la formation, à son niveau, de l'urobiline.

Quand on veut éprouver la valeur des reins en tant qu'organes de sécrétion, on recourt à l'épreuve de la phloridzine. On injecte sous la peau 5 milligrammes de cette substance et, si le rein sécrète normalement, on retrouve du sucre dans les urines qui suivent l'injection ; ce sucre a été reconnu se former au niveau du rein. Nous avons épargné cette épreuve à notre malade, très récalcitrant, et nous n'avons exploré son rein qu'en tant qu'organe d'excrétion simple.

On peut, à ce point de vue, faire choix entre divers procédés et s'adresser à divers corps s'éliminant essentiellement au niveau des reins, au salicylate de soude, aux iodures, par exemple, ou bien encore au bleu de méthylène. C'est ce dernier agent que nous avons choisi.

Vous savez, Messieurs, comment on procède : on peut employer la voie digestive ou bien recourir à la voie interstitielle et injecter sous la peau ou dans les muscles 1 centimètre cube d'une solution aqueuse de bleu de méthylène à 1 p. 20. C'est ce second mode opératoire que nous avons adopté ici.

Quand on a affaire à un rein normal, le bleu apparaît dans

les urines dès la première demi-heure ; sa quantité éliminée augmente rapidement, passe par un maximum, puis diminue lentement. L'élimination est terminée dans un intervalle variant entre trente-cinq et soixante heures. En pratique, on recueille les urines du malade de demi-heure en demi-heure, puis d'heure en heure, et finalement au moment des besoins. Il ne faut pas se contenter de voir *grosso modo* si l'urine est bleue ; mais il faut aussi rechercher le bleu de méthylène à l'état de chromogène. A cet effet, il suffit d'ajouter aux urines quelques gouttes d'acide acétique et de chauffer jusqu'à l'ébullition ; on régénère ainsi, par oxydation, tout le bleu qui existait à l'état de chromogène incolore.

Chez les brightiques, l'épreuve du bleu peut aboutir à deux résultats opposés : ou bien le bleu s'élimine plus rapidement qu'à l'état normal, ou bien il s'élimine plus lentement, n'apparaissant dans l'urine que tardivement et n'en disparaissant qu'au bout de plusieurs jours et même de plusieurs semaines. De la première éventualité il faut déduire que la perméabilité rénale est accrue, que le rein est « percé » ; de la seconde, que la perméabilité rénale est diminuée, que le rein est « fermé ».

Dans l'immense majorité des cas, Messieurs, c'est au second mode d'élimination que l'on a affaire ; c'est le fait, d'une part, des néphrites dites interstitielles, d'autre part des néphrites chroniques post-infectieuses. Ce n'est guère que dans les néphrites parenchymateuses aiguës qu'on observe le premier mode.

Chez notre sujet, atteint d'une néphrite infectieuse chronique, et dont le rein est descendu au volume normal, nous devions nous attendre à la seconde éventualité. En fait, il a commencé son élimination un peu plus tard que normalement et l'a poursuivie neuf jours pleins.

Ce résultat est à rapprocher de l'opsiurie présentée par le malade, et ces deux résultats, opsiurie et élimination du bleu retardée et prolongée, sont à opposer à ceux fournis par l'analyse urinaire. Il pouvait sembler, d'après celle-ci, que le fonctionnement rénal était bon. En réalité, il n'en est pas ainsi et, si notre malade n'est pas vraiment un urémique, au sens clinique du mot, on peut dire du moins qu'il est en instance d'intoxication ; s'il est certain que les substances qu'il doit normalement éliminer par les urines sont en proportion normale, il est bien probable aussi qu'en deçà de la barrière rénale il existe une accumulation de substances à éliminer.

J'en ai terminé, Messieurs, avec l'étude du rein de notre malade. Je vais maintenant passer en revue les autres organes et appareils ; après quoi, je vous dirai quelques mots de l'état général, et je terminerai par quelques considérations d'ensemble.

L'appareil circulatoire offre à étudier le pouls, le cœur et le sang.

Chez notre malade, le pouls bat entre 70 et 75 fois à la minute, c'est-à-dire qu'il offre une fréquence sensiblement normale. D'ailleurs, il n'y a pas ici la moindre élévation de température : le pouls n'est nullement actionné par la fièvre. Il est régulier, un peu petit, manifestement hypotendu, marquant de 11 à 13 au sphygmomanomètre de Potain, au lieu de 17 ou 18.

La palpation de l'artère radiale permet aussi de constater un très léger degré d'induration de sa paroi.

Au cœur se manifestent des palpitations dès que le malade fait effort. Le choc de la pointe, non abaissée d'ailleurs, est plus marqué qu'à l'habitude. A l'auscultation, on saisit parfois une ébauche de bruit de galop ; il s'agit là d'un phénomène non absolument net, sur lequel je ne veux pas insister ; par contre, existe un retentissement indubitable du second bruit.

En résumé, notre malade présente de très légères et presque douteuses modifications du système artériel et un léger degré d'hypertrophie cardiaque.

Le sérum sanguin est lactescent, ainsi que nous l'avons reconnu à jeun aussi bien qu'après les repas. Ce résultat n'a rien qui doive surprendre, car vous savez que le sérum des brightiques est très habituellement lactescent, du fait des granulations graisseuses particulièrement abondantes qu'il tient en suspension. D'autre part, il est teinté moins que normalement, en raison d'une hypocholémie accusée. Ces constatations sont à opposer à celles que l'on peut faire dans la néphrite interstitielle des vieillards et des artérioscléreux : ici le sérum n'est pas lactescent, mais hyperteinté de bile, comme je l'ai établi avec M. Herscher, mon chef de clinique (1).

L'examen des globules sanguins a montré que le chiffre des leucocytes était normal, 5 000 au millimètre cube, celui des hématies abaissé de 5 000 000, chiffre normal, à 3 480 000.

La teneur du sang de notre malade en hémoglobine est exprimée par le chiffre 3 000 000, alors que normalement elle s'élève à 5 000 000. La valeur globulaire, c'est-à-dire la richesse individuelle de l'hématie en hémoglobine, exprimée normalement par l'unité, est ici abaissée à 0,86.

Il existe, par conséquent, chez notre malade des lésions du sang constituant une anémie intermédiaire au premier et au deuxième degré de Hayem.

Si l'on ausculte d'ailleurs les vaisseaux du cou, on y trouve un souffle continu à renforcement systolique.

Cette anémie découle sans doute de la déperdition en albumine subie par le malade et du régime débilitant auquel, à maintes reprises, il a dû être soumis; peut-être aussi faut-il invoquer l'intervention de cette subintoxication urémique dont je vous parlais tout à l'heure.

J'ajoute, Messieurs, que, chez notre malade, il n'existe pas d'œdème ou, du moins, pas à l'habitude ; mais, s'il vient à se fatiguer, alors les malléoles et les paupières aussi peuvent se gonfler.

Cela dit touchant l'appareil circulatoire, je puis glisser très vite sur l'étude des autres appareils.

Le tube digestif est presque complètement indemne : l'appétit est conservé, la langue belle, les selles physiologiques. Le foie et la rate semblent avoir leur volume habituel : le foie, notamment, n'est pas hypertrophié ni sensible comme chez les brigh-

(1) A. Gilbert et M. Herscher, Sur la teneur en bilirubine du sérum sanguin dans la néphrite interstitielle (*Soc. de biologie*, 22 juillet 1905).

tiques qui offrent un certain degré d'urémie cliniquement appréciable.

Du côté de l'apppareil respiratoire, on note une dyspnée qui se manifeste à l'occasion des efforts. Peut-être l'anémie suffit-elle, à elle seule, à expliquer ce léger trouble, peut-être faut-il, ici encore, incriminer une subintoxication urémique.

Le système nerveux ne fournit rien à relever. Le psychisme est intact, la sensibilité normale, aussi bien la sensibilité générale que la sensibilité spéciale, comme aussi la motilité et la réflectivité.

Il n'y a pas lieu d'insister sur l'état général. Notre malade a l'habitus d'un individu bien portant ; sa figure, légèrement acnéique, est assez colorée ; il n'est pas sensiblement amaigri ; mais il est d'une résistance médiocre, supportant malaisément la moindre fatigue. Cette belle apparence n'est que de surface.

Comme vous le voyez, Messieurs, et au total, le malade qui a retenu notre attention pendant deux leçons entières, est atteint, depuis quatorze ans, de néphrite d'origine infectieuse. Il a présenté dans son enfance deux infections : la diphtérie et la scarlatine. La maladie de reins qui l'a frappé à cette occasion a eu une invasion de forme brutale, aiguë, presque suraiguë, et s'est alors manifestée par une albuminurie massive, de la pâleur, de l'anasarque, de l'amblyopie et, très vraisemblablement, de l'oligurie.

Puis sa néphrite est entrée dans la chronicité, suivant le premier des trois modes indiqués par Eid, par simple atténuation des symptômes, et actuellement elle évolue dans sa quatorzième année.

Elle est en ce moment caractérisée notamment par de la polyurie, une albuminurie encore notable, mais moindre que celle du début, de la cylindrurie. Si l'élimination rénale paraît régulière, du moins en ce qui concerne les éléments urinaires normaux, cependant l'opsiurie, comme le retard et la prolongation de l'élimination du bleu de méthylène, témoignent d'un certain degré d'imperméabilité rénale, et cette imperméabilité commande vraisemblablement une subintoxication chronique à laquelle se rattachent peut-être en partie l'anémie, la dyspnée d'effort et les minimes ou douteuses modifications artérielles présentées par le malade. Cependant il n'existe pas ici de phénomènes urémiques, au sens clinique du mot, ni phénomènes d'urémie digestive, ni d'urémie respiratoire, ni d'urémie nerveuse.

Vous savez que M. Castaigne, dans son excellent traité des Maladies des reins, classe cliniquement les néphrites chroniques en trois catégories :

1° Les néphrites albumineuses simples ;

2° Les néphrites hydropigènes ;

3° Les néphrites urémigènes.

Si nous étions obligés de le classer, nous devrions ranger notre cas dans la première catégorie et dire que notre malade est atteint de néphrite albumineuse simple. Le professeur Teissier (de Lyon) a relaté d'ailleurs de nombreux faits de néphrite scarlatineuse chronique ressortissant à cette catégorie. Cependant il faudrait apporter à ce rangement certaines réserves. Notre malade, en effet, n'est pas seulement un albuminurique ; mais il présente encore de la polyurie, de la pollakiurie, de l'anisurie et de l'opsiurie, une perméabilité au bleu diminuée, une hypertrophie cardiaque légère, de l'anémie, de la dyspnée d'effort, des œdèmes légers et faciles. Il a, par conséquent, un pied dans la néphrite hydropigène, et, s'il ne présente pas, d'autre part, de phénomènes urémiques certains, il est, à tout le moins, *en instance* d'urémie. Cela vous montre, Messieurs, combien nos classifications sont ordinairement artificielles et combien souvent il faut violenter les faits pour les ranger dans des cadres préétablis.

Au cours de la visite, il y a quelques jours, je vous disais, Messieurs, que l'exploration clinique serait vaine si elle ne conduisait à la notion de l'état anatomique des organes lésés, avec connaissance des conséquences physiologiques de ces lésions, cachées derrière l'aspect clinique. Lorsque, par exemple, vous examinez un pneumonique, lorsque vous le palpez, le percutez et l'auscultez, votre exploration serait inutile, si vous ne cherchiez pas à vous rendre compte, par là, de l'état anatomique correspondant du poumon, si vous n'aperceviez pas, par la pensée, le bloc pneumonique, siège d'une certaine réaction histologique à l'infection, et les conséquences d'ordre fonctionnel et toxique qui découlent de son existence.

Eh bien, Messieurs, pouvons-nous, d'après les signes fournis par l'examen de notre sujet, nous rendre compte de l'état anatomique dans lequel sont ses reins?

Laissez-moi, à cet égard, vous rappeler en quelques mots les lésions anatomiques de la néphrite scarlatineuse chronique et, en général, des néphrites infectieuses chroniques.

Au début de l'affection, le rein se présente avec les caractères du *gros rein blanc*, c'est-à-dire qu'il est augmenté de volume, quelquefois jusqu'à atteindre le double de l'état normal; il est pâle, d'une pâleur tirant légèrement sur le jaune, avec quelques étoiles violacées ; sa consistance est légèrement diminuée.

A ces lésions macroscopiques correspondent des lésions histologiques qui portent sur tous les éléments, glomérules, tubes urinifères, tissu conjonctif et vaisseaux.

Les glomérules sont le siège d'une forte congestion avec exsudation fibrineuse dans la cavité glomérulaire, prolifération de l'endothélium de la capsule de Bowmann et des cellules conjonctives du bouquet vasculaire.

Les éléments des tubes urinifères et notamment des tubes contournés sont tuméfiés, multipliés, en dégénérescence granulo-graisseuse, en partie nécrobiosés et desquamés ; leur lumière est remplie par des cylindres.

Le tissu conjonctif, œdématié, est le siège d'une infiltration embryonnaire.

Les vaisseaux ont leur paroi épaissie.

Le gonflement des reins, à ce moment, découle des lésions de ses divers éléments et, d'une façon plus spéciale, de l'état hypertrophique des éléments parenchymateux.

Pendant de longs mois, durant des années même et parce

qu'il se défend, le rein demeure augmenté de volume.

Puis apparaissent, dans l'organe, les indices d'un mélange d'atrophie et d'hypertrophie. Oscillant autour du volume normal, de consistance déjà accrue, il présente à sa surface des granulations ou des tubérosités qui répondent à l'hypertrophie compensatrice.

Enfin, la lutte se prolongeant, les territoires parenchymateux subsistants ou en hypertrophie réactionnelle se restreignent et se raréfient de plus en plus.

A ce moment, les reins, loin d'être hypertrophiés, comme primitivement, sont atrophiés, ainsi que dans la néphrite interstitielle classique, et prennent tous les caractères des *petits reins granuleux contractés*. Je vous rappelle ici le travail de M. Montignac, déjà cité, dans lequel est rapportée l'histoire de 10 cas d'atrophie rénale consécutive à la néphrite scarlatineuse, dont 7 avec autopsie.

Comme vous le savez maintenant, et cette notion est applicable à toutes les néphrites infectieuses, la néphrite scarlatineuse chronique est une néphrite primitivement hypertrophique qui sombre ensuite dans l'atrophie, une *néphrite atrophique post-hypertrophique*, se distinguant en cela de la néphrite interstitielle chronique liée à la vieillesse et à l'artériosclérose, dans laquelle ne peut être saisie que la phase atrophique des lésions.

D'après les constatations que nous a permises l'examen radioscopique, il semble que, chez notre malade, atteint cependant depuis quatorze ans, le rein ne soit pas encore atrophié. S'il en est ainsi après quatorze ans d'évolution morbide, c'est que sans doute il s'agit ici d'un sujet particulièrement jeune, présentant par suite une défense spécialement active.

Messieurs, intéressante au point de vue du diagnostic, cette constatation de la non-atrophie du rein est plus intéressante peut-être encore au point de vue du pronostic.

Il est évident que, plus un brightique défend son rein contre l'atrophie, plus long doit être son temps de survivance. Vous connaissez tous le célèbre roman de Balzac intitulé *La Peau de chagrin*, et vous vous souvenez du thème sur lequel il repose : un jeune homme, Raphaël de Valentin, désespéré et sur le point d'en finir avec l'existence, reçoit d'un vieil antiquaire, en talisman, une peau de chagrin, grâce à laquelle tous ses souhaits seront satisfaits. Mais, à chacun de ces prodiges, elle ira en se rétrécissant, et, lorsqu'il n'en restera rien, il devra mourir.

Eh bien, il en va du rein du brightique comme de *la peau de chagrin* de Balzac : plus il s'atrophie et plus l'espace de vie qui est réservé au malade se restreint.

Sans porter, tant s'en faut, sur notre malade un pronostic favorable, nous devons du moins penser, d'après l'état de ses reins, qu'il n'est pas voué à une mort très prochaine (1).

S'il veut d'ailleurs reculer l'échéance qui le menace, il sera nécessaire qu'il se soumette à un traitement rigoureux. J'aurais désiré lui faire subir certains essais thérapeutiques; mais, après quelques semaines de séjour et de mise à l'étude dans le service, il a voulu brusquement nous quitter. J'espère du moins qu'au dehors il suivra les conseils que je lui ai donnés.

Quand, dans de prochaines leçons, je vous aurai entretenus de nos deux autres malades, affectés, comme celui-ci, de néphrite infectieuse chronique, je vous ferai connaître le traitement que réclame ce genre d'affection.

(1) Un an après cette leçon, le malade qui en est l'objet revint dans notre service, où il séjourna quelque temps. Son état s'était à peine modifié.

CINQUIEME LEÇON

NÉPHRITE ÉRYSIPÉLATEUSE CHRONIQUE

ÉTUDE CLINIQUE

MESSIEURS,

Notre premier malade était atteint de néphrite chronique d'origine scarlatineuse et diphtérique; chez le deuxième, il s'agit de néphrite chronique érysipélateuse.

De ce nouveau patient, je ne pourrai, comme du précédent, vous parler au présent ; je devrai vous en entretenir au passé, car il a succombé cette nuit même.

***

Il s'agissait d'un homme de trente-deux ans, sommelier de son métier, qui occupait le lit n° 41 de la salle Saint-Christophe.

En avril 1909, il y a vingt mois par conséquent, il avait été atteint d'un érysipèle de la face pour lequel il était entré à l'hôpital d'Aubervilliers.

La maladie avait été grave et prolongée : elle s'était accompagnée d'une forte fièvre et avait donné lieu à des rechutes successives qui avaient, pendant plus de six mois, imposé le séjour à l'hôpital.

Enfin le malade avait pu quitter Aubervilliers et partir en convalescence à Vincennes.

C'est là que, pour la première fois, d'après sa déclaration, il devait être question de néphrite érysipélateuse. A peine y était-il arrivé qu'une anasarque se déclarait en effet, accompagnée d'oligurie, qui conduisait à la recherche et à la découverte de l'albuminurie.

Auparavant, à Aubervilliers, les urines n'auraient jamais été interrogées, d'après son dire, au point de vue de l'albumine.

Quoi qu'il en soit, arrêtons-nous ici, quelques instants et envisageons, si vous le voulez bien, les rapports qui existent entre l'érysipèle et les néphropathies ou plutôt les néphrites.

Lors de mes précédentes leçons cliniques, je vous disais, Messieurs, que toutes les maladies infectieuses aiguës sont susceptibles de frapper les reins et de les frapper à deux degrés : au premier il s'agit d'une simple albuminurie ; au second, d'une véritable néphrite.

Ainsi en est-il de l'érysipèle : l'albuminurie simple et la néphrite peuvent s'y rencontrer ; mais alors que l'albuminurie y est fréquente au point d'y être presque constante, aussi fréquente que dans la diphtérie et la grippe, un peu moins que dans la pneumonie et la dothiénentérie, plus que dans la scarlatine, la néphrite, par contre, y est rare.

MM. Denucé, Achalme, Widal, Lécorché et Talamon, qui ont relaté quelques exemples de néphrite érysipélateuse, n'ont pas manqué de noter le contraste qu'elle forme avec l'albuminurie, en ce qui concerne la fréquence.

De plus, ils ont bien fait ressortir les conditions particulières inhérentes à l'érysipèle qui commandent le développement de la néphrite, à savoir la gravité, la persistance et les rechutes. A cet égard, notre observation est pleinement confirmative.

Cependant, dans notre cas, en outre des circonstances particulières à l'érysipèle, il nous a été possible d'en saisir d'autres, inhérentes au sujet lui-même, qui expliquent la genèse de la néphrite.

Notre malade appartenait à une famille de trois enfants qui

comptait deux garçons et une fille; or son frère succomba au mal de Bright à l'âge de trente-trois ans, et cette double mort, déterminée par la même maladie de deux frères parvenus au même âge, doit être interprétée, étant données les notions que nous possédons sur la *débilité rénale* depuis les recherches de MM. Castaigne et Rathery, non comme effet l'd'une coïncidence, mais comme la marque d'une prédisposition familiale à la néphrite.

Quoi qu'il en soit, Messieurs, atteint d'albuminurie et d'anasarque, notre malade devait faire à Vincennes un long séjour. Il y fut soumis au repos ainsi qu'au régime lacté, et son état s'améliora graduellement : l'œdème disparut, la diurèse se releva, mais l'albuminurie, tout en diminuant, persista assez abondante.

N'éprouvant aucune souffrance ni même aucune incommodité, notre malade quitta Vincennes pour se mettre à la recherche d'une place. Mais il n'avait pas encore trouvé à s'employer qu'il était pris d'un violent accès de dyspnée accompagné de toux et d'expectoration.

J'attire votre attention sur la précocité de ces accidents ; il n'y avait alors que quatre mois que la néphropathie avait été diagnostiquée et que quelques jours que le régime lacté avait, avec Vincennes, été abandonné. Notre malade dut entrer à la Pitié, où il demeura quatre mois et dont il sortit amélioré.

Il était à peine dehors et il était à peine remis à une alimentation vulgaire qu'il était repris de dyspnée, que des œdèmes se manifestaient, puis des épistaxis. Il entrait alors à l'Hôtel-Dieu dans le service du Pr Dieulafoy, en sortait au bout de six semaines, puis, pris cette fois d'urémie digestive, sous forme de vomissements, il entrait pour y mourir à l'Hôtel-Dieu dans notre service (24 octobre 1910).

Comme vous le voyez, Messieurs, le sujet dont je vous entretiens, après avoir été atteint de *néphrite érysipélateuse aiguë*, a vu bientôt son affection rénale passer à l'état *chronique*. Toutes les néphrites infectieuses aiguës, vous le savez, sont susceptibles de se terminer de trois façons différentes : 1° par la guérison; 2° par la mort; 3° par la chronicité. Comme vous le savez encore, le passage de l'état aigu à l'état chronique peut se produire selon trois modes dissemblables : 1° après atténuation modérée des symptômes ; 2° après disparition presque complète des symptômes et persistance seulement d'une légère albuminurie ; 3° enfin après guérison apparente. Ici la néphrite érysipélateuse aiguë se termina par la chronicité après atténuation marquée des symptômes, mais avec persistance d'une albuminurie assez notable, c'est-à-dire selon un mode voisin du deuxième.

Si les observations de néphrite érysipélateuse aiguë sont assez rares dans la littérature, plus rares encore sont celles de néphrite chronique, et je ne puis guère citer que celles de MM. Widal et Lemierre, de M. Achalme, de Lécorché et Talamon.

*
* *

Voici donc, Messieurs, le malade dans notre service. A première vue et dès le début de son séjour parmi nous, on était frappé par la pâleur de ses téguments, par la bouffissure de sa face. Considérablement amaigri, ayant perdu ses forces, il pouvait à peine marcher et même se tenir debout. Bref, il présentait un état général des plus lamentable, contrairement à notre scarlatineux, dont la santé générale, vous vous en souvenez, était demeurée à peu près satisfaisante.

Nous l'avons soumis à un examen complet, étudiant successivement les reins et l'urine, puis les divers organes et appareils. De cette revision, je vais vous exposer les résultats, après quoi, dans une vue d'ensemble, je vous montrerai les dissemblances cliniques qui ont séparé l'un de l'autre le cas de néphrite chronique scarlatineuse que je vous ai récemment relaté d'avec celui de néphrite chronique érysipélateuse dont je vous entretiens maintenant.

Je glisse sur l'état physique des reins de notre malade : ni par les anciens modes d'exploration, en particulier par la palpation, ni avec l'aide de la radiologie, nous n'avons pu en prendre connaissance, d'où la présomption d'un volume normal ou au-dessous de la normale.

Les urines ont été soigneusement analysées au triple point de vue physique, chimique et histologique.

En ce qui concerne ce dernier, nous dirons de suite que, malgré des examens réitérés, nous n'avons jamais trouvé de cylindres, même après centrifugation : l'examen histologique de l'urine ne nous a montré qu'un certain nombre de cellules épithéliales et de leucocytes.

Passons donc à l'étude physico-chimique.

L'analyse physique des urines, vous le savez, vise leur quantité, leur couleur et leur poids spécifique.

La quantité d'urine éliminée quotidiennement était variable d'un jour à l'autre, et il existait ici, comme dans notre cas de néphrite scarlatineuse, un certain degré d'*anisurie* (1). En moyenne, ainsi qu'en témoigne la courbe ci-jointe (tracé n° 1, ligne rouge), le débit urinaire s'élevait pour le nychthémère à 1 650 centimètres cubes. Il y avait donc de la polyurie, mais une polyurie légère, n'atteignant pas l'intensité de celle que nous avons notée dans la néphrite scarlatineuse.

Malgré son faible degré, cette polyurie s'accompagnait d'une pollakiurie surtout nocturne.

Elle s'accompagnait aussi d'*opsiurie*, c'est-à-dire de retard de la sécrétion urinaire (2). Pour vous en assurer, vous n'avez qu'à consulter le tracé placé sous vos yeux (tracé n° 2, ligne rouge). Vous y verrez que les urines ayant été recueillies selon la technique que je vous ai exposée précédemment (Voy. p. 64), le malade a émis presque autant d'urine (800 centimètres cubes) entre quatre heures du matin et midi, c'est-à-dire pendant une période de huit heures, disposée loin de toute ingestion de boissons, qu'il n'en a émis (950 centimètres cubes) pendant deux périodes de même durée chacune, placées immédiatement après les repas, c'est-à-dire précédées immédiatement par l'ingestion des boissons. Par la netteté qu'il présente ici, le retard de la sécrétion urinaire rappelle le phénomène tel que nous l'avons constaté dans la néphrite scarlatineuse.

Les urines n'offraient dans leur couleur rien de parti-

(1) A. Gilbert et A. Lippmann, *loc. cit.*
(2) A. Gilbert et P. Lereboullet, *loc. cit.*

culier ; il y a lieu seulement de noter qu'elles étaient mousseuses.

Leur poids spécifique était de **1010**, c'est-à-dire identique à celui que nous avons relevé dans la néphrite scarlatineuse.

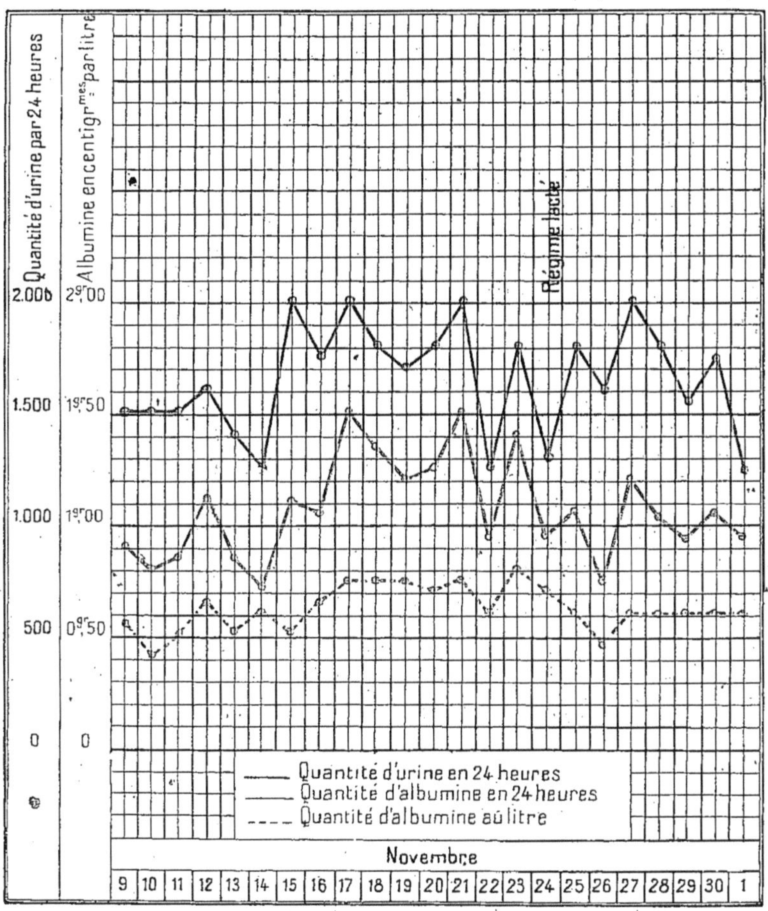

Fig. 25. — Tracé n° 1.

Mais alors que, dans ce dernier cas, l'abaissement du poids spécifique était subordonné à une polyurie marquée, ici l'on ne peut invoquer une telle explication, et il convient de rechercher la raison du phénomène dans l'analyse chimique, de laquelle il découle que les divers éléments constitutifs de l'urine étaient en notable diminution.

Abordons l'étude de ces divers éléments et envisageons successivement les principes normaux contenus dans l'urine de notre malade et les principes anormaux.

Nos dosages ont porté exclusivement, en ce qui concerne les premiers, sur l'urée et l'acide urique, principes organiques, et sur les chlorures et les phosphates, principes minéraux.

Ces divers éléments, Messieurs, se sont montrés en proportions beaucoup moindres qu'à l'état normal, et, en faisant la moyenne de plusieurs analyses, nous avons constaté que le taux de l'urée ne s'élevait qu'à 20 grammes par jour, celui de l'acide urique qu'à 0^{gr},40, celui des chlorures qu'à 4^{gr},50, celui enfin des phosphates qu'à 1^{gr},50.

Sans doute, tout en se nourrissant assez copieusement, le malade doit être considéré comme, jusqu'à un certain point, sous-alimenté, et sans doute la réduction des éléments fixes de l'urine peut s'expliquer de cette façon ; mais il y a lieu sans doute aussi, pour comprendre le degré auquel cette réduction a été poussée, d'invoquer l'imperméabilité rénale et la rétention.

Le seul élément anormal de l'urine qui ait retenu notre attention est l'albumine. Il résulte des dosages quotidiens que nous avons pratiqués que sa quantité journalière s'élevait en moyenne à 1^{gr},6. Vous vous rappelez que, dans notre cas de néphrite scarlatineuse, c'est à 2^{gr},70 que se tenait la proportion quotidienne moyenne d'albumine, et du coup vous vous rendez compte que la gravité d'une néphrite ne peut être mesurée au taux de l'albumine. Toutes conditions étant égales d'ailleurs, on conçoit que ce soit le contraire qui puisse être la vérité : lorsque le rein s'atrophie, en effet, lorsque les éléments parenchymateux disparaissent, l'albumine tend à baisser parallèlement, si bien que, dans les néphrites interstitielles avancées, on ne trouve plus ou guère d'albumine.

J'ai dit que le chiffre de 1^{gr},6 représentait une moyenne journalière; effectivement l'albuminurie offrait des variations quantitatives quotidiennes assez notables (tracé n° 1, lignes bleues). Elle présentait aussi des variations horaires (tracé n° 2, lignes bleues). Toutefois ces fluctuations étaient moindres que dans la néphrite scarlatineuse.

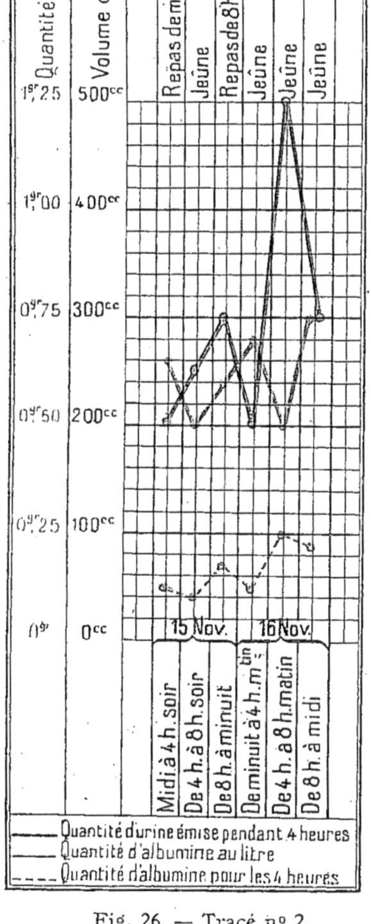

Fig. 26. — Tracé n° 2.

Par une coïncidence curieuse, l'albumine de notre érysipélateux était de même composition chimique que celle de notre scarlatineux. Vous n'avez pas oublié que, dans le mal de Bright, l'albumine est d'ordinaire composée d'une quantité plus grande de sérine que de globuline, la seconde étant à la première comme 1 à 1,5 ou 2. Eh bien, ici, de même que dans la néphrite scarlatineuse, il y avait comme une inversion de la formule, la globuline étant plus abondante que la sérine et composant les trois cinquièmes de la totalité de l'albumine, alors que la sérine n'en formait que les deux cinquièmes.

Nous n'avons pas manqué, Messieurs, de pratiquer chez notre malade l'épreuve du bleu de méthylène, en recourant à la voie hypodermique. Vous vous souvenez que, alors qu'à l'état normal, lorsqu'on injecte 0gr,05 de bleu de méthylène dans les tissus, l'élimination par l'urine commence pendant la première demi-heure et s'effectue intégralement en quinze à soixante heures, dans notre cas de néphrite scarlatineuse, l'élimination ne commença qu'au bout d'une heure et demie et se poursuivit pendant neuf jours. Ici, Messieurs, l'élimination ne se manifesta qu'au bout de deux heures, et elle demanda quinze jours pour s'accomplir pleinement. L'épreuve du bleu mit donc en relief, avec une grande netteté, l'existence d'une imperméabilité rénale très accentuée, constatation qui ne fut pas pour nous surprendre, étant donné le destin qui d'ores et déjà menaçait notre malade.

L'examen de l'appareil circulatoire a porté sur les artères, sur le cœur et sur le sang.

Le pouls battait en moyenne 68 fois à la minute. La tension artérielle au Potain était de 15 seulement, et cependant la paroi des artères, du moins des radiales et des temporales, offrait une certaine dureté.

Le cœur se contractait énergiquement, sa pointe soulevait fortement la paroi thoracique; elle battait sur une large surface, sous la sixième côte et à 3 centimètres en dehors de la ligne mammaire gauche.

Il existait donc un certain degré d'hypertrophie cardiaque qui, à l'auscultation, se traduisait par une ébauche de bruit de galop avec retentissement clangoreux du second bruit.

Le sang a été étudié au double point de vue du sérum et des globules.

Le sérum était légèrement hypercholémique et lactescent.

Les leucocytes étaient au nombre de 9400, c'est-à-dire légèrement multipliés.

Au contraire, les hématies, diminuées de nombre, étaient réduites au chiffre de 2000000. La richesse globulaire était, de même, égale à 2000000, si bien que la valeur globulaire atteignait l'unité. En somme, existait une anémie très prononcée, plus prononcée que celle dont était affecté notre scarlatineux.

On notait d'ailleurs chez notre malade, je vous le rappelle, une pâleur de la face qui permettait dès l'abord de reconnaître cette anémie. De plus, les vaisseaux du cou laissaient entendre un frémissement ainsi qu'un souffle continu avec renforcement tout à fait caractéristiques.

L'appareil respiratoire ne nous retiendra qu'un instant. Au début de novembre, il avait été le siège de poussées congestives, mais celles-ci ensuite ne s'étaient pas renouvelées. Très intéressé au début de la maladie, ainsi que je vous l'ai montré, l'appareil respiratoire s'est montré silencieux à la fin.

Le tube digestif ne nous occupera pas davantage. Si, avant son entrée à l'Hôtel-Dieu, le malade avait souffert de troubles digestifs caractérisés par des vomissements abondants, après son entrée ceux-ci avaient complètement cessé ; l'appétit était conservé, la langue était propre ; les organes abdominaux, le foie notamment, n'étaient pas modifiés d'une façon appréciable.

Par contre, le système nerveux était profondément intéressé. Il présentait toute une série de troubles entre lesquels dominait un prurit véritablement féroce. Généralisé, ainsi qu'en témoignaient les lésions de grattage et surtout nocturne à la façon de celui des ictériques, ce prurit s'opposait à tout sommeil.

La peau n'était pas que le siège de cet unique trouble nerveux. Il existait, au niveau du cuir chevelu, une hyperesthésie singulière et telle que le seul fait de passer la main sur les cheveux déterminait une sensation des plus pénible.

On observait de plus une sensibilité particulière au froid, accompagnée de chair de poule et de frissons, phénomène auquel, vous le savez, l'appellation de *cryesthésie* a été donnée par le Pr Dieulafoy.

Enfin le malade était encore tourmenté par des crampes et par un symptôme inquiétant, la céphalée. Les crampes occupaient particulièrement les muscles des mollets et, semblables à celles des éthyliques, elles se manifestaient la nuit. La céphalée, surtout temporale, lancinante et gravative, s'accompagnait de troubles visuels et notamment de la perception de flammèches lumineuses.

Rapprochée de notre observation de néphrite scarlatineuse, celle-ci, comme vous le voyez, Messieurs, s'en distingue par de grandes dissemblances.

A l'avantage de notre second malade, on ne pouvait guère citer qu'une polyurie et qu'une albuminurie moindres. Je vous ai dit ce que je pensais de cet avantage apparent, tout au moins en ce qui concerne l'albuminurie. Tout les autres symptômes étaient à son désavantage : son appareil cardio-vasculaire, en effet, était plus touché, son anémie plus accusée, enfin sa dépuration urinaire était plus défectueuse, sa perméabilité rénale moindre, son intoxication urémique infiniment plus prononcée.

Le contraste des deux cas s'accuse surtout lorsqu'on considère la durée respective des deux maladies : ici, je veux dire dans la néphrite scarlatineuse, le processus morbide durait déjà depuis quatorze ans, et cependant le fonctionnement du rein était encore si peu insuffisant que l'urémie pointait à peine et que, si nous pouvions parler « d'instance » d'intoxication, nous ne pouvions parler d'intoxication effectuée. Là, je veux dire dans la néphrite érysipélateuse, la maladie n'existait que depuis dix-huit mois, et déjà les reins étaient tellement fermés que l'urémie s'était pleinement épanouie : tout d'abord, et après quelques mois à peine, était entrée en scène l'urémie respiratoire, puis était venu le tour de l'urémie digestive, enfin avait apparu l'urémie nerveuse.

Aussi, dès le premier examen que nous fîmes de ce malade, portâmes-nous le pronostic le plus sombre. Nous avions insisté auprès de lui sur la nécessité d'une diète particulièrement rigoureuse. Mais il n'était pas convaincu, ou plutôt il n'était pas disposé, pour récupérer la santé, à faire le moindre sacrifice de ses goûts et de ses appétits. En vous relatant son histoire, je vous l'ai montré mangeant à sa faim et à sa fantaisie à chacune de ses sorties de l'hôpital, jusqu'au moment où, pris d'accidents toxiques, il était bligé de réintégrer l'un des lits de l'Assistance publique. A l'hôpital même, il ne cessait de manifester une déplorable incompréhension de ses intérêts : si bien surveillé qu'il fût, il parvenait à se procurer auprès de ses voisins des aliments défendus, qu'il dévorait en cachette, et vous vous souvenez qu'à plusieurs reprises nous l'avons saisi nous-mêmes en flagrant délit de supercherie.

L'intoxication urémique, dans ces conditions, ne pouvait que se prononcer chaque jour davantage, et hier matin à dix heures, pendant la visite même, éclatait la plus formidable des manifestations nerveuses auxquelles elle est capable de donner naissance, je veux parler de l'épilepsie.

La crise débuta par le membre supérieur gauche, gagna la face puis s'étendit au corps tout entier. D'une violence extrême, véritable *tremblement de terre humain*, selon l'inoubliable comparaison de Paracelse, elle s'apaisa peu à peu au bout de quelques instants et cessa. Mais ce fut pour être bientôt suivie de crises nouvelles.

Malgré le traitement employé et notamment malgré les émissions sanguines pratiquées, les crises succédèrent aux crises pendant toute la journée, puis, le soir venu, elles firent place au coma, qui, à dix heures, se termina par la mort.

Demain matin, Messieurs, sauf opposition, nous pratiquerons l'autopsie de notre sujet. Dans quel état trouverons-nous les reins ? Malgré la durée peu longue de l'évolution morbide et malgré l'abondance relative de l'albuminurie, toutes les présomptions sont en faveur d'une atrophie marquée. L'atrophie, comme vous le savez, est le terme ultime des néphrites infectieuses passées à la chronicité. Ce terme réclame le plus souvent, pour être atteint, de multiples années, mais les étapes peuvent aussi être brûlées et le but touché rapidement.

Dans ma prochaine leçon, je reviendrai sur cet intéressant chapitre, en prenant comme base de discussion les pièces que nous fournira l'autopsie.

SIXIÈME LEÇON

NÉPHRITE ÉRYSIPÉLATEUSE CHRONIQUE

ÉTUDE ANATOMO-PATHOLOGIQUE

MESSIEURS,

Dans les précédentes leçons, je vous ai relaté l'histoire de deux malades du sexe masculin, affectés de néphrite chronique.

Le premier de ces malades était âgé de dix-sept ans, le second de trente-deux.

L'un était atteint de néphrite depuis l'âge de cinq ans, néphrite causée par la scarlatine et la diphtérie surajoutées. Chez l'autre, la néphrite avait eu l'érysipèle pour cause.

Le scarlatineux nous a quitté quatorze ans après le début de sa maladie, vivant, avec des reins de volume sensiblement normal et des urines de composition physiologique, sans symptôme d'urémie, par conséquent avec un espoir de vie encore longue. L'érysipélateux a succombé dans le service au bout de dix-huit mois de maladie, avec des reins présumés atrophiques et un cœur hypertrophié, très anémié, emporté par une intoxication urémique, qui, initialement marquée par des troubles respiratoires, puis digestifs, s'est étendue au système nerveux et a déterminé des convulsions généralisées.

Pour quelles raisons une même maladie évoluant sur deux

sujets différents s'est-elle comportée de façons si dissemblables? Il est bien difficile de fournir à cette question une réponse satisfaisante.

On peut bien, ici, pour expliquer l'évolution plus lente, invoquer l'âge plus jeune du sujet et là, pour expliquer l'évolution plus rapide, faire état de la débilité rénale préalable; mais il n'y a dans ces données qu'un commencement de justification des faits et aucunement une justification intégrale.

Quoi qu'il en soit, Messieurs, la mort de notre malade nous a non seulement permis de vérifier le diagnostic porté, mais encore de vérifier le jugement que nous avions émis sur l'état anatomique des organes : nous avons trouvé les petits reins et le cœur volumineux que nous avions annoncés pendant la vie.

Si vous le voulez bien, je vais vous décrire par le menu les *constatations nécropsiques* que nous avons faites : je commencerai par les reins, je continuerai par le cœur et terminerai par les autres organes.

***

En ce qui concerne les reins, vous savez comment on procède à leur autopsie : on les examine, d'abord extérieurement ; puis on les sectionne selon leur grand axe pour se rendre compte de leur état dans la profondeur ; on les décortique, ce qui permet de reconnaître le degré d'adhérence du parenchyme rénal à son enveloppe ; enfin on étudie la surface de la glande décapsulée et la capsule elle-même. Ainsi avons-nous opéré.

Examinés extérieurement, les reins nous ont frappé de suite par leur petitesse et par leur inégale petitesse. Ainsi que vous pouvez le constater, ils sont fortement atrophiés et inégalement atrophiés, le rein droit étant plus réduit que le gauche.

Nous avons précisé par la mensuration et par la pesée le degré de cette atrophie.

A l'état normal, ainsi que vous devez le savoir, les reins

ont une longueur de 12 centimètres et une largeur de 7. Chez notre malade, la longueur était réduite à 10 centimètres pour le rein gauche (fig. 27), à 9 centimètres pour le rein droit, et la largeur à 5 centimètres pour chacun des deux reins. Le rein gauche était donc diminué en longueur d'un sixième et le droit d'un quart.

A l'état normal, le poids de chacun des reins serait, d'après Sappey, de 170 grammes. Tenons-nous-en à ce chiffre, que certains anatomistes considèrent comme exagéré, estimant que celui de 140 à 150 grammes serait plus près de la réalité. Il s'ensuivrait qu'au total le poids des deux reins serait de 340 grammes. Chez notre sujet, le rein droit ne pèse que 60 grammes, le gauche que 45 grammes, si bien que les reins réunis ne pèsent que 105 grammes. Il s'ensuit que les reins sont réduits à moins du tiers de leur poids.

Modifiés dans leur volume et dans leur poids, les reins le sont également dans leur forme, dans leur couleur et dans leur consistance : irrégulièrement ovalaires, ils ont perdu leur contour physiologique en haricot ; ils sont de teinte jaune rougeâtre ; enfin, au palper, ils se montrent beaucoup plus fermes que normalement.

A la coupe, le changement subi par leur consistance s'accuse, et ils « crient sous le scalpel ». Ouverts, ils paraissent atrophiés dans leur parenchyme et creusés d'une cavité constituée par le bassinet et les calices, plus vaste qu'à l'état normal.

L'atrophie du parenchyme ne porte pas que sur la seule substance corticale ; elle frappe à la fois et la corticalité et la substance médullaire.

Vous n'ignorez pas que la substance corticale atteint normalement une épaisseur qui va de 5 millimètres à 1 centimètre. Ici elle ne dépasse pas, à gauche, 4 à 5 millimètres (fig. 27) ; à droite, beaucoup plus réduite, 1 à 2 millimètres.

La substance médullaire, dans la néphrite interstitielle, se fait remarquer, à l'habitude, par son intégrité relative : si les reins y sont atrophiés, c'est par excellence au détriment de la corticalité. Dans notre cas, il n'en est pas ainsi, et l'atrophie des reins y semble procéder autant de la diminution de volume de la substance centrale que de la périphérique. C'est pourquoi, sans doute, la cavité formée par les calices et le bassinet était agrandie. On conçoit, en effet, que l'atrophie de la substance médullaire amène l'agrandissement de cette cavité, aussi bien que l'atrophie de la substance corticale produit la réduction des diamètres des reins.

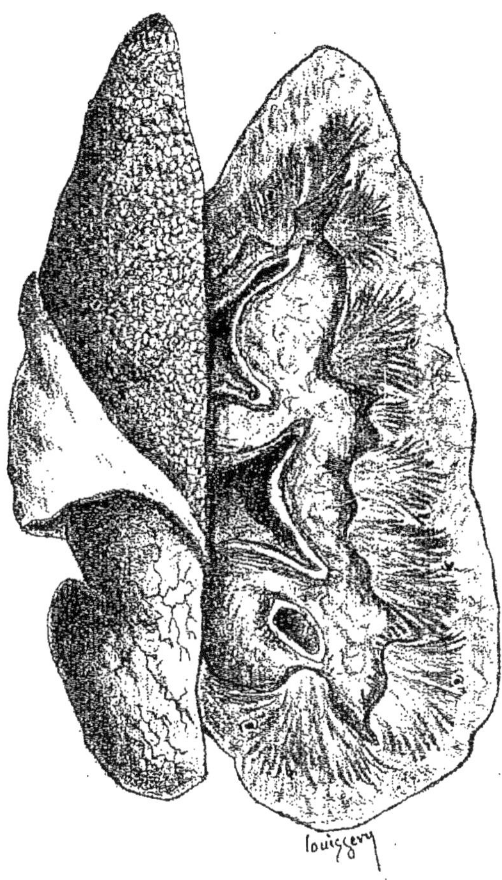

Fig. 27. — Néphrite érysipélateuse chronique. Rein gauche.

L'ouverture des reins permet encore d'apprécier la coloration des deux parties de l'organe, l'écorce étant de teinte jaune rosé, la moelle de teinte violacée. Enfin elle permet de constater l'absence, dans l'écorce, de ces petits kystes qui sont si fréquents et aussi, d'ordinaire, aussi nombreux dans la néphrite interstitielle vulgaire de l'artériosclérose et de la vieillesse.

La décortication des reins est malaisée à effectuer en raison de l'adhérence intime qui s'est établie entre l'organe et sa capsule, et cette adhérence est le témoignage du processus inflammatoire néphritique. Toutefois, en se détachant, la capsule n'enlève pas, comme il arrive souvent dans la néphrite interstitielle artérioscléreuse, des lambeaux du parenchyme rénal sous-jacent.

Après décortication, la capsule apparaît épaisse et opaque, les reins, d'autre part, laissent apercevoir une surface qui n'est plus lisse, comme à l'état physiologique, mais semée d'une infinité de petites granulations hémisphériques égales et contiguës (fig. 27). Ce sont là les *granulations de Bright*, granulations qui ont valu à la néphrite interstitielle, à côté de l'appellation de *néphrite atrophique* dont vous connaissez la raison, celle de *néphrite granuleuse.*

En aucun point de la surface des reins n'existe quelqu'un de ces petits kystes dont je vous parlais tout à l'heure et qui, aussi, faisaient défaut sur les surfaces de section des organes.

Alors que les reins sont atrophiés, le cœur, par contre, ainsi que vous pouvez vous en assurer *de visu*, est considérablement hypertrophié, et à son augmentation de volume correspond une surélévation de poids : il ne pèse pas moins, en effet, de 530 grammes.

A l'état normal, le cœur, vous le savez, varie avec l'âge : son poids va toujours en augmentant, et c'est le seul organe qui se comporte de cette manière. Pesant environ 250 grammes entre vingt et trente ans, il se développe peu à peu pour atteindre 300 grammes à soixante ans. Notre sujet étant âgé de trente-deux ans, on peut estimer à un chiffre intermédiaire entre 250 et 260 grammes le poids que normalement son cœur devrait présenter : celui-ci est donc en réalité plus que doublé.

Particularité curieuse, mais bien connue et classique, depuis les recherches de Traube, l'hypertrophie porte sur le ventricule gauche. Normalement la paroi de ce ventricule offre une épaisseur qui ne dépasse guère 12 millimètres ; ici, elle atteint 3 centimètres.

Par contre, comme à l'état normal, l'épaisseur de la paroi du ventricule droit se tient à 4 millimètres.

Non seulement l'hypertrophie du cœur se traduit par l'augmentation de son volume extérieur, mais elle se traduit aussi par une manifeste diminution de la capacité du ventricule gauche. En s'hypertrophiant, les fibres musculaires du cœur se sont fait de la place et vers le dehors et vers le dedans, réalisant ainsi le type de l'hypertrophie *concentrique* des anciens auteurs.

De longue date déjà on a opposé le gros cœur des brightiques à leur rein petit; lorsque, comme dans notre cas, l'atrophie rénale entraîne l'agrandissement des calices et du bassinet, l'hypertrophie cardiaque, le rétrécissement du ventricule gauche, l'opposition est plus complète encore.

Non seulement le muscle cardiaque est normal en dehors du ventricule gauche, mais le péricarde est normal aussi, ainsi que l'endocarde.

Sain, également, est l'arbre artériel tout entier, saine l'aorte, saines les coronaires, saines les artères des viscères et des membres. Nous nous trouvons donc en présence d'un cas simple et, en quelque sorte, schématique de néphrite interstitielle, où se montre, associée à l'atrophie des reins, à l'exclusion de toute autre altération de l'appareil vasculaire, la seule hypertrophie du ventricule gauche. Sans vouloir entamer ici une discussion en règle relative à la physiologie pathologique de l'hypertrophie du cœur dans la néphrite interstitielle, vous voyez combien notre observation est favorable à la thèse de Traube, qui place dans le rein lui-même la condition génératrice de celle-ci.

Par quel mécanisme les lésions rénales entraînent-elles l'hypertrophie cardiaque? S'agit-il d'une action purement mécanique et faut-il incriminer la diminution du champ vasculaire des reins? S'agit-il d'une action de l'ordre chimique, et faut-il invoquer un facteur toxique, rénal ou surrénal, exerçant ses effets sur les capillaires périphériques, les excitant, les faisant contracter, puis à la longue les altérant? Dans la première hypothèse, la plus simple et la plus plausible, l'hypertrophie cardiaque apparaît comme une véritable réaction de défense destinée à triompher de l'écluse pathologique disposée dans les reins sur le trajet du sang.

L'examen histologique corrobore cette conception en montrant que l'épaississement de la paroi du ventricule gauche est le résultat non pas d'un processus myocarditique, mais d'un processus hypertrophique pur. Cette paroi, en effet, est exclusivement composée de fibres musculaires hyperplasiées et hypertrophiées ; aucune trace de tissu de sclérose ne prend part à sa composition.

Quoi qu'il en soit, notre observation plaide avec force contre la théorie de Gull et Sutton, subordonnant dans la néphrite interstitielle et les lésions rénales et les lésions cardiaques à l'artériosclérose.

Ceci dit, Messieurs, sur l'état des reins et du cœur, permettez-moi de glisser rapidement sur celui des autres organes.

Les poumons étaient à leur base d'une teinte sombre, lie de vin. Ils renfermaient une sérosité sanglante, mousseuse, suintant à la coupe ; bref, ils étaient le siège d'une intense congestion passive, survenue sans doute pendant les dernières heures de la vie. Les sommets pulmonaires étaient intacts.

L'estomac ne présentait rien de spécial à mentionner, si ce n'est quelques points de suffusion hémorragique au niveau de la grande courbure. L'intestin était d'apparence normale.

Il en était de même de la rate, qui pesait 160 grammes ; des capsules surrénales, qui pesaient 8 grammes chacune, et du pancréas.

Le foie était d'une coloration rouge foncé ; il était augmenté de volume et de poids, celui-ci s'élevant à 1725 grammes ; sa consistance était légèrement accrue. Bref, il offrait toutes les apparences macroscopiques d'une congestion, que vérifia l'examen microscopique : les veines centrolobulaires, les capillaires radiés, les veines périlobulaires sont remplis en effet de globules rouges ; les veines sont pleines sans distension ; les capillaires sont pleins et distendus uniformément dans toute leur longueur, atteignant des dimensions égales à celles des travées hépatiques.

Le système nerveux était le siège d'une congestion généralisée à l'ensemble de l'axe cérébro-spinal. De plus, existait dans la substance blanche de l'hémisphère gauche, un peu en arrière du ventricule latéral correspondant, un tout petit foyer hémorragique récent.

***

L'examen histologique des divers organes a été pratiqué, et déjà, sommairement, je vous ai fait connaître les résultats

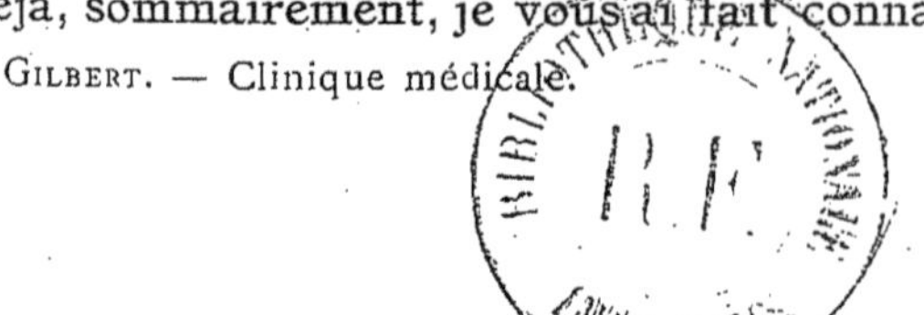

qu'il nous a fournis, en ce qui concerne le cœur et le foie. Je me bornerai, pour terminer ce compte rendu, à vous résumer l'état dans lequel il nous a permis de trouver les reins.

Au niveau de ces organes, Messieurs, nous avons noté l'existence de lésions scléreuses occupant les différentes parties de la glande et s'étendant aux deux substances, corticale et médullaire, lésions scléreuses avancées, caractérisées par une abondante production de tissu fibreux, avec cependant quelques éléments embryonnaires.

Les artères et artérioles offrent une paroi très épaissie ; les veines sont dilatées et gorgées de sang (fig. 28, A. V.).

Le parenchyme rénal est le siège d'altérations considérables : il est en grande partie atrophié, et les glomérules sont presque tous remplacés par de petits blocs fibreux (fig. 28, Gsc). Les *tubuli contorti*, pour la plupart, sont ou bien disparus, ou bien marqués par d'étroites fentes tapissées de cellules épithéliales, petites, lamellaires ou irrégulières, à protoplasma clair, ayant perdu toute espèce de différenciation histo-chimique. Il en est de même des anses de Henle et des tubes collecteurs, dont le nombre est singulièrement réduit. Il n'existe pas de cylindres à l'intérieur des tubes.

Cependant le parenchyme sécréteur est encore représenté par un certain nombre de tubes contournés et de glomérules (fig. 28, Tc, G*p*). Ces tubes, augmentés de volume, sont notablement plus larges qu'à l'état physiologique, avec tantôt un revêtement épithélial normal et tantôt une couche de cellules à noyaux non colorables, en nécrobiose par conséquent. De même, certains des glomérules subsistants sont plus volumineux qu'à l'ordinaire. Bref, existent des indices manifestes d'*hypertrophie compensatrice.*

C'est au niveau de la partie profonde de la couche corticale, au contact par conséquent de la base des pyramides, que se trouvent à leur maximum les lésions (fig. 28, S.). Dans cette zone, le tissu du rein a subi une transformation scléreuse pour ainsi dire intégrale, et l'élément noble, étouffé, a presque complètement disparu. De cette région, le tissu fibreux s'étend en dedans vers le hile de l'organe, en dehors, vers sa capsule (fig. 28, T*sc*). En dedans, des bandes scléreuses semées, de rares cellules embryonnaires accompagnent les tubes collecteurs, les enserrent, les étouffent et les dissocient. En dehors, d'autres bandes se rendent aux petits sillons (fig. 28, T*sc*), qui, à la surface des reins, séparent les unes des autres les granulations de Bright, encapsulant ces granulations (fig. 28, B*r*).

Le parenchyme rénal subsistant, tant normal que pathologique et en état d'hypertrophie compensatrice, s'est donc réfugié à la périphérie des reins, immédiatement sous la capsule de Glisson, dans la zone toute superficielle de l'écorce, constituant là les granulations de Bright.

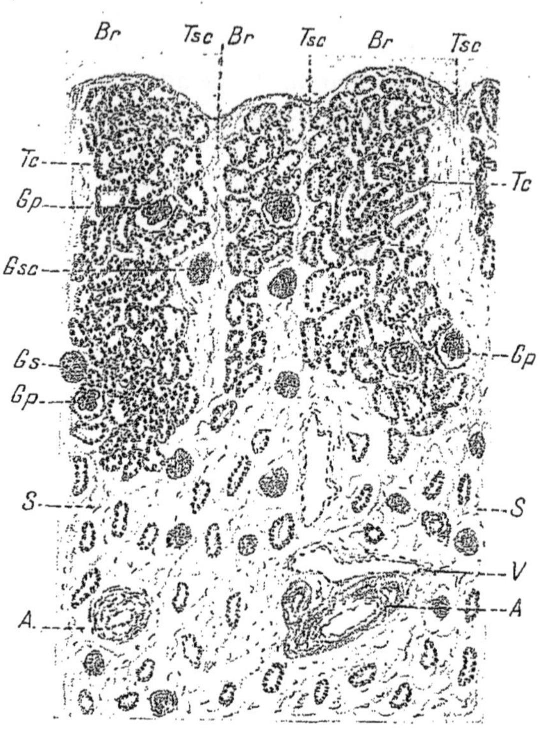

Fig. 28. — Néphrite érysipélateuse chronique.

Examen histologique : B*r*, granulations de Bright ; T*sc*, travées scléreuses séparant l'une de l'autre les granulations de Bright ; G*p*, glomérules perméables ; Gs, glomérules scléreux ; Tc, tubes contournés ; S, centre d'évolution du tissu scléreux dans le rein ; A, artères ; V, veines.

En présence de la topographie des lésions et étant donnée la coupure que semble réaliser la sclérose disposée à la base des pyramides, interposée entre les tubes contournés ou sécrétoires d'une part et les tubes droits ou éliminateurs de l'autre, on est étonné de la persistance et de l'abondance de la diurèse ; il semblerait, d'après l'examen histologique, que l'urine sécrétée à la périphérie de l'écorce dans les granulations de Bright ne devrait plus pouvoir parvenir dans les tubes de la substance médullaire.

Comme vous le voyez, Messieurs, le processus pathologique a pour effet, dans les néphrites infectieuses chroniques, d'amener graduellement la destruction des éléments parenchymateux en leur substituant du tissu conjonctif cicatriciel. Ainsi se réduisent graduellement les fonctions glandulaires.

Parmi les derniers débris parenchymateux, il en est qui, par le fait d'une réaction favorable, s'hypertrophient. Mais soit que cet effort demeure trop limité, soit que les foyers de résistance soient à leur tour envahis par le processus morbide, l'insuffisance rénale atteint un tel degré qu'une intoxication mortelle en est la conséquence.

***

MESSIEURS,

Le hasard, qui avait simultanément réuni dans nos salles, au début de cette année, trois cas de néphrite infectieuse chronique, un cas de néphrite scarlatineuse, un cas de néphrite érysipélateuse, un cas de néphrite syphilitique, nous a depuis lors comblés, puisqu'il nous a amené cinq nouveaux cas de néphrite (deux cas de néphrite scarlatineuse, un cas de néphrite angineuse, deux cas de néphrite syphilitique). Sur les huit cas ainsi rassemblés, il en est deux que je vous ai détaillés longuement. Aujourd'hui, et pour terminer cette leçon, je vous présenterai trois de nos nouveaux malades, à savoir nos deux *nouveaux cas de* NÉPHRITE SCARLATINEUSE CHRONIQUE et le *cas* de NÉPHRITE ANGINEUSE CHRONIQUE. Dans la prochaine leçon, je vous entretiendrai des trois derniers malades, tous trois affectés de néphrite syphilitique.

Le premier des malades que je désire vous présenter aujourd'hui est un homme âgé de vingt-deux ans, exerçant le métier de cuisinier. Atteint de scarlatine il y a quatre ans, cet homme a été pris de néphrite au moment de la desquamation, néphrite se traduisant principalement par une forte albuminurie, par de l'oligurie et des œdèmes.

Sous l'action du traitement, un amendement n'a pas tardé à survenir, marqué par la disparition des œdèmes, le relèvement de la diurèse et la diminution de l'albuminurie. Mais, si celle-ci a notablement diminué, elle n'a jamais disparu, et, si elle ne s'accompagne plus d'oligurie, comme au début, elle s'accompagne maintenant de polyurie, la quantité d'urine émise dans les vingt-quatre heures étant de 2 à 3 litres.

En hiver et par l'effet du froid, les urines, assez fréquemment, deviennent sanglantes. Le phénomène se produit depuis quatre ans ; auparavant il ne se manifestait pas. On pourrait croire qu'il s'agit de *crises d'hémoglobinurie paroxystique*, mais l'examen histologique aurait montré la présence dans l'urine de très nombreuses hématies. S'agit-il d'hématurie pure ou bien d'un état mixte participant de l'hémoglobinurie et de l'hématurie? Il y a là une question que nous chercherons à résoudre. Quoi qu'il en soit, vous noterez l'état pathologique préalable des reins. Le froid n'agit qu'à la faveur de la néphropathie préalable.

En dehors des symptômes que je viens d'énumérer, albuminurie, polyurie, hématurie avec ou sans hémoglobinurie, le malade n'en offre aucun autre : pas d'œdème, pas d'indices d'urémie, pas d'anémie, pas de symptômes cardio-vasculaires : hypertension, clangor du deuxième bruit, bruit de galop, etc.). Notre malade peut donc être considéré, et à bien plus juste titre que celui dont je vous ai précédemment relaté l'observation, comme atteint de *néphrite albumineuse simple*. Vous savez d'ailleurs, je vous l'ai rappelé dans ma troisième leçon, que, d'après la judicieuse observation du Pr Teissier (de Lyon), la néphrite scarlatineuse ressortit fréquemment à ce type (Voy. p. 75).

Dans notre autre cas de néphrite scarlatineuse, il s'agit d'une fillette de dix ans qui, comme le précédent malade, a été atteinte de scarlatine il y a quatre ans. Toutefois, c'est là le seul point de contact que présentent les deux observations.

La néphrite dont est affectée la petite malade n'a été diagnostiquée qu'il y a six mois : comme elle maigrissait, qu'elle pâlissait, qu'elle présentait des troubles digestifs, on fut conduit à examiner ses urines, et l'on découvrit l'albuminurie.

Au moment de la scarlatine et pendant sa convalescence, aucun symptôme n'avait attiré l'attention sur le rein : il n'y avait eu ni douleurs lombaires, ni pâleur, ni œdèmes, si bien que l'albuminurie n'avait pas été recherchée.

Quand elle fut constatée, il y a six mois, le médecin traitant n'hésita pas à accuser la scarlatine contractée auparavant. Je partage son avis, estimant, avec Lecorché et Talamon, « que la scarlatine est aux reins ce que le rhumatisme articulaire aigu est au cœur ».

L'évolution des accidents, dans ce cas, si, réellement, la scarlatine en fut le point de départ, ne fut nullement comparable à celle des faits précédents. Dans ceux-ci, vous vous en souvenez, la néphrite fut diagnostiquée dès la scarlatine même. Ici, elle aurait pu l'être si l'albuminurie avait été, comme il convient, recherchée. Mais, en tout cas, le complexus symptomatique de la néphrite scarlatineuse, au moment de la scarlatine, fit défaut.

Il y a donc lieu d'envisager à la néphrite scarlatineuse chronique la possibilité de deux modes de début bien dissemblables : 1° début par une néphrite aiguë se manifestant au moment de la desquamation et passant à la chronicité selon les trois modes indiqués par Eid (Voy. p. 62) ; 2° début latent où manquent les signes de la néphrite aiguë, à l'exception sans doute des troubles urinaires et en tout cas de l'albuminurie.

Chez la fillette que je vous présente, la néphrite scarlatineuse *à début latent* ne sortit de la latence qu'au bout de trois ans et six mois. Elle s'est traduite depuis lors et par des signes d'anémie et par des signes d'urémie, vomissements et diarrhée. A aucun moment elle n'a offert d'œdèmes. Il s'agit donc, dans la nomenclature de M. Castaigne, d'une *néphrite urémigène* (Voy. p. 75).

La maladie, d'ailleurs, depuis qu'elle s'est dévoilée, fait des progrès rapides : il y a quelques semaines, la malade pouvait encore tolérer un régime lacté et végétal ; actuellement, elle est obligée, pour éviter les vomissements, de se réfugier en permanence dans le régime lacté strict et de se borner à une ration de lait très insuffisante. Évidemment le pronostic est des plus sombres.

Dans ma précédente clinique, j'opposais l'un à l'autre le sort des deux premiers malades étudiés avec vous ; pareil contraste se retrouve aujourd'hui dans la destinée des deux sujets que je viens de vous présenter ; atteints tous deux de néphrite scarlatineuse chronique, et tous deux depuis le même temps, l'un a devant lui, semble-t-il, encore un vaste horizon d'existence ; l'autre, — et cependant c'est le plus jeune, — ne verra pas sans doute les lilas fleurir et en tout cas pas mûrir les blés !

Le cas de *néphrite angineuse chronique* est relatif à une femme de vingt-neuf ans qui, en mars 1910, a souffert d'une amygdalite pultacée. Examinées quelques jours après le début de la maladie, ses urines renfermaient dès ce moment 3gr,50 d'albumine par litre.

Un an auparavant, à l'occasion d'une opération, la malade était entrée à l'hôpital, où ses urines avaient été examinées et où elles s'étaient montrées exemptes d'albumine. Sous l'action du repos ainsi que du régime lacté, le taux de l'albumine diminua rapidement, et il n'était plus que de 0gr,50 au litre au bout de peu de temps.

L'action rapide du lait sur l'albuminurie et surtout la recherche négative de l'albuminurie pratiquée un an avant son apparition au cours de l'angine représentent de sérieux arguments en faveur de l'origine angineuse de celle-ci. C'est là une notion que, d'ailleurs, je désire vous inculquer, que les angines, même les plus simples, ne représentent aucunement la maladie constamment bénigne que l'on croit. Érythémateuse, pultacée ou suppurée, l'amygdalite occasionne souvent des complications infectieuses.

En dehors du rhumatisme articulaire aigu, dont les connexions avec la pathologie de l'amygdale sont bien connues (1), et telles que, dans 50 p. 100 des cas, il est, d'après

(1) Voy. A. Gilbert et P. Lereboullet, Sur l'origine digestive du rhumatisme articulaire aigu (*Presse médicale*, 16 janvier 1904).

Schurig, précédé d'une angine, on peut observer comme conséquence d'une amygdalite des complications variées : arthrites mono, pauci ou poly-articulaires, aiguës, subaiguës ou chroniques; pleurésies; endocardites, péricardites, phlébites ; névrites, myélites ; néphrites ; etc.

Je me propose d'aborder quelque jour, avec les développements qu'elle comporte, cette question des complications des angines. Pour aujourd'hui, après le court aperçu que je viens de vous en donner, je me bornerai à vous relater brièvement l'histoire de notre malade.

Elle avait quitté l'hôpital, améliorée mais non guérie, pour reprendre son métier de domestique. Sous l'influence de la fatigue et d'une nourriture grossière, elle ne tarda pas à voir son état empirer : l'albuminurie augmenta, des œdèmes apparurent, puis ce furent des crises dyspnéiques (juin 1910), des douleurs lombaires et enfin des troubles de la vue.

Comme vous le voyez, Messieurs, la maladie procéda insidieusement : latente à son début ou du moins marquée seulement, comme dans le précédent cas, par de l'albuminurie, elle aboutit à l'urémie en quelques mois, à la façon de notre néphrite érysipélateuse.

Sous l'action du repos et du régime lacté, les œdèmes, ainsi que les symptômes d'intoxication, rétrocédèrent, et l'albuminurie diminua.

A diverses reprises, la malade passa ainsi par des alternatives d'aggravation et d'amélioration dues, les premières, à sa sortie de l'hôpital, les dernières à sa rentrée (janvier 1911).

Actuellement, couchée dans notre service déjà depuis quelques jours, elle ne présente plus pour tout symptôme que $0^{gr},50$ d'albumine par litre et un second bruit du cœur légèrement claqué. Mais ne vous y trompez pas : il s'agit là d'un équilibre que l'expérience a montré des plus précaire et des plus instable.

Nous ne sommes qu'au dixième mois de cette néphrite angineuse, mais la durée ne représente que l'un des facteurs d'atrophie rénale, d'insuffisance rénale et d'urémie. A côté du facteur *temps*, il y a le facteur *vitesse*, qui vaut qu'on s'en préoccupe autant, si ce n'est plus, que de l'autre. Souvenez-vous de notre cas de néphrite érysipélateuse et de l'analogie qu'a présentée avec lui, au point de vue de la rapidité de l'éclosion des accidents toxiques et au point de vue de leur ténacité, le fait que je viens de vous relater (1).

(1) La malade est venue mourir d'urémie dans le service un an plus tard.

SEPTIEME ET HUITIÈME LEÇONS

NÉPHRITE SYPHILITIQUE SECONDAIRE AIGUË ET CHRONIQUE

MESSIEURS,

Parmi les complications des MALADIES INFECTIEUSES AIGUES l'une des plus fréquentes et l'une des plus importantes est la néphrite. Toutes les infections peuvent la déterminer ; mais, ainsi que je vous l'ai indiqué dans l'une de mes précédentes leçons, on l'observe tout particulièrement au cours de certaines d'entre elles. En tête, il faut placer la scarlatine ; puis viennent la grippe, la fièvre typhoïde et la diphtérie ; enfin la pneumonie, le rhumatisme articulaire aigu, etc. Le plus souvent la néphrite ainsi occasionnée est de courte durée, elle est *aiguë* ; parfois, aussi, elle se prolonge et devient *chronique*.

J'ai eu l'occasion de vous présenter cinq exemples de telles néphrites chroniques engendrées par des maladies infectieuses aiguës : trois fois il s'agissait de *néphrite scarlatineuse*, et, dans l'un de ces faits, à la scarlatine s'était ajoutée la *diphtérie* ; une fois de *néphrite érysipélateuse* et une fois de *néphrite angineuse*.

Les MALADIES INFECTIEUSES CHRONIQUES se comportent

de la même façon que les aiguës, et, au même titre qu'elles, on les trouve à l'origine des néphrites tant aiguës que chroniques. Entre elles se signalent spécialement la tuberculose et la syphilis.

Les circonstances ayant réuni dans notre service trois cas de néphrite syphilitique, dont deux à l'état aigu et le troisième sur la pente de la chronicité, je vous entretiendrai aujourd'hui de cette maladie. Je vous relaterai d'abord en détail l'histoire de celui de nos malades qui est affecté sur le mode chronique; je vous rapporterai ensuite en quelques mots l'observation des deux autres sujets.

***

Le fait, dont je vais vous parler en premier lieu, est relatif à un individu du sexe masculin, et j'arrête dès l'abord votre attention sur ce point. Theile, en effet, a montré que la néphrite syphilitique est pour ainsi dire l'apanage de l'homme. La femme n'en est qu'exceptionnellement atteinte. Si curieux que paraisse ce détail, il ne doit pas vous surprendre : il y a, en effet, en dehors des affections génitales, une véritable pathologie ressortissant spécialement à l'un ou à l'autre des sexes et, entre les complications des maladies, il en est qui ne s'observent que dans l'un des sexes. Vous rappellerai-je, pour rester sur le terrain de la syphilis, l'exemple de la collerette pigmentaire du cou et son affinité bien connue pour la femme à l'exclusion de l'homme ? La néphrite syphilitique, elle, « n'aime » que l'homme.

Donc, Messieurs, notre malade est un homme : il est âgé de vingt-neuf ans et exerce le métier de facteur des postes.

Le 18 janvier dernier (1910), il s'aperçut qu'il avait un chancre à la verge. Il courut à l'hôpital Ricord et y consulta M. Jeanselme, qui, reconnaissant la syphilis, conseilla un traitement mercuriel, à savoir la prise quotidienne de deux pilules de protoiodure d'hydrargyre de $0^{gr},05$ chaque, pendant deux mois, cessation pendant un mois, puis reprise pendant deux mois. L'ordonnance fut régulièrement suivie.

A la fin de février, parut une roséole légère et fugace.

Le 20 juin, deux jours après la terminaison de la seconde cure mercurielle, survinrent des douleurs lombaires irradiées vers le dos d'une part, vers les fesses et les membres inférieurs de l'autre, d'une intensité telle qu'elles arrachaient au malade des gémissements. En même temps, les urines devinrent rares, rouges et troubles. Contenaient-elles du sang ? Nous n'avons pas pu élucider cette question. Toujours est-il que M. Jeanselme, consulté de nouveau, y reconnut la présence d'une grande quantité d'albumine et porta le diagnostic de néphrite syphilitique.

C'est donc cinq mois presque jour pour jour après l'apparition du chancre spécifique que se développa la néphrite. Ne soyez pas surpris, Messieurs, d'une pareille échéance d'apparition. La néphrite syphilitique n'est pas une manifestation du tertiarisme, mais au contraire du secondarisme : c'est à la période secondaire de la syphilis qu'on l'observe, et, d'après les statistiques, c'est au sixième mois de la maladie qu'elle parvient à son maximum de fréquence. Frappé au cinquième mois, notre malade touchait donc au moment le plus favorable à l'éclosion de cette complication.

Quant au fait qu'il fut atteint au moment où il venait de terminer sa seconde cure mercurielle, il mérite de nous arrêter quelques instants. Ne pourrait-il pas être invoqué à l'appui de la théorie de ceux qui, à la suite de Guntz, soutiennent que la néphrite dite syphilitique serait en réalité une néphrite hydrargyrique?

Certes, Messieurs, absorbé à doses élevées, le mercure est capable de déterminer des altérations des reins remarquables par leur intenstié et leur gravité. Mais, à doses thérapeutiques, il n'en est pas ainsi. Au surplus, la néphrite syphilitique a été observée chez des sujets qui n'avaient suivi aucun traitement antisyphilitique et qui, par suite, n'avaient pas pris de mercure. La question est donc jugée : la vérité est que notre malade a été frappé de néphrite syphilitique *malgré* le traitement hydrargyrique.

Si la néphrite s'est montrée cinq mois après l'accident spécifique initial, elle a suivi à quatre mois de distance la roséole, qui, je vous le rappelle, fut « légère et fugace ». Ces données vont à l'encontre de l'opinion de Delamarre, pour qui, bien souvent, la néphrite secondaire serait non pas syphilitique, mais parasyphilitique et serait en rapport avec des déterminations spécifiques sur la peau, sources d'infections surajoutées.

Enfin, Messieurs, on ne trouve à la base de la néphrite, dans notre cas, aucune cause occasionnelle saisissable, telle que celle du froid, du surmenage ou celle d'une maladie microbienne surajoutée à la syphilis. Et par suite se trouve écartée la théorie de Bartels et de Barlow, pour qui la néphrite dite syphilitique ne reconnaîtrait pas la syphilis pour cause, mais, néphrite chez un syphilitique, serait due à une infection ou à une intoxication quelconques banales.

Il est bien évident qu'un syphilitique n'est pas, du fait de la syphilis, à l'abri d'infections ou d'intoxications susceptibles d'altérer le rein. Il peut, comme quiconque, présenter une néphrite de nature non syphilitique, et des exemples ont été relatés de telles coïncidences. Mais ce n'est pas le cas ici, où, en dehors de la syphilis, toute cause susceptible de déterminer une néphrite fait défaut et où, ainsi que je vous le montrerai, l'affection rénale, par ses caractères cliniques, proclame sa nature spécifique.

Atteint de néphrite et souffrant atrocement, le malade entra à l'hôpital Ricord, dans le service de M. Jeanselme, où il demeura pendant trois mois.

Ses urines, durant ce laps de temps, furent examinées deux ou trois fois par semaine : on y trouva constamment de 1 à 3 grammes d'albumine par vingt-quatre heures.

Le traitement consista dans le régime lacté absolu et dans l'emploi du benzoate de mercure à la dose de $0^{gr},02$ en injections intramusculaires quotidiennes. Continuées pendant cinquante jours, ces dernières ne fournirent aucun résultat.

C'est alors que le malade quitta Ricord pour venir à l'Hôtel-Dieu, dans le service du Pr Dieulafoy, salle Saint-Christophe, lit n° 16.

***

Je le vis à partir du 1er novembre 1910 et m'occupai particulièrement de l'étude de son urine. Je fis notamment dresser une courbe des variations quotidiennes, non seulement de la diurèse et de l'albuminurie, mais encore de l'urée, des chlorures et des phosphates.

Ce qui frappe à première vue, sur cette courbe que j'ai fait placer sous vos yeux, c'est l'extrême variabilité des éliminations urinaires : les divers principes de l'urine sont excrétés en proportions très inégales d'un jour à l'autre ; il y a là un exemple des plus remarquable d'*arythmie urinaire*, si je puis m'exprimer ainsi.

Mais envisageons l'un après l'autre les divers éléments de l'urine et considérons tout d'abord la diurèse, la sécrétion aqueuse (Voy. fig. 29, tracé, ligne rouge).

Au début de novembre, lorsque nous avons commencé à noter la quantité d'urine émise dans le nychthémère, celle-ci était insuffisante, atteignant à peine 1 litre. Mais bientôt elle s'accrut : à l'oligurie succéda une polyurie qui se maintint un certain temps ; puis elle s'abaissa, et l'oligurie reparue persiste depuis la fin de décembre. Le chiffre le plus faible d'urine que nous ayons constaté a été de 500 centimètres cubes (4 janvier 1911) ; le plus élevé a atteint 3 750 centimètres cubes (2 décembre 1910). La quantité d'urine éliminée a ainsi oscillé en une courbe irrégulière entre ces deux chiffres extrêmes. Il y a là un bel exemple d'*anisurie*, comparable à ceux que nous ont fournis nos deux précédents malades atteints, l'un de néphrite scarlatineuse, l'autre de néphrite érysipélateuse.

L'écart des chiffres exprimant la diurèse a été très accusé d'un jour à l'autre et tel que le plus élevé s'est montré sept fois et demie supérieur au plus faible. Dans l'ensemble, c'est la polyurie qui l'a emporté, puisque, en moyenne, le bilan urinaire des vingt-quatre heures s'est élevé à 1 624 centimètres cubes.

La couleur de l'urine a varié en raison inverse de sa quantité, et cela se conçoit aisément. Ajoutons que constamment l'urine a été mousseuse.

Abordons maintenant son étude chimique et considérons tout d'abord l'élimination des chlorures (Voy. tracé, ligne verte).

Celle-ci, Messieurs, fut des plus irrégulière : certains jours, elle fut très faible ; d'autres jours, relativement très forte ; c'est ainsi qu'atteignant seulement le chiffre de 0gr,20 le 20 novembre elle s'élevait à celui de 8gr,40, c'est-à-dire à un taux quarante-deux fois plus considérable, le 3 décembre. En moyenne, elle fut de 3gr,55 par jour.

C'est là un taux très inférieur au taux normal, mais nullement bas pour le sujet considéré, étant donnée son alimentation. Notre malade, en effet, était au régime lacté absolu ; il ingérait en moyenne 2l,5 de lait par jour, d'un lait qui, ainsi que nous avons pu le reconnaître au moyen d'analyses réitérées, renfermait en moyenne 1gr,40 de chlorures par litre. La teneur en chlorures des ingesta était donc de 3gr,50. En réalité, le bilan de sortie était sensiblement égal au bilan d'entrée.

La courbe des chlorures et celle de la diurèse sont sensiblement parallèles : les maxima et les minima de l'une correspondent à ceux de l'autre, tout au moins dans l'ensemble, car, notez-le, si le rapport des deux courbes est évident, il n'est aucunement rigoureux. Malgré que, certains jours, tels que le 20 et le 27 novembre, ou encore le 26 décembre, la chlorurie se soit très abaissée, à aucun moment il n'a été constaté trace d'œdème ; la rétention chlorurée demeura toujours sèche, tout au moins apparemment, preuve que, si la rétention des chlorures est une condition nécessaire à la production des œdèmes, elle n'en est pas la condition suffisante.

La courbe des phosphates (Voy. tracé, ligne brune) s'est montrée beaucoup plus régulière que les précédentes, et les oscillations qu'elle présente sont relativement peu accusées. Le taux minimal des phosphates éliminés en vingt-quatre heures a été de 0gr,96, le taux maximal de 3gr,36, le taux moyen de 1gr,97. Il y a bien encore ici une irrégularité notoire dans l'élimination, mais le chiffre le plus fort n'est que trois fois et demie supérieur au plus faible, et cet écart est loin de ceux que je vous mentionnais tout à l'heure concernant la diurèse et surtout la chlorurie.

L'excrétion de l'urée (Voy. tracé, ligne violette) a notablement varié d'un jour à l'autre : tantôt il y avait hypoazoturie et tantôt hyperazoturie. Fait curieux et digne d'intérêt, souvent les chiffres d'urée les plus bas ont été précédés, immédiatement ou à courte distance, et comme annoncés par des chiffres très élevés : c'est ainsi que, après avoir éliminé 35 grammes d'urée le 2 janvier, notre malade n'en éliminait plus que 11 grammes, c'est-à-dire pas même le tiers, le surlendemain. En moyenne, l'excrétion azotée s'est tenue au voisinage du taux physiologique, un peu au-dessous cependant : elle fut en effet de 24^{gr},37 par jour.

L'acide urique n'a pas été dosé quotidiennement ; toutefois il l'a été assez souvent pour que nous ayons pu reconnaître l'irrégularité de son élimination. Un jour, par exemple, son taux était de 0^{gr},40 et un autre jour de 1 gramme, c'est-à-dire deux fois et demie plus élevé.

Mais c'est l'albuminurie, Messieurs, qui a subi les fluctuations les plus remarquables, et j'attire ici toute votre attention (Voy. tracé, lignes bleues). Très peu accusée certains jours, elle a atteint, par contre, d'autres jours, un extrême degré. Descendue à 0^{gr},50 le 20 décembre par exemple, elle s'est élevée, en centuplant, à 50 grammes le 23 du même mois et même à 55 grammes le 22 novembre.

Ces chiffres de 50 et 55 grammes sont véritablement énormes ; ils ne doivent cependant pas vous surprendre. Une des particularités les plus caractéristiques de la néphrite syphilitique est en effet la possibilité qu'elle a de s'accompagner d'une très forte albuminurie. Lorsqu'une analyse d'urine vous révélera cette éventualité, vous devrez songer immédiatement à cette variété de néphrite.

Récemment, en tablant sur ce caractère, j'ai pu, chez un de mes clients de la ville, assigner à une néphrite, dont la nature était restée obscure jusque-là, sa véritable cause, grâce à quoi, par l'intermédiaire du traitement spécifique, la guérison fut obtenue. Entre les faits de néphrite syphilitique dans lesquels on a relevé les quantités les plus considérables d'albumine, je vous mentionnerai celui de M. Dieulafoy, où elle alla à 30 grammes par jour, celui de M. Chauffard, où, comme dans notre propre cas, elle atteignit 55 grammes ; enfin celui de Brouardel et de Fournier, où, doublant ce chiffre déjà excessif, elle s'éleva jusqu'à 110 grammes !

Les variations dans le taux de l'albumine sont ici, comme l'indique la courbe placée sous vos yeux (fig. 29), soudaines et quotidiennes. Capricieuses au suprême degré, elles n'obéissent à aucune loi. Cependant, phénomène singulier, les montées les plus fortes d'albuminurie sont précédées par des chutes prémonitoires : ainsi les deux poussées successives du 17 et du 22 novembre, qui portèrent à 29 puis à 55 grammes le taux de l'albumine, furent-elles précédées, le 14 du même mois, d'une des dépressions les plus accusées de l'albuminurie ; ainsi encore la poussée du 23 décembre, qui porta à 50 grammes le taux de l'albumine, fut-elle annoncée, trois jours auparavant, par le chiffre, le plus bas de tous, celui de $0^{gr},50$. Il y a là comme un phénomène inverse de celui que nous avons relevé à propos de l'urée.

En moyenne, la proportion d'albumine éliminée par jour a été de $11^{gr},84$ et, au total, en soixante-deux jours de dosage quotidien, elle s'est élevée à 734 grammes, c'est-à-dire à près de trois quarts de kilogramme.

L'étude qualitative de cette albumine a établi qu'elle était composée, à la façon de l'albumine du sang normal (Voy. p. 69) de sérine pour les deux tiers et pour le dernier tiers de globuline. Mais, des résultats différents ont été obtenus dans d'autres cas : c'est ainsi que, chez le malade de M. Chauffard, elle était presque exclusivement formée de sérine et que, chez un autre malade de M. Delamarre, elle n'était pour ainsi dire constituée que par de la globuline. Il n'y a jusqu'à présent aucune conclusion à tirer de l'analyse chimique de l'albumine urinaire dans la néphrite syphilitique.

Pour terminer, je dois vous dire un mot du poids spécifique de l'urine. Il était abaissé certains jours, quelquefois considérablement, et nous l'avons vu descendre à 1005. Il était au contraire surélevé d'autres jours, et il a atteint jusqu'à 1028.

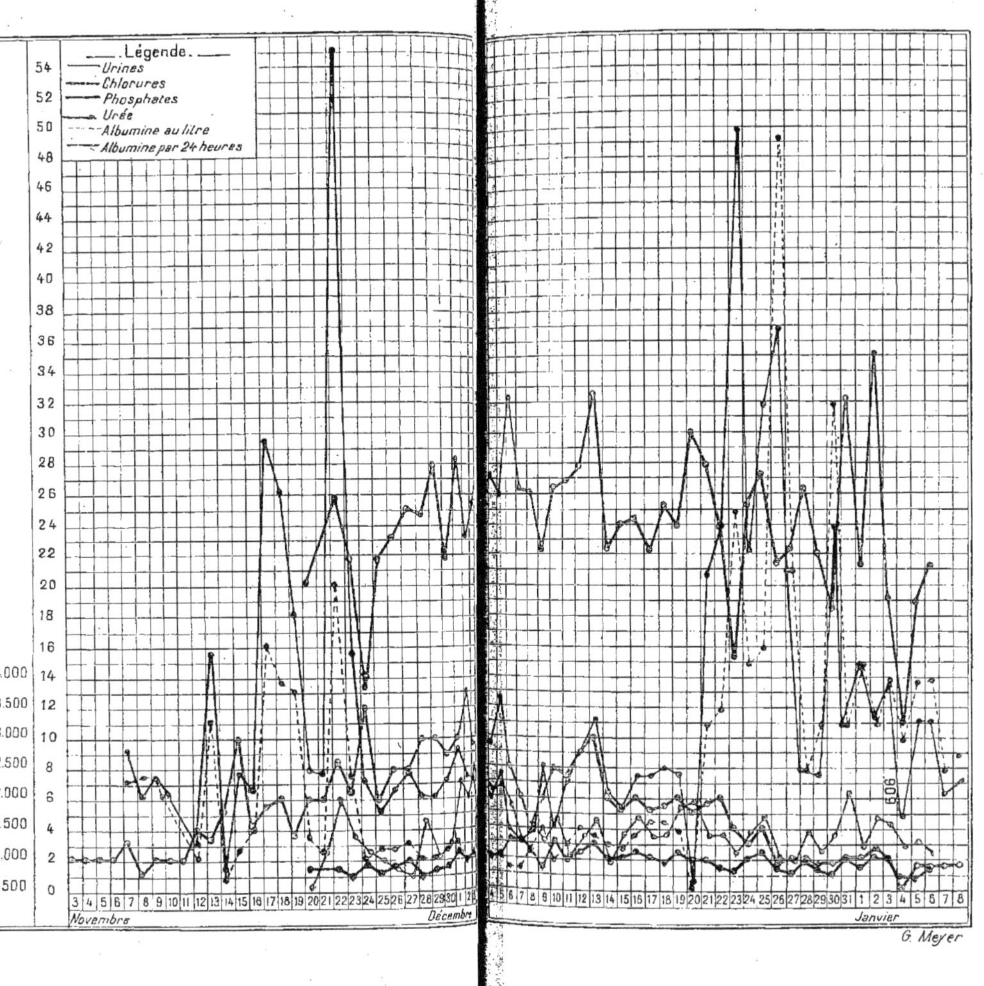

Légende.
Urines
Chlorures
Phosphates
Urée
Albumine au litre
Albumine par 24 heures
54
52
50
48
46
44
42
40
38
36
34
32
30
28
26
24
22
20
18
16
14
12
10
8
6
4
2
0
4.000
3.500
3.000
2.500
2.000
1.500
1.000
500
606
Novembre
Décembre
Janvier
G. Meyer

En moyenne, il était égal à 1012, moindre par conséquent qu'à l'état physiologique, où il se tient, vous le savez, entre 1016 et 1020. Il est aisé de comprendre qu'il en soit ainsi si l'on se rappelle que les principes en dissolution dans l'urine s'y montraient en quantité moindre qu'à l'état normal, d'une part et si, d'autre part, on se rappelle qu'il existait de la polyurie.

Pratiquée il y a trois mois, alors que l'affection rénale dont notre malade est atteint n'avait que cinq mois de durée, l'épreuve du bleu de méthylène a témoigné d'une perméabilité rénale normale : nous avions injecté 0gr,05 de bleu dans les muscles de la fesse, et l'élimination s'en était effectuée en quarante heures.

Ce résultat, Messieurs, était attendu : on sait, en effet, que, dans les néphrites récentes, passagères et curables ou susceptibles d'évoluer ensuite vers la chronicité, la perméabilité rénale au bleu est ou normale ou exagérée. Il est à opposer à celui que nous avons obtenu dans la néphrite scarlatineuse chronique et dans la néphrite érysipélateuse chronique. Mais, dans la première, l'évolution morbide se poursuivait déjà depuis quatorze ans, et si, dans la seconde, elle ne durait que depuis vingt mois, elle avait déterminé, ainsi que le montra la nécropsie, une atrophie rénale extrême et telle que n'en suscitent à l'ordinaire que des processus très prolongés.

D'ailleurs, dans la néphrite syphilitique, l'épreuve du bleu entre les mains des divers observateurs a donné des résultats variables, et si MM. Widal et Bernard ont, avant nous, fait les mêmes constatations que nous-même, MM. Chauffard et Gouraud ont obtenu des résultats opposés.

J'aurais désiré pouvoir vous fournir quelques renseignements sur l'état physique des reins de notre malade. Antécédemment, j'ai essayé de vous montrer tout l'intérêt que comporte la question du volume de ces organes dans les néphrites. Malheureusement, ni par la palpation, ni par l'examen radiologique, pratiqué cependant par M. Guilleminot, il n'a pas été possible de délimiter les reins. Très renseignés sur leur état au point de vue fonctionnel, connaissant leurs alternatives d'ouverture et de fermeture pour les chlorures, pour les phosphates, pour l'urée et l'acide urique, pour l'albumine, connaissant leur dérèglement, leur *arythmie*, en un mot, nous ne savons rien de leur état physique.

Je serai bref, Messieurs, sur les autres organes.

Le tube digestif n'offre rien qui soit à signaler. Le malade a faim, et toute la journée il réclame une alimentation solide (il est au régime lacté). Il n'a ni vomissements ni diarrhée. Son foie est de dimensions et de consistance normales. Sa rate n'est appréciable ni au palper ni à la percussion.

L'appareil respiratoire est sain.

Le pouls est rapide et, en permanence, on peut compter 120 pulsations à la minute. Cependant la température est physiologique. La tension artérielle au Potain est de 16 et au Pachon de 18. Rien au cœur, en dehors de la précipitation de ses battements : pas de galop, pas de clangor. Le sang n'offre pas de modifications notables : le chiffre des hématies est de 5200000, et la valeur globulaire égale l'unité. Le nombre des leucocytes est de 5100. Le sérum n'est pas lactescent ; sa teneur en bilirubine est normale. Pas d'hémorragies.

Il n'y a pas trace d'œdème, et il n'y en a eu à aucun moment. J'insiste, Messieurs, sur ce point, car l'abondance des œdèmes représente, à l'ordinaire, avec l'énormité de l'albuminurie, la caractéristique clinique principale de la néphrite syphilitique.

Pas de troubles nerveux, du moins pas de troubles moteur, sensitif, vaso-moteur ou trophique ; aucun signe d'urémie nerveuse.

Cependant, Messieurs, l'état général du malade est déplorable : depuis le début de sa néphropathie, il a maigri considérablement et perdu 25 kilogrammes de son poids. Il est sans forces et vit confiné dans son lit ; tout au plus peut-il chaque jour passer quelques heures affaissé sur lui-même dans un fauteuil. Son moral est détestable : il gémit et pleure tout le jour ; la nuit, il ne peut dormir ; perpétuellement, il aspire à la mort.

Rien d'étonnant à ce que, dans ces conditions, des infections surajoutées se soient produites au niveau du tégument externe.

En divers points de sa peau, se voient des lésions ulcéreuses, cicatrisées d'ailleurs pour la plupart aujourd'hui.

Diverses, vraisemblablement, sont de nature spécifique. Mais la plupart relèvent de pyodermites d'ordre banal, et, dans tous les points du corps soumis à la pression, au sacrum, aux trochanters, aux coudes, etc., se sont produites des rougeurs, des phlyctènes, des suppurations plus ou moins étendues. Aussi l'emploi de matelas d'eau et d'air, diminuant les diverses pressions, nous a-t-il rendu les plus grands services, si bien que, comme je viens de vous le dire, presque toutes les ulcérations que vous aviez pu constater ces temps derniers sont aujourd'hui cicatrisées.

En résumé, Messieurs, le malade dont je viens de vous relater l'histoire a été pris, au cinquième mois, d'une syphilis jusque-là bénigne et régulièrement traitée, sans cause occasionnelle saisissable, d'une néphrite spécifique. Celle-ci s'est annoncée par des douleurs lombaires et s'est traduite par des alternatives d'oligurie et de polyurie avec prédominance de cette dernière, par une albuminurie irrégulière, très notable en moyenne et considérable certains jours, par une grande inégalité dans l'émission des principes normaux de l'urine, chlorures, phosphates, urée et acide urique, ceux-ci retenus certains jours, s'éliminant en quantité excessive d'autres jours.

Cependant la perméabilité au bleu est restée normale ; il n'existe aucune trace d'œdème, ni aucun symptôme d'intoxication urémique ; il n'existe pas davantage d'anémie ni d'indice de lésion de l'appareil cardio-vasculaire. Mais l'état général est des plus mauvais : le malade est d'une grande maigreur, sans forces, sans ressort moral, en proie à des infections cutanées disséminées.

Antérieurement à la néphrite, notre malade, vous vous en souvenez, avait fait, sur le conseil de M. Jeanselme, deux cures hydrargyriques de deux mois chacune, consistant dans la prise quotidienne de $0^{gr},10$ de protoiodure. Dès le début de la néphrite, il avait subi, toujours sous la direction de

M. Jeanselme, une nouvelle cure mercurielle d'une durée de cinquante jours, pendant laquelle on lui avait injecté chaque jour 0gr,02 de benzoate. A l'Hôtel-Dieu, il fut de nouveau soumis au traitement mercuriel, et, pendant deux séries de quinze jours chacune, séparées par dix jours d'intervalle, il lui fut injecté quotidiennement 0gr,02 de biiodure.

Comme le traitement mercuriel demeurait sans effet, après avoir pris l'avis de M. Jeanselme, nous avons eu recours à l'emploi du *606*. Le 3 janvier dernier (1911), 0gr,45 d'arsénobenzol lui ont été injectés dans une veine du pli du coude. Le médicament a été bien supporté ; il a déterminé seulement quelques vomissements sans importance. Mais l'effet thérapeutique en a été absolument nul.

Voilà, Messieurs, le point où nous en sommes : ni le mercure, ni l'arsénobenzol ne semblent, chez notre malade, amener le moindre effet. Fort heureusement, il n'en est pas toujours ainsi et, dans la majorité des cas, le traitement mercuriel exerce sur la néphrite syphilitique une action curatrice réelle. Cependant il ne faudrait pas croire que nous ayons eu affaire à un cas tout à fait exceptionnel. Tant s'en faut ! Si, dans la règle, la néphrite syphilitique guérit sous l'action du traitement spécifique, les exceptions à cette règle ne sont pas rares.

Pour expliquer ces échecs, il suffirait d'admettre, hypothèse des plus plausible, qu'à la façon de la néphrite tuberculeuse la néphrite syphilitique serait d'origine toxinique. Liée non pas à l'action directe du tréponème spécifique sur le parenchyme rénal, mais à l'action de ses poisons, on comprendrait qu'une fois effectuée elle puisse continuer à évoluer si les lésions suscitées ont été assez accusées, même alors que le germe générateur des toxines serait atteint et détruit par l'agent thérapeutique. Dans cette hypothèse, lorsque le traitement se montrerait efficace, ce serait non pas en exerçant directement une action sur les reins, mais en exerçant sur eux une action favorable indirecte par l'intermédiaire de l'atteinte et de la destruction des germes générateurs des toxines néfastes aux reins.

Quoiqu'il en soit, Messieurs, nous sommes décidés à ne pas renoncer à la lutte. Nous reviendrons, s'il le faut, au *606* ;

nous reprendrons le traitement mercuriel en variant ses modes d'administration ; nous ferons l'essai de l'iodure de potassium. Toutefois, je dois vous l'avouer, je n'augure rien de bon de l'avenir de notre pauvre malade. En dépit de toutes les tentatives effectuées, il va entrer bientôt dans le neuvième mois de sa maladie, et celle-ci n'a pas reculé d'un iota. Les chances de guérison sont évidemment devenues des plus minces, sinon absolument nulles.

Quel sera donc son destin?

Je ne pense pas qu'un *casus proximus* le menace : si misérable que soit sa condition, en l'absence de tout œdème, de toute manifestation urémique, elle ne me paraît guère comporter d'éventualité immédiate ou à brève échéance de mort.

C'est la chronicité, Messieurs, qui s'offre comme l'issue la plus probable. Lecorché et Talamon, Mauriac surtout, citent des observations dans lesquelles, malgré que le traitement eût été convenablement conduit, on vit la chronicité marquer le terme de la néphrite syphilitique secondaire. Je crains bien que tel ne soit le lot de notre patient. D'ailleurs, une néphrite syphilitique, dont la durée déjà n'est pas moindre de huit mois, qui demeure immuable, sur laquelle le temps ni la thérapeutique n'ont de prise, n'a-t-elle pas déjà perdu les caractères d'une maladie passagère, curable, aiguë, et n'offre-t-elle pas déjà les attributs d'une maladie prolongée et incurable, c'est-à-dire chronique ?

Après cette leçon, le malade qui en fait l'objet demeura pendant encore quatre mois dans notre service. Durant ce laps, le *606* fut encore une fois essayé. Puis l'on revint au traitement mercuriel intensif. Enfin, en désespoir de cause, on s'adressa à l'iodure de potassium. La maladie continua son cours sans modification. Quand, en juin, le malade quitta l'hôpital, la néphrite durait depuis une année. Elle s'était donc enfoncée davantage dans la chronicité (1).

(1) Au moment de mettre en pages les placards de ces leçons, j'apprends (octobre 1912) que le malade qui en fait le sujet, après avoir passé près d'une

***

Des deux cas dont il me reste à vous parler maintenant, l'un concerne une jeune femme de dix-neuf ans couchée au n° 3 de la salle Sainte-Jeanne.

Atteinte d'un chancre syphilitique vaginal, il y a quatre mois, cette malade a présenté consécutivement une roséole caractérisée.

Or, ses urines ayant été examinées quelques semaines après le début de sa maladie, on y constata la présence de l'albumine. La quantité en était en moyenne de 0gr,50 par litre. Il ne s'y joignait aucun autre symptôme de néphrite.

Sous l'action du traitement mercuriel, l'albuminurie fléchit légèrement : son taux quotidien s'abaissa à 0gr,40 en moyenne, mais elle persista.

Quelle conclusion peut-on tirer de ce fait ? S'agit-il d'une néphrite syphilitique ? Le sexe du sujet, le moment proche du chancre où l'albumine a été constatée, la petite quantité de celle-ci, l'absence d'œdèmes, l'incomplète efficacité du traitement spécifique rendent la chose des plus douteuse.

Il n'est pas impossible qu'il s'agisse d'une coïncidence et que l'albuminurie se rattache à quelque cause antérieure à la syphilis. A la vérité, avant la syphilis, la malade était bien portante, et elle n'accuse dans ses antécédents qu'une série d'amygdalites dont quelques-unes se terminèrent par suppu-

année dans sa famille, en Bretagne, est revenu à Paris, où il a repris depuis plusieurs mois son métier de facteur des postes.

Sur ma demande, il s'est rendu à l'Hôtel-Dieu, où j'ai pu l'examiner et où j'ai constaté que la néphrite dont il est atteint poursuit son évolution. Les urines sont constamment et fortement albumineuses, mais la quantité d'albumine qu'elles contiennent reste très variable : certains jours, elles se prennent en masse par la chaleur ; d'autres jours, le taux de l'albumine y descend au-dessous de 2 grammes (1gr,80 dans un examen). Mais la maladie est bien tolérée : le malade a repris du poids, et il a assez de force pour faire son dur métier. Il n'a point d'œdèmes ; son appareil vasculaire n'est pas sensiblement touché ; le seul trouble dont il se plaigne est une céphalalgie qui reparait presque chaque jour vers la fin de l'après-midi.

Il n'a, depuis sa sortie de l'Hôtel-Dieu, suivi aucun régime alimentaire spécial, ni suivi aucun traitement. Ainsi, la réaction de Wassermann recherchée par M. Brin s'est-elle montrée positive.

La néphrite, maintenant, a une durée de deux ans et quatre mois.

ration. Mais vous savez, Messieurs, qu'il n'en faut pas tant pour engendrer une lésion rénale.

Dans notre dernier cas, l'origine syphilitique de la néphrite ne semble pas douteuse.

Il s'agit d'un homme de quarante-cinq ans, sommelier de son métier, qui est couché au n° 17 de la salle Saint-Christophe.

Cet homme, Messieurs, a eu, au mois d'août 1909, il y a dix-sept mois par conséquent, un chancre syphilitique suivi de roséole. Il se soumit pendant quelques mois au traitement mercuriel, puis, constatant qu'aucun accident ne survenait, il abandonna toute thérapeutique.

En décembre 1910, seize mois après l'accident primitif, il a brusquement été pris des signes d'une néphrite aiguë intense : douleurs lombaires, oligurie, albuminurie, œdèmes. Il est alors entré dans notre service.

L'albuminurie a suivi l'évolution capricieuse et irrégulière que je vous mentionnais tout à l'heure à propos de notre premier malade, se montrant certains jours très abondante e s'élevant jusqu'au taux de 24 grammes par jour, descendant à des chiffres peu élevés d'autres jours.

Les œdèmes, surtout, se sont faits remarquer par leur extension à la totalité du corps et par leur intensité. Au cou, particulièrement, l'infiltration du tissu cellulaire était extrême ; elle s'accompagnait de difficulté de la déglutition ainsi que de raucité de la voix et faisait craindre l'œdème de la glotte.

Ainsi donc, la néphrite, dans ce cas, se présente bien avec les trois caractères qui en dénotent l'origine spécifique : évolution sur le terrain masculin, albuminurie abondante, œdèmes intenses.

J'ajoute que le malade offre au cœur des particularités morbides intéressantes : à l'auscultation de cet organe, on perçoit un souffle systolique, en jet de vapeur qui se propage vers l'aisselle ; de plus, l'examen radiologique et l'examen clinique permettent de reconnaître l'existence d'une dilatation de l'aorte et d'une hypertrophie du cœur. Il existe donc, en outre de la néphrite, une aortite avec dilatation aortique et une insuffisance mitrale, conséquence d'une endocardite. A quelle cause convient-il de rattacher ces lésions ? Nous connaissons bien le rôle primordial joué par la syphilis dans la pathologie de l'aorte ; convient-il de l'invoquer de même, en l'absence de toute crise rhumatismale antécédente, pour expliquer la genèse de la lésion mitrale ?

Nous avons ordonné le régime déchloruré et le traitement mercuriel sous forme d'injections quotidiennes de biiodure.

La déchloruration a produit des effets rapides : l'anasarque a vivement cédé, en même temps que baissait le poids du malade. Mais, malgré que poursuivi déjà depuis plus de six semaines, le traitement hydrargyrique n'a amené aucun résultat. Jouerions-nous de malheur et, de même que son voisin, ce pauvre malade ne retirera-t-il aucun bénéfice de la merveilleuse action qu'a d'ordinaire le mercure, sinon dans la néphrite syphilitique, du moins dans la plupart des accidents de la syphilis ?

***

MESSIEURS,

Les INTOXICATIONS, comme les maladies infectieuses, peuvent frapper le rein sur le mode aigu et sur le mode chronique, qu'il s'agisse de poisons endogènes ou qu'il s'agisse de poisons exogènes. Cela se conçoit aisément, étant donné le rôle d'arrêt, de concentration et d'élimination, que joue le rein vis-à-vis des toxiques.

Parmi les poisons, il en est dont l'action est particulièrement nocive et, entre tous, je vous mentionnerai le plomb. La *néphrite saturnine*, néphrite par excellence chronique, représente l'un des grands accidents de l'intoxication plombique et l'une des principales raisons de la croisade poursuivie contre l'emploi industriel ou autre du plomb.

Les microbes et les poisons, d'ailleurs, ne sont pas seuls capables de léser le rein d'une façon passagère ou durable ; il en va de même des AGENTS PHYSIQUES. L'un d'eux, surtout, le froid, a été naguère souvent incriminé, et la *néphrite a frigore* occupait une place importante dans l'ancienne pathologie. Aujourd'hui que l'on connaît mieux le rôle joué par les infections et par les intoxications dans l'étiologie des néphropathies, l'action du froid apparaît comme beaucoup plus bornée qu'on ne croyait autrefois.

Ces jours-ci même, j'ai eu l'occasion de rectifier un diagnostic de néphrite *a frigore* et de vous montrer que, là où l'on avait cru devoir accuser le froid, en réalité c'était la grippe qu'il convenait d'incriminer.

Il s'agit d'un homme de quarante-deux ans, exerçant le métier de boulanger, couché au n° 28 de la salle Saint-Christophe.

Ce malade, comme vous le savez, est atteint de néphrite aiguë, et ce matin même, en raison d'une dyspnée violente due à une poussée d'œdème pulmonaire, mon chef de clinique adjoint, M. Lippmann, a dû lui faire une abondante saignée.

Chez lui, la néphrite semble bien avoir été précédée de l'action du froid, mais ce qui est réel également, c'est que, depuis dix jours, il était atteint de la grippe lorsque la néphrite s'est déclarée.

Son histoire pathologique commence le 1er janvier. Ce jour-là, pour fêter l'entrée en scène d'une nouvelle année, il se livre à des libations ultracopieuses. Dans la nuit, il est pris de frissons, de fièvre, de courbature, puis de toux et d'expectoration. Il s'alite, se soigne, puis, allant mieux, il se lève le 10 janvier, sort et s'expose au froid. C'est alors que commence la néphrite.

Il y a bien eu succession immédiate de l'action du froid et du développement de la néphrite, mais, en réalité, notre homme était au dixième jour d'une grippe lorsque la néphrite s'est manifestée, et il y a tout lieu de penser que, sans la grippe antécédente, la lésion rénale ne se serait pas effectuée.

N'oubliez pas, d'ailleurs, que la grippe suit la scarlatine sur la liste des maladies infectieuses aiguës envisagées comme facteurs de néphrites et que, d'après le Pr Teissier (de Lyon), elle la suivrait de près.

Si l'enquête étiologique permet souvent de dépister la cause des néphrites, souvent aussi elle demeure infructueuse. Il en est ainsi d'une façon toute particulière dans les néphrites chroniques, notamment dans ce vaste état morbide constitué par la *néphrite interstitielle* dite *vulgaire*.

L'origine s'en perd dans la nuit des temps : rien n'en marque le commencement ; elle n'a point de début aigu contemporain d'une maladie infectieuse ou autre que l'on puisse incriminer, ainsi que la néphrite érysipélateuse chronique, dont je vous ai détaillé l'histoire. Ses débuts sont lents, insidieux, latents, et, quand elle se dévoile à la fin, l'atrophie des reins est consommée, la vie déjà menacée.

Ici, selon toute probabilité, la cause de l'altération des reins n'est pas d'ordinaire unique, mais multiple : ce n'est pas un grand poison exalté qui est en cause, mais les mille petits poisons de la vie susceptibles d'être rejetés par l'urine. Quoi qu'il en soit, en dehors de certaines données relatives à l'âge, à l'hérédité, à l'artériosclérose, nous ne possédons que peu de notions rigoureusement positives concernant l'étiologie de la néphrite interstitielle commune.

NEUVIEME LEÇON

TRAITEMENT DES NÉPHRITES CHRONIQUES

MESSIEURS,

Je viens de consacrer une série de leçons à l'étude des néphrites chroniques, et je vous ai présenté six malades atteints de cette affection. Aujourd'hui, je vous entretiendrai du traitement qu'elle comporte. C'est là, pour le médecin, la partie la plus intéressante de son histoire, et je vous causerais, j'en suis sûr, quelque déception si, après avoir longuement discuté sur ses caractères cliniques, sur ses causes et sur ses lésions, je ne m'étendais pas davantage encore sur la thérapeutique qu'elle réclame. Aussi bien me sera-ce une occasion de mettre en application les principes généraux de thérapeutique qu'à diverses reprises j'ai exposés et que notamment j'ai développés devant vous dans ma deuxième leçon (1).

La thérapeutique, vous le savez, envisagée en général, s'adresse ou peut s'adresser, d'une part, aux causes des maladies, d'autre part aux conséquences de celles-ci, c'est-à-dire aux lésions et aux symptômes ; la néphrite chronique pose la question de l'une et de l'autre de ces deux thérapeutiques.

(1) Voir p. 37.

***

Pour ce qui est de la *thérapeutique causale*, dénommée encore *pathogénique*, elle ne joue ici qu'un rôle des plus effacé.

C'est que, tout d'abord, souvent, le plus souvent même, les causes du mal demeurent complètement ignorées. Je vous ai présenté une série de malades chez lesquels la néphrite chronique avait eu un début aigu et chez lesquels ce début, par les relations chronologiques qu'il offrait lui-même avec telle ou telle maladie infectieuse, en indiquait le rôle pathogène; mais les faits de cet ordre, si communs qu'ils soient, ne sont pas les plus fréquents. Ainsi que je vous l'indiquais à la fin de notre dernière leçon, le plus souvent la néphrite chronique a un début non aigu, mais chronique et latent; son origine se perd dans la suite des ans; rien n'en marque le commencement et rien n'en fixe la causalité.

C'est que souvent aussi les causes de la néphrite se sont exercées si anciennement que, même si elles sont connues et si par nature elles étaient accessibles à l'action thérapeutique, depuis longtemps elles se sont éteintes et, par suite, rien ne sert de les connaître. Chez le premier malade que je vous ai présenté, la néphrite avait eu pour cause tout au moins partielle la diphtérie, maladie contre laquelle, vous le savez, nous sommes armés thérapeutiquement. Mais, si l'on conçoit que la notion de l'origine diphtérique d'une néphrite pourrait être utilisée au point de vue thérapeutique lors de son début, en quoi peut-elle servir au bout de plusieurs années ?

Il n'y a guère qu'un cas, en matière de néphrite chronique, où l'on puisse mettre en œuvre la thérapeutique pathogénique, je veux parler du cas de néphrite syphilitique. Mais, soit qu'elle se termine par la guérison, soit qu'elle se termine par la mort, la néphrite syphilitique ne passe que rarement à l'état chronique, si bien que les occasions d'appliquer un traitement pathogénique dans la néphrite chronique ne se rencontrent pas souvent. D'ailleurs, lorsque la néphrite syphilitique passe à l'état chronique, *sauf exception*, c'est que, comme dans les cas de Mauriac et dans celui que je vous ai relaté moi-même, le traitement spécifique jusqu'alors appliqué a échoué ; *a fortiori* échouera-t-il encore, la maladie une fois entrée dans la chronicité. Il est donc bien vrai que, dans la thérapie de la néphrite chronique, la thérapeutique causale ne joue qu'un rôle insignifiant.

***

Tout autrement importante est ici la *thérapeutique conséquentielle* ou *symptomatique*, c'est-à-dire celle qui est dirigée contre les conséquences morbides, lésions et symptômes. Avant d'entrer dans le vif du sujet, permettez-moi de vous rappeler qu'alors que la thérapeutique causale est simple, la thérapeutique des conséquences est à double face, parce que, s'il y a des lésions et des symptômes qu'il faut combattre, il y a aussi des lésions et des symptômes qu'il faut respecter ou même favoriser. Ces deux faces de la thérapeutique des conséquences, pour lesquelles j'ai proposé les appellations de *thérapeutique antisymptomatique* et de *thérapeutique prosymptomatique*, en font la difficulté d'application, quelquefois insurmontable, ainsi que je vous le montrerai.

Envisageons successivement les *lésions* de la néphrite chronique, puis ses *symptômes : albuminurie, troubles de la diurèse* (*polyurie, oligurie*), *hydropisies, urémie, anémie et hypertrophie cardiaque.*

On sait que les LÉSIONS ORGANIQUES dans les maladies représentent un mélange en proportion variable d'altérations suscitées par l'agent morbifique et d'altérations réactionnelles dues à l'organisme lui-même. Naguère, les lésions étaient considérées comme constituant l'essence même de la maladie, et, par suite, nul ne doutait qu'elles dussent être thérapeutiquement combattues. Mais les idées ont évolué sur ce point dans ces quarante dernières années, et l'on sait fort bien que, en regard des modifications organiques défavorables, dans les maladies se produisent des modifications utiles et favorables. Qui soutiendrait à l'heure actuelle que les lésions de la pneumonie, du phlegmon, de la tuberculose, pour prendre des exemples, ne sont pas, dans une large mesure, la sauvegarde du pneumonique, du phlegmoneux, du tuberculeux ?

En ce qui concerne les lésions rénales dans le mal de Bright, je ne poserai pas la question de savoir si elles doivent être combattues (1). Il est bien certain que, sans elles, la maladie n'existerait pas, et par conséquent la conduite à tenir n'est pas douteuse. Cependant, surtout au début de la maladie, à côté de la dégénérescence granulo-graisseuse des épithéliums, de leur nécrobiose, de leur atrophie, phénomènes de l'ordre essentiellement passif, ne note-t-on pas des manifestations congestives et diapédétiques, phénomènes sans doute de l'ordre réactionnel ? En outre, à la fin de la maladie, en regard de l'atrophie parenchymateuse des reins, ne voit-on pas se former les granulations de Bright, que de bons esprits regardent comme des nodules d'hypertrophie compensatrice? Et ainsi n'y a-t-il pas lieu d'accepter que, dans le mal de Bright, les reins sont le siège d'un mélange de lésions nuisibles et de lésions utiles ? Quoi qu'il en soit, les premières sont manifestement prédominantes.

Pour les combattre, on s'est adressé à divers remèdes, entre lesquels je mentionnerai : la *teinture de cantharides*, le *tanin*, l'*opothérapie rénale*.

La *teinture de cantharides* possède par son principe la cantharidine, une action sinon élective du moins particulière sur l'épithélium rénal, qu'attestent les néphrites diffuses aiguës parfois mortelles consécutives aux applications de vésicatoires trop étendus. D'où son introduction en thérapeutique, non pas par les homéopathes, mais par Lancereaux. En ordonnant la teinture de cantharides à doses très faibles, Lancereaux pensait en éviter l'action irritante et nécrotique et en obtenir un simple effet modificateur. Il en prescrivait IV et V gouttes par jour, en une ou deux fois pendant quelques jours, et reprenait son emploi après suspension. Il eut peu d'imitateurs.

(1) Voir deuxième leçon : *Loi de valeur*, p. 45.

Le *tanin*, vanté par Bright, puis par Frerichs, a perdu la réputation que ces hauts patronages lui avaient acquise. Tout au moins son administration est-elle sans danger. Je le prescris volontiers à la petite dose de 0gr,10 par jour, par cures de deux ou trois semaines séparées par des intervalles plus ou moins prolongés, en ayant recours à la formule de Woillez :

Tanin	0gr,05
Mucilage	Q. S.

Pour une pilule, n° 20.
Prendre l'une de ces pilules au cours du déjeuner et du dîner.

On l'a prescrit à des doses plus élevées, 0gr,20 par jour, 0gr,50 et davantage.

L'*opothérapie rénale* est principalement employée sous les trois formes de *macération de rognons* de porc, d'*extrait de rognons* de porc et de *sérum de veine rénale* de chèvre.

Pour préparer la *macération de rognons*, on prélève un rognon de porc dans les meilleures conditions possibles de fraîcheur ; on l'incise, le décortique, le lave, puis le hache et le broie dans un mortier. On le fait macérer pendant une demi-heure à 37° dans 250 grammes d'eau salée à 7 p. 1 000. Enfin on décante et on fait prendre l'eau de macération dans du bouillon de légumes au cours de la journée. On réitère cette administration pendant quelques jours, quatre ou cinq au maximum ; on suspend, quitte à reprendre.

L'*extrait de rognons* de porc s'administre sous la forme de pilules glutinisées ou kératinisées, renfermant d'ordinaire chacune 0,20 de principe actif. On en prescrit une à quatre par jour, à prendre aux repas. On continue pendant deux à trois semaines ; on suspend, pour reprendre ultérieurement.

Le *sérum de veine rénale* de chèvre est délivré en ampoules de 10 centimètres cubes chacune et est employé en injections hypodermiques plus ou moins espacées et réitérées.

La macération de rognons, entre les mains du Pr Renault (de Lyon), et le sérum de veine rénale, entre celles du Pr Teissier (de Lyon), semblent avoir fourni des résultats intéressants. Bien entendu, les néphrites chroniques sont moins faciles à influencer opothérapiquement que les néphrites aiguës, et l'on conçoit que, lorsque le processus morbide a abouti à l'atrophie des reins, ceux-ci soient devenus presque insensibles à toute action thérapeutique.

Il ne faut pas oublier, dans l'emploi de l'opothérapie rénale, que la macération et l'extrait de reins jouissent d'une certaine toxicité et que, par suite, il n'y faut pas recourir chez les malades en état d'urémie confirmée ou sous sa menace immédiate. A plusieurs reprises, nous avons pu voir, M. Castaigne et moi, l'emploi thérapeutique du rognon de porc déclencher chez des brightiques des accidents toxiques. D'où les recherches que nous avons poursuivies en vue de l'obtention d'un produit rénal dénué de toxicité.

Les lésions rénales rendent nécessaires certaines précautions d'hygiène alimentaire. C'est ainsi qu'on prohibera aux brightiques l'alcool et les boissons alcooliques, vin, bière, cidre, etc., les épices et condiments, le poivre, le vinaigre, la moutarde, le persil, le fenouil, etc., certains aliments comme l'oseille, à cause de sa richesse en acide oxalique ou comme les asperges, le cresson, le raifort, qui contiennent des substances irritantes pour les reins.

On évitera de même les médicaments qui s'éliminent principalement par la voie urinaire, qui, de ce fait, pourraient congestionner les reins et augmenter leurs lésions : ainsi l'acide salicylique et les salicylates. Vous savez bien que l'acide salicylique peut être doublement néfaste dans les néphrites : que, d'une part, il peut congestionner les reins au point d'amener des hématuries et, de ce fait, aggraver leurs lésions antécédentes ; que, d'autre part, retenu dans l'organisme par suite d'une élimination insuffisante, il peut, en sa qualité de substance toxique, précipiter l'éclosion d'accidents urémiques.

On s'efforcera aussi d'éviter aux brightiques la contagion des maladies infectieuses, dont l'influence sur les reins est particulièrement néfaste, telles que la scarlatine et la grippe.

Enfin, à l'encontre du rôle nocif possible du froid, on leur recommandera de se couvrir chaudement.

***

Au même titre que les lésions rénales, on s'accorde communément pour combattre, dans les néphrites chroniques, L'ALBUMINURIE. Cependant il s'en faut que nous soyons rigoureusement fixés sur la signification de ce symptôme (1). Si, dans la règle, il donne la mesure de l'altération des reins, très souvent, cependant, il n'y a aucun rapport entre eux, et vous n'ignorez pas que, parmi les néphrites les plus graves, certaines ne comportent que peu ou pas d'albuminurie.

Il est un médicament qui a été préconisé contre l'albuminurie successivement par Constantin Paul, puis par Dujardin-Beaumetz ; je veux parler du *lactate de strontium.* Mais ses effets thérapeutiques sont des plus infidèles. Je mets sous vos yeux la formule employée par Dujardin-Beaumetz :

Lactate de strontium................	25 grammes.
Eau distillée........................	150 —

Cette solution est titrée à 2gr,50 de lactate de strontium par cuillère à soupe. On en administre de deux à quatre cuillères par jour, correspondant à 5 et 10 grammes de médicament.

Si la thérapeutique médicamenteuse reste inefficace contre l'albuminurie, il n'en va pas de même de l'hygiène thérapeutique : par un régime approprié, on peut le plus souvent la réduire. Des divers régimes, celui qui, à l'habitude, donne les meilleurs résultats est le *régime lacté.*

En pratique, vous vous adresserez au régime lacté *absolu*, en prenant soin de doser fréquemment l'albumine urinaire, deux fois par semaine, par exemple. Si le régime lacté n'a pas d'action, ne le continuez pas ; si, au contraire, il amène une diminution de l'albumine, maintenez-le jusqu'à ce que l'effet ne s'en fasse plus sentir. A ce moment suspendez-le, et remplacez-le par le régime lacto-végétarien. Si la réduction de l'albuminurie se maintient, vous pourrez élargir encore le

(1) C'est-à-dire sur sa *valeur*. Voir deuxième leçon : *Loi de valeur*, p. 45.

régime et permettre successivement, sous le contrôle de l'albuminomètre, les œufs, les viandes blanches et les poissons légers. Il arrive fréquemment, toutefois, que l'abandon du régime lacté absolu soit suivi de la réapparition ou de la réaugmentation de l'albumine, et qu'alors se pose l'embarrassante question du parti à prendre entre un régime moins substantiel, mais favorable à la cessation de l'albuminurie, et un régime plus fortifiant, mais d'action inverse sur les urines.

***

La diurèse dans les néphrites chroniques peut être troublée dans les deux sens opposés : le plus souvent, c'est à la POLYURIE accompagnée de POLLAKIURIE nocturne que l'on a affaire ; ainsi en est-il dans la néphrite atrophique ; quelquefois, comme dans la néphrite diffuse chronique ou à la fin des néphrites atrophiques, c'est à l'OLIGURIE.

Malgré les plaintes des malades, que la polyurie et la pollakiurie nocturnes incommodent, vous vous garderez bien de combattre ces symptômes par la réduction des boissons. Vous pourrez, par divers artifices, en modifiant notamment le rythme des repas, chercher à modifier le rythme de la diurèse, mais vous vous abstiendrez soigneusement de toucher à la polyurie. L'urémie est le grand danger des néphrites chroniques avec polyurie, et celle-ci est la sauvegarde des malades. Je vous rappelais tout à l'heure que la thérapeutique conséquentielle ou symptomatique est non pas unique mais double, qu'il n'y a pas seulement des symptômes à combattre, mais aussi des symptômes à respecter ou même à favoriser ; nous rencontrons ici un exemple du second ordre (1).

Si la polyurie, dans les néphrites chroniques, réclame l'application de la thérapeutique que j'ai qualifiée de *prosymptomatique*, par contre l'oligurie réclame la thérapeutique opposée, l'*antisymptomatique*.

Le *régime lacté*, Messieurs, trouve encore ici son emploi :

(1) Voir deuxième leçon : *Loi de valeur*, p. 45.

non seulement le lait exerce sur l'albuminurie une action favorable, marque sans doute d'une action favorable exercée sur les lésions rénales, mais encore il a sur la diurèse une semblable action. Il la doit, pour la plus large part, à la lactose qu'il contient.

Entre les médicaments auxquels vous pouvez recourir, je vous mentionnerai, en outre de la *lactose*, les *nitrates de potasse et de soude* et surtout la *théobromine*. Tous les diurétiques ne sont pas à employer, notamment la *scille*, irritante et pour l'intestin et pour le rein.

La *lactose* se donne à la dose de 50 à 100 grammes par jour. Vous la prescrirez en paquets que vous ferez prendre en dissolution, soit dans de l'eau d'Évian et, par suite, sous forme d'*eau lactosée*, soit dans une tisane, soit encore dans le lait même pris comme nourriture. Vous formulerez par exemple :

Lactose........................... 100 grammes.

En 1 paquet, n° 4.
Prendre un de ces paquets par jour en dissolution dans une bouteille d'eau d'Évian.

Le *nitrate de potasse* et le *nitrate de soude* s'administrent à la dose quotidienne de 2 à 4 grammes dans un julep, ou en paquets à prendre espacés dans du lait, ou dans une tisane, au cours de la journée. Vous ordonnerez par exemple :

Nitrate de soude........................... 0gr,50

En 1 paquet, n° 12.
Prendre six de ces paquets par jour, un toutes les deux heures, en dissolution dans le lait.

S'il existe des signes ou des menaces d'intoxication urémique, vous préférerez au sel potassique, plus toxique, le sel sodique, qui l'est moins, ainsi que l'a montré le Pr Bouchard.

La *théobromine* est, et à beaucoup près, le plus puissant des diurétiques : le plus souvent, la dose active quotidienne est de 1gr,50 ; quelquefois cependant elle réussit à moindre dose, et assez souvent il faut l'administrer à doses plus élevées.

à celles de 2, 3 et 4 grammes. On la prescrit sous la forme de cachets de la façon suivante :

Théobromine.............................. 0gr,50

En 1 cachet, n° 12.
En prendre trois par jour, un le matin, un à midi et un le soir.

Si les diurétiques et la théobromine, notamment, sont capables de rendre des services, il n'en faut pas abuser cependant, afin d'éviter l'accoutumance, qui oblige à élever les doses et afin surtout d'éviter l'épuisement consécutif : souvent, après l'emploi des excitants de la diurèse, celle-ci devient plus languissante et plus paresseuse.

***

A côté de l'oligurie trouvent naturellement leur place les HYDROPISIES ; il y a là des symptômes connexes.

Vous connaissez le mécanisme de production des hydropisies : par le fait de la lésion dont les reins sont le siège, le chlorure de sodium cesse d'être excrété dans l'urine ; il est retenu dans l'organisme, retenant avec lui une certaine quantité d'eau, d'où l'oligurie qui accompagne l'hypochlorurie. Du sang où il tend à s'accumuler, le chlorure de sodium diffuse dans le tissu cellulaire ainsi que dans les cavités séreuses, y entraînant, conformément aux lois de l'osmose et de l'isotonie, l'eau à laquelle il n'a pas permis de franchir le filtre rénal, d'où les hydropisies.

Si la rétention chlorurée d'ailleurs est indispensable à la formation des hydropisies, elle ne les amène pas nécessairement, et, suivant l'expression consacrée, elle peut demeurer « sèche ».

Dans cette conception, la rétention chlorurée avec ses conséquences serait l'effet de l'imperméabilité rénale, et elle représenterait ainsi un phénomène d'ordre strictement passif (F. Widal). Mais l'esprit en est-il pleinement satisfait? Le fait que le chlorure de sodium, corps cependant des plus diffusible, ne franchit pas le rein alors que d'autres éléments de l'urine, moins diffusibles cependant, le traversent ; le fait que la rétention chlorurée s'observe surtout dans les néphrites à perméabilité rénale, établie par le bleu de méthylène, normale ou exagérée; le fait, enfin, d'une grande variabilité dans la rétention chlorurée chez le même sujet, alors que les lésions rénales ne paraissent pas s'être modifiées; tous ces faits posent la question de l'intervention possible dans les néphrites, à côté et en dehors du facteur lésion rénale, d'autres facteurs.

Quoi qu'il en soit, étant donné le rôle essentiel joué par le chlorure de sodium dans la production des hydropisies au cours des néphrites, on peut, tout au moins dans certains cas, par sa suppression, c'est-à-dire par la déchloruration, s'en rendre maîtres.

Deux régimes différents permettent de réaliser, dans le mal de Bright, pour combattre les hydropisies, une *déchloruration* suffisante : ce sont le *régime lacté* et le *régime déchloruré proprement dit* ; ces deux régimes d'ailleurs peuvent être associés en un *régime mixte.*

Le *lait* contient par litre de 1^{gr},30 à 1^{gr},80 de chlorure de sodium, si bien que les malades qui en ingèrent quotidiennement de 2 à 3 litres prennent au minimum 2^{gr},60 de ce sel et au maximum 5^{gr},40. Il y a loin de ces chiffres, comme vous voyez, aux 10 à 12 grammes de chlorure que l'on consomme en moyenne journellement. Le lait a le double avantage, dans l'espèce, d'être pauvre en chlorure de sodium et d'agir comme diurétique par sa lactose.

Le *régime déchloruré* est facile à instituer avec la nomenclature des aliments pauvres en sel, et c'est pourquoi je place celle-ci sous vos yeux :

ALIMENTS PAUVRES EN CHLORURES PERMETTANT L'ÉTABLISSEMENT DE RÉGIMES DÉCHLORURÉS.

Viandes : 1 gramme de sel par kilogramme.
La viande bouillie perd de son sel.
Œufs : 0^{gr},20 à 0^{gr},25 de sel par unité.
Légumes secs (sauf lentilles) : moins de 1 gramme de sel par kilogramme.
Riz, moins de 0^{gr},10 de sel par kilogramme.
Pommes de terre : moins de 1 gramme de sel par kilogramme.

Légumes verts : laitues, haricots verts, poireaux, pois, carottes. Écarter les épinards, les choux-fleurs, les végétaux du bord de la mer.
Farines (farine de froment : 0gr,10 de sel par kilogramme).
Fruits, confitures.
Fromages.
Pain déchloruré (qu'on pourra remplacer par des pommes de terre).
Sucre, thé, café, chocolat.
Beurre, crème.
Boissons : eau ordinaire, eau d'Évian, de Vittel, de Contrexéville.
Bière (pas de vin : tolérance légale, 2 grammes de sel par kilogramme).

Grâce au tableau ci-dessus, vous pourrez aisément composer à vos malades des menus variés où entreront viandes, légumes, fromages et fruits. Vous remplacerez le pain ordinaire par du pain sans sel ou par des pommes de terre. Vous autoriserez comme boisson la bière et l'eau, mais non le vin, à cause de la tolérance légale de 2 grammes de sel par litre.

D'ailleurs l'on doit à MM. Widal et Javal et à M. Achard une série de régimes types dont je vous donne ici quelques exemples.

EXEMPLES DE RÉGIMES DÉCHLORURÉS.

I.	Pain déchloruré	500 grammes.
	Viande crue	400 —
	Beurre	80 —
	Sucre	100 —
		(Widal et Javal.)
II.	Pommes de terres	1 000 grammes.
	Viande crue	400 —
	Beurre	40 —
	Sucre	100 —
		(Widal et Javal.)
III.	Pain déchloruré	200 grammes.
	Pommes de terre	300 —
	Riz	100 —
	Sucre	100 —
	Beurre	25 —
		(Achard.)
IV.	Pain déchloruré	200 grammes.
	Viande	200 —
	Légumes	250 —
	Beurre	50 —
	Sucre	40 —
		(Achard.)

Le régime déchloruré fournit, dans le traitement des hydropisies brightiques, des résultats supérieurs à ceux du régime lacté, ce qu'explique la possibilité de réaliser avec lui une déchloruration plus intense. Mais il faut bien savoir que beaucoup de malades ne s'y soumettent qu'avec répugnance ; les aliments leur paraissent insipides, leur appétit se perd, leur digestion devient languissante ; ils dépériraient si on prolongeait trop longtemps le régime.

Chose curieuse, le régime déchloruré, à qui on a attribué le mérite d'une action sur l'albuminurie des brightiques, serait capable d'occasionner lui-même l'albuminurie, et Viteman, qui a étudié les effets combinés de la déchloruration et de la bromuration chez les épileptiques, aurait relevé de l'albuminurie sur six des seize malades par lui traités.

Le *régime mixte*, mi-lacté et mi-déchloruré, peut être composé par l'association en proportions variables du lait et des aliments sans sel. En voici un exemple.

EXEMPLE DE RÉGIME MIXTE.

Lait	1000	grammes.
Pommes de terre	300	—
Œufs	N° 2	
Viande	300	—
Farine	200	—
Sucre	50	—
Beurre	40	—

(Toulouse et Laufer.)

Vous savez que la déchloruration a été pratiquée non seulement dans les hydropisies brightiques, mais encore dans d'autres hydropisies, notamment dans celles des cardiopathies, des cirrhoses et des phlébites. On peut se demander cependant si, dans ces maladies, les hydropisies ne rempliraient pas un rôle utile et si, dans le cas où l'on pourrait en empêcher la production, il y aurait avantage à le faire.

N'y a-t-il pas lieu de penser, en effet, que, chez les cardiaques asystoliques, les hydropisies ne soient capables, à la façon des émissions sanguines, par la diminution qu'elles amènent de la masse du sang, de faciliter le travail du cœur et ainsi de contribuer à la possibilité du rétablissement de l'équilibre circulatoire?

N'y a-t-il pas lieu de même d'admettre que, chez les cirrhotiques ascitiques, l'ascite, du fait de la déplétion portale qu'elle produit, puisse préserver les malades de gastrorragies graves ou mortelles par rupture de varices œsophagiennes ou stomacales? Et ne peut-on encore penser que, liquide non stagnant, mais circulant, c'est-à-dire repris par les lymphatiques, l'ascite correspond, dans une certaine mesure, ainsi que j'en ai émis l'idée avec M. Philibert (1), au rétablissement par une voie collatérale de la circulation portale interrompue?

Enfin, n'y a-t-il pas des raisons d'accepter que, dans la phlébite, l'œdème, comme l'ascite dans la cirrhose, correspond au rétablissement partiel par la voie lymphatique de la circulation veineuse entravée?

Il est bien certain qu'en principe mieux vaut ne pas être atteint d'hydropisie que d'en être affecté; mais là n'est pas la question : il ne s'agit pas d'envisager les hydropisies en elles-mêmes, indépendamment des causes auxquelles elles se rattachent. Il convient de les apprécier dans les circonstances où elles se produisent. Eh bien, il est infiniment vraisemblable que, dans les conditions que nous venons de passer successivement en revue, elles représentent un bienfait relatif ou, si vous préférez, un moindre mal.

Cette digression nous conduit à nous demander si, dans les néphrites, les œdèmes ne pourraient pas remplir un rôle utile également. On a vu quelquefois la résorption soudaine et massive des œdèmes brightiques être suivie d'accidents toxiques, et moi-même, dans ces conditions, j'ai eu l'occasion de noter l'apparition d'une véritable hépatite toxique, marquée par la tuméfaction douloureuse du foie accompagnée d'ictère.

De semblables phénomènes sont-ils la conséquence de la rentrée dans la circulation du chlorure de sodium seul à hautes doses? Ou bien sont-ils déterminés par des substances toxiques qui, entraînées par le chlorure de sodium dans le tissu cellulaire, seraient reprises en même temps que lui?

(1) GILBERT et PHILIBERT, Le liquide ascitique est-il stagnant ou circulant? *Bull. Soc. biol.*, 12 février 1910).

On conçoit l'importance de telles questions eu égard aux indications de la déchloruration. Si les œdèmes brightiques étaient susceptibles de recéler des substances toxiques à la faveur de la rétention chlorurée, s'ils étaient ainsi capables de jouer un rôle de désintoxication, quel que soit le mécanisme de l'hyperchlorurémie, en raison du rôle utile rempli par le chlorure de sodium, on pourrait être amené à discuter l'opportunité de sa suppression.

De fait, il n'apparaît guère que la pratique de la déchloruration, quelle que soit son efficacité vis-à-vis des œdèmes brightiques, soit suivie de conséquences toxiques. En faut-il conclure contre l'hypothèse du rôle antitoxique de ces œdèmes et par suite de la rétention chlorurée ?

Quelle que soit d'ailleurs la valeur des hydropisies (1) dans le mal de Bright, à côté des cas dans lesquels elles n'importent que par le poids dont elles accablent les membres malades et que par la gêne qui en découle, il y en a d'autres où, par elles-mêmes, elles offrent du danger et même un danger immédiat ; je fais allusion aux localisations des hydropisies brightiques sur l'appareil respiratoire et sur le système nerveux, à l'*œdème pulmonaire*, à l'*œdème glottique* et à l'*œdème cérébral*. En présence de telles éventualités ou mieux sous leur seule menace révélée par la rétention chlorurée, en conformité de ce que je vous ai exposé relativement à la gravité des symptômes (2), vous aurez d'urgence recours à la déchloruration.

(1) Voir deuxième leçon : *Loi de valeur*, p. 45.
(2) Voir deuxième leçon : *Loi de gravité* p. 47.

DIXIEME LEÇON

TRAITEMENT DES NÉPHRITES CHRONIQUES

(SUITE)

MESSIEURS,

Pour terminer l'étude du traitement symptomatique des néphrites chroniques, il me reste à vous entretenir de l'*urémie*, puis de l'*anémie* et de l'*hypertrophie cardiaque*.

L'URÉMIE, vous le savez, représente une dyscrasie humorale extrêmement fréquente dans les néphrites chroniques et que l'on peut considérer, en quelque sorte, comme l'aboutissant naturel de la fermeture progressive des reins. Elle peut être définie une intoxication de l'organisme déterminée par l'insuffisance rénale.

Que l'urémie se présente avec tous les caractères d'une manifestation d'ordre passif, cela est bien certain; qu'elle doive être combattue, nul doute à cet égard (1).

Le substratum chimique de l'urémie n'est pas simple, mais complexe, et nombreux sont les poisons qui, connus ou indéterminés, interviennent pour la réaliser. A leur tête se placent

(1) Voir deuxième leçon : *Loi de valeur*, p. 45.

des substances de composition azotée : la principale est l'urée ; viennent ensuite le carbonate d'ammoniaque, les matières extractives, créatine, créatinine, acide urique, etc. D'où les désignations synonymes d'urémie et d'azotémie.

Les poisons de l'organisme envisagés en général ont comme source principale l'organisme lui-même, c'est-à-dire les éléments cellulaires qui le composent. Du jeu de la vie de ces éléments dérivent ces poisons que je vous énumérais à l'instant, l'urée, l'acide urique, la créatinine et d'autres.

Mais de ces poisons, l'organisme en emprunte les éléments nécessaires aux aliments, si bien qu'à côté de la *source organique* des poisons, source endogène, se range une autre source, exogène celle-là, la *source alimentaire*. On conçoit ainsi qu'en agissant sur cette dernière source on puisse modifier la première.

Les aliments, d'ailleurs, ne contiennent pas seulement des substances susceptibles de se transformer dans l'organisme en d'autres substances qui sont toxiques ; ils renferment aussi des substances toxiques en soi, immédiatement toxiques, en dehors de tout métabolisme effectué par l'économie.

Une troisième source de poisons avec laquelle il faut compter, malgré le rôle d'arrêt joué vis-à-vis d'eux par l'épithélium intestinal, puis par le foie, est la *source microbienne*, représentée surtout par les germes intestinaux.

De même que les cellules de l'organisme empruntent aux aliments les éléments d'élaboration de leurs substances toxiques, ainsi en est-il des microbes intestinaux, si bien que, par une action effectuée sur la source alimentaire, on peut exercer un effet modificateur non pas seulement sur la source organique, mais encore sur la source microbienne.

Une quatrième et dernière source de poisons est la *source respiratoire*. Nous n'absorbons pas en effet par les poumons que les gaz respirables de l'air, mais nous pouvons également absorber des gaz et des vapeurs toxiques.

Au total, on compte aux poisons de l'économie quatre sources, dont deux exogènes, l'alimentaire et la respiratoire, deux endogènes, l'organique et la microbienne.

Dans l'urémie, Messieurs, il y a intérêt à agir sur toutes les sources de poisons. Sans doute la source organique est ici celle qui fournit les principaux matériaux toxiques, et l'empoisonnement urémique est par excellence un empoisonnement azoté; mais il est bien certain aussi que les intoxications ne se neutralisent pas, qu'elles s'additionnent et que, chez un sujet déjà intoxiqué, de nouveaux toxiques sont particulièrement redoutables. L'exemple des médicaments qui, même à doses peu élevées, sont capables, chez les urémiques, d'amener des accidents graves ou mortels, est là pour en témoigner. C'est la goutte d'eau qui fait déborder le vase.

Dans le traitement de l'urémie, vous viserez, Messieurs, d'une part à débarrasser l'organisme des poisons qui l'intoxiquent, d'autre part à tarir dans une certaine mesure les sources des poisons.

Envisageons, si vous le voulez bien, dès l'abord, ce second point de la question.

Pour tarir les sources des poisons urémiques, vous vous adresserez par excellence à la source alimentaire, puisque par son intermédiaire vous atteindrez deux autres sources, et notamment la source organique, la plus importante, et pour agir sur la source alimentaire, vous aurez recours à un régime approprié.

Tous les aliments, vous le savez, sont toxiques d'une façon immédiate ou médiate, mais ils ne sont pas également toxiques. Bien au contraire, il existe une véritable échelle de toxicité alimentaire, échelle qui a été établie en partie par l'étude expérimentale, en partie et surtout par l'observation clinique longuement poursuivie à travers les âges.

Au plus bas de cette échelle se trouve le lait.

Puis viennent les aliments d'origine végétale, les pâtes, les farines, le pain, les biscottes, les pâtisseries; les légumes, à l'exclusion des champignons ; les fruits.

Au troisième échelon, se rangent les viandes blanches, le veau, l'agneau, le chevreau, le lapin, le dinde, le porc frais; les poissons maigres, à la condition qu'ils soient très frais, la sole, le merlan, le rouget, le turbot, la barbue, la truite, le brochet, la perche, etc. ; les œufs frais ; les fromages blancs et cuits.

Le quatrième échelon est réservé aux viandes rouges.

Enfin, au plus haut de l'échelle, se tiennent les viandes noires, c'est-à-dire le gibier, les viandes faisandées; le canard ; la charcuterie; les conserves, les pâtés; le foie gras ; les fromages fermentés, brie, camembert, etc.

Bien entendu, il s'en faut que la place qui est accordée dans cette nomenclature à chaque aliment soit établie sur des données rigoureusement scientifiques. Il serait plus aisé certes de la critiquer que de la défendre. A n'envisager que les viandes blanches et les viandes rouges, vous n'ignorez pas sans doute à quelles controverves a donné lieu la question de leur hiérarchie toxique. Malgré von Noorden et ses élèves, je m'en tiens à la donnée traditionnelle de la moindre toxicité des viandes blanches, donnée appuyée d'ailleurs sur de savants travaux, dont certains sont récents, comme celui de Gebrovsky et Ziverti.

Par la voie digestive sont introduits dans l'organisme non seulement les aliments, mais encore, à l'occasion, des médicaments. Or, ceux-ci, à part les insolubles, qui sont inabsorbables, sont tous toxiques. J'ajoute que la toxicité médicamenteuse peut s'élever très au-dessus de la toxicité des aliments.

Grâce à ces notions élémentaires, vous tracerez aisément à vos malades le régime qui leur convient.

Si vous avez affaire à une intoxication minime ou douteuse, ainsi que cela se voit dans la néphrite interstitielle au début, longtemps avant l'apparition des accidents graves, il pourra vous suffire de supprimer les aliments les plus toxiques, ceux des quatrième et cinquième catégories, comprenant principalement les viandes rouges et les viandes noires.

Si l'urémie est plus dessinée, mais légère encore, vous supprimerez les aliments de la troisième catégorie, où sont rangées les viandes blanches, et vous enfermerez votre malade dans le régime lacto-végétarien.

Si l'urémie est nette et marquée, vous n'autoriserez que le seul régime lacté. Enfin, dans les cas les plus graves d'urémie, vous ne permettrez aucun aliment, même pas le lait, et vous ordonnerez la diète hydrique dans toute sa rigueur.

La diète hydrique, Messieurs, repésente le régime d'élection pour lutter contre les manifestations les plus sévères de l'urémie, quelle que soit sa modalité clinique, qu'elle soit digestive, respiratoire ou nerveuse. Vous avez pu voir dans le service combien elle est efficace. Sa vertu s'explique par l'action puissante qu'elle exerce non pas seulement sur la source alimentaire des poisons, mais encore sur les sources organique et bactérienne, en réduisant au maximum les échanges cellulaires et en supprimant le milieu de culture des germes intestinaux. Ajoutez encore qu'elle est favorable à la diurèse. Mais elle ne peut être, bien entendu, longtemps prolongée : c'est le régime d'un jour, tout au plus de quelques jours ; bientôt on devra songer à un régime plus substantiel, tout au moins à la diète lactée.

Celle-ci, sans se montrer aussi active que la diète hydrique, possède néanmoins, dans l'urémie, une efficacité remarquable. Elle la doit pour une part à son action diurétique, attribuable à l'eau et à la lactose, pour une autre part à son action sur la source organique et sur la source bactérienne des poisons.

En ce qui concerne cette dernière, l'effet du lait y est établi par les recherches déjà anciennes que j'ai poursuivies avec M. Dominici (1). De ces recherches, qui d'ailleurs ne portèrent pas sur l'ensemble des microbes intestinaux, mais seulement sur les aérobies, il découle que le régime lacté strict fait disparaître les 70/71e des germes intestinaux, c'est-à-dire que, là où existaient 71 microbes, il n'en subsiste plus qu'un seul.

Il y a souvent avantage, lorsqu'on soumet un urémique à la diète lactée, à lui prescrire, tout au moins pendant quelque temps, une ration alimentaire insuffisante. A la vérité, cette sous-alimentation est le plus souvent forcée, du fait de l'état de l'appétit du malade. Grâce à elle, la diète lactée participe, tout au moins dans une certaine mesure, des qualités de la diète hydrique, c'est-à-dire qu'elle exerce une forte action sur la source organique des poisons, en restreignant les

(1) Gilbert et Dominici, Action du régime lacté sur le microbisme du tube digestif (*Bull. de la Soc. de biologie*, 14 avril 1894).

échanges. De plus, continuée pendant quelque temps, elle amène un amaigrissement salutaire. L'on ne peut guère espérer dans la néphrite chronique atrophique que la substance corticale des reins reprenne son volume normal et son poids; du moins peut-on obtenir, par la sous-alimentation, une réduction du poids des malades, de ce fait une élaboration moins intensive de substances toxiques et, par suite, le rétablissement de l'équilibre. Il ne s'agit aucunement ici de vues théoriques : il m'est arrivé maintes fois, dans ma pratique, et je ne doute pas que vous fassiez un jour la même observation, il m'est arrivé, dis-je, de voir des urémiques, après perte d'une partie de leur poids, retrouver, au moins pour un temps, la santé perdue, comme si le poids de leurs reins, n'étant plus adapté au poids de leur corps, mais le poids de leurs corps s'étant adapté au poids de leurs reins, ceux-ci avaient cessé, avec l'aide d'un régime bien entendu, d'être insuffisants.

Le régime lacté a l'avantage de pouvoir être continué assez longtemps, voire indéfiniment. Il y a des urémiques à ce point atteints que le lait doit constituer pour eux l'aliment exclusif jusqu'à la fin de leur carrière, car, dès qu'on veut élargir leur régime, les accidents toxiques reparaissent.

Mais, Messieurs, nombreux sont les urémiques qui, après une diète lactée absolue plus ou moins prolongée, peuvent être mis à un régime plus large et plus satisfaisant, le régime lacto-végétarien, et peuvent s'y tenir indéfiniment, ou tout au moins n'avoir à revenir au régime lacté que de temps en temps, cinq jours consécutifs, par exemple, sur quinze, ou même seulement un jour par semaine.

A certains urémiques vous pourrez permettre les trois premières catégories d'aliments, c'est-à-dire, en outre du lait et des aliments d'origine végétale, des viandes blanches, des poissons maigres, des œufs, ainsi que des fromages frais et cuits. Il y a même des urémiques qui peuvent user des viandes rouges. Mais les aliments de la cinquième catégorie doivent toujours être proscrits.

A l'égard des médicaments, comportez-vous comme au sujet des aliments : administrez-en d'anodins, à l'occasion, aux petits urémiques ; mais, si vous avez affaire à de grands urémiques, sachez-les proscrire tous. L'art de guérir oscille perpétuellement autour de deux pôles : celui de la médicamentation, de l'intoxication thérapeutique, et celui de l'abstention thérapeutique, de la désintoxication.

La diète alimentaire résume en soi, en quelque sorte, tout le pouvoir dont nous disposons pour atteindre chez les urémiques les poisons dans leurs sources.

Grâce à elle, nous pouvons tarir dans une certaine mesure la source organique et, en dehors d'elle, je n'aperçois pour agir sur cette source que la prescription du repos physique et intellectuel : le travail et la fatigue, vous ne sauriez l'ignorer, augmentent les échanges, le repos les diminue.

Sur la source microbienne, la diète possède une action puissante ; nous pouvons la compléter par des lavages intestinaux et surtout par des purgations. Avec M. Dominici (1), j'ai montré que, par la purgation, on réalise une remarquable asepsie intestinale. Celle-ci est peu durable, à la vérité ; mais, par le régime lacté on la peut continuer. Je ne saurais vous engager à recourir aux antiseptiques intestinaux, naphtol, benzonaphtol ou salol, à cause de leur toxicité, si faible qu'elle soit.

Reste la source respiratoire des poisons, laquelle n'entre guère, à l'habitude, dans les préoccupations du médecin qui traite un urémique. Cependant n'a-t-il pas intérêt à ce que son malade n'accumule pas dans son sang, à côté des autres poisons, le gaz toxique qu'est, contrairement à l'idée reçue, l'acide carbonique ? N'a-t-il pas intérêt à ce que son malade échappe à l'action des produits organiques volatils des acides gras, poisons absorbables par les poumons et par la peau, dont Brown-Sequard et d'Arsonval ont établi la présence dans l'atmosphère confinée, souillée par la présence de l'homme ? A coup sûr, dans les cas légers, la question des gaz et des vapeurs toxiques est dénuée d'importance · mais dans les cas graves il ne faut rien négliger, et vous ne manquerez pas de faire coucher votre malade seul, dans une vaste chambre bien ventilée.

(1) Gilbert et Dominici, L'antisepsie intestinale par la purgation (*Bull. de la Soc. de biologie*, 21 décembre 1895).

***

J'arrive, Messieurs, à l'étude des moyens à employer pour débarrasser l'organisme des poisons.

A cet effet, vous pouvez vous adresser aux reins ainsi qu'à d'autres émonctoires, et recourir à la saignée.

En ce qui concerne les reins, je vous rappelle que certains régimes, la diète hydrique et la diète lactée, favorisent leur rôle de désintoxication en entretenant la diurèse. Lorsque vous aurez affaire à des malades oliguriques en même temps qu'urémiques, vous pourrez associer à un régime approprié la prescription des médicaments diurétiques dont je vous ai entretenus dans notre précédente leçon. Mais souvenez-vous bien et de l'épuisement rénal qui souvent suit le recours à la médication diurétique et plus encore de l'action irritante exercée sur les reins par certains diurétiques.

Quelquefois, vous pourrez prescrire à vos malades des cures de diurèse, c'est-à-dire des cures de désintoxication. Les stations appropriées sont celles dont l'eau, comme c'est le cas à Évian, est particulièrement pauvre en principes minéraux. Bien entendu, de telles cures ne peuvent être faites que par des malades atteints au plus faible degré, plutôt menacés que touchés, ou bien préalablement traités et améliorés. Encore faudra-t-il que leur condition particulière soit signalée au médecin de la station.

En dehors des saisons, ou bien aux malades qui ne peuvent voyager, je prescris volontiers de petites cures à domicile d'eau d'Évian fréquemment renouvelées, par exemple des cures d'une semaine de durée réitérées tous les mois, consistant dans la prise le matin à jeun et couché, à une demi-heure d'intervalle, de 250 grammes d'eau chaque fois.

Les émonctoires auxquels vous pouvez vous adresser comme vicaires des reins sont le tube digestif et la peau.

Rarement, quand on s'adresse au tube digestif, on a recours au vomitif ; le plus souvent, c'est un purgatif qu'on ordonne. Il convient, pour que l'effet en soit satisfaisant, qu'il soit de l'ordre des drastiques : que l'action en soit énergique et que les évacuations obtenues soient abondantes et liquides. Il est traditionnel de prescrire l'eau-de-vie allemande associée au sirop de nerprun, selon la formule d'Andral :

Eau-de-vie allemande............	ãã 15 grammes.
Sirop de nerprun................	

que l'on prendra de préférence le matin à jeun.

En employant le tube digestif comme succédané des reins, vous ne ferez, Messieurs, que suivre les voies de la nature. Vous savez en effet qu'on reconnaît à l'urémie une *forme digestive* et qu'à celle-ci on décrit deux variétés, l'une *gastrique* et l'autre *intestinale*, selon que l'on a affaire à des vomissements ou à de la diarrhée. Vomissements et diarrhée traduisent l'effort que fait l'organisme dont les reins sont fermés pour se désintoxiquer par d'autres voies.

La signification en est souvent fort mal comprise, et il en est ainsi surtout quand ces troubles, et la diarrhée particulièrement, se montrent comme premiers et seuls signes d'une intoxication urémique à marche très lente. Croyant à une entérite banale, on s'adresse à l'opium, ou au bismuth ; on enferme le loup dans la bergerie, je veux dire le poison dans l'organisme, et l'on précipite la marche des accidents. On se préserverait de semblables erreurs si, d'une part, l'on s'habituait davantage à cette notion, fondamentale en thérapeutique, que dans les maladies, *à côté des symptômes qu'il faut combattre, il en est qu'il faut respecter* (1) et si, d'autre part, l'on était pénétré de cette autre notion, importante en clinique, que l'*urémie domine la pathologie de la vieillesse.* A la vérité, les vomissements et la diarrhée des urémiques représentent des symptômes qu'il faut respecter, voire favoriser, des symptômes qui, en d'autres termes, tombent sous le coup de la *thérapeutique prosymptomatique*.

L'organisme, dans l'urémie, fait appel quelquefois à la voie cutanée, et l'on observe alors des sueurs abondantes. Mais la

(1) Voir deuxième leçon : *Loi de valeur*, p. 45.

chose est rare : d'ordinaire, au contraire, la peau des urémiques se fait remarquer par sa sécheresse, et il est très malaisé de la faire transpirer. On peut, dans ce but, combiner divers moyens : frictionner le malade, le couvrir de couvertures, l'entourer de boules chaudes et dans ces conditions lui faire ingérer des tisanes diaphorétiques bouillantes, de la bourrache, par exemple. Le plus souvent, les résultats sont des plus médiocres pour ne pas dire nuls. Je ne saurais cependant vous engager à faire plus et notamment à recourir aux sudorifiques énergiques tels que la pilocarpine. A coup sûr, vous obtiendriez des résultats palpables, une hypersécrétion sudorale doublée d'une hypersécrétion salivaire, mais votre bilan, au total, se chiffrerait par une désintoxication minime et par une intoxication pilocarpinique notable. Vous auriez fait un mauvais marché.

Reste, Messieurs, l'*ultima ratio*, la saignée. Vous ne manquerez pas d'y recourir dès que vous reconnaîtrez que la vie d'un de vos malades est menacée. Vous retirerez de 300 à 500 grammes de sang, et vous récidiverez au bout de quelques jours, s'il y a lieu. Entre les ventouses scarifiées et la saignée à la veine, vous n'hésiterez pas, vous donnerez la préférence à cette dernière. L'effet en est plus rapide et plus sûr. Souvent, dans la pratique, les applications de ventouses sont préférées aux saignées. Cette prédilection cache mal d'ordinaire la crainte de l'emploi de la lancette. Je vous en adjure, ne quittez pas l'École sans avoir appris à saigner. Rien n'est plus facile ; mais, si vous ne faites pas votre première saignée à l'hôpital, vous n'en ferez jamais, car jamais vous n'oserez risquer votre réputation dans l'exercice de votre profession sous l'œil de vos malades. Et alors qu'arrivera-t-il ? C'est que, pendant vos quarante années d'exercice, pas une fois vous ne saignerez, et qu'ainsi vous manquerez chaque année l'occasion de sauver plusieurs vies humaines.

Remarquez, Messieurs, que, dans l'urémie, la saignée a été appliquée de tout temps. J'ai connu une époque où ses actions étaient bien basses, en réaction contre les abus d'autrefois ; encore saignait-on dans l'urémie. D'ailleurs, l'organisme lui-même, qui est médecin, selon le mot hippocratique, saigne dans l'urémie ; je veux dire que, chez les urémiques, les hémorragies sont fréquentes : épistaxis, hématuries, melæna, métrorragies, toutes les variétés d'hémorragies peuvent s'y rencontrer.

Il s'agit ici encore d'un symptôme salutaire (1), et, par suite, vous vous garderez bien de le combattre.

Cependant, les hémorragies, en ce qui concerne leur abondance, ne sont pas toujours adéquates aux nécessités. Il arrive notamment quelquefois qu'elles soient plus copieuses qu'il ne serait désirable, dans quel cas il ne faut pas négliger d'intervenir pour les combattre. Il faudrait intervenir encore si l'hémorragie, se faisant non au dehors, mais au dedans, devenait une menace pour l'existence. La thérapeutique prosymptomatique, ainsi que je vous l'ai exposé, comporte dans son application des exceptions possibles, procédant soit de l'exagération de symptômes utiles en eux-mêmes, soit de leur aberration (2). Les hémorragies de l'urémie me fournissent l'occasion d'exemples de l'une et de l'autre catégorie : qu'un brightique urémique soit pris d'épistaxis, il n'est pas douteux que vous la respecterez, mais que cette épistaxis, après avoir donné lieu à une perte de sang notable, devienne excessive, il est bien certain que vous interviendrez pour l'arrêter. Vous interviendriez dans le même sens si, au lieu de prendre la forme de l'épistaxis, l'hémorragie prenait celle d'une hémorragie interne, de l'hémorragie cérébrale, par exemple.

L'hémorragie, Messieurs, représente un processus défensif très général, vous le rencontrez dans les maladies infectieuses, fièvre typhoïde, variole, scarlatine, etc. ; vous l'observez de même dans les intoxications, urémie, intoxication phosphorée, etc., dans les cardiopathies asystoliques, etc. Son rôle paraît multiple, comme celui de la saignée elle-même :

(1) Voir deuxième leçon : *Loi de valeur*, p. 45.
(2) Voir deuxième leçon : *Loi de valeur*, p. 45.
Les vomissements et la diarrhée urémiques, en raison de leur caractère excessif, réclament aussi quelquefois le secours de la thérapeutique antisymptomatique.

ici il est antiseptique, là désintoxiquant, ailleurs mécanique. Avec toute notre intelligence, nous ne saurions mieux faire que la nature avec son instinct obscur. Et remarquez, Messieurs, que l'hémorragie, comme la saignée, n'intervient pas à un moment quelconque des maladies : c'est un moyen de défense dont elle n'abuse pas et pour cause, mais qu'elle tient en réserve pour les occasions graves. C'est quand la vie est menacée, la circonstance solennelle et critique, que, dans les maladies, l'hémorragie apparaît. Pour l'organisme, comme pour le médecin, c'est l'*ultima ratio*. Avant l'hémorragie, divers processus défensifs peuvent se succéder ; après l'hémorragie, il n'y a plus de place pour aucun.

Comme vous le voyez, Messieurs, les moyens d'hygiène thérapeutique et thérapeutiques proprement dits dont vous disposez dans l'urémie sont multiples, variés, puissants et effectifs, et si le dernier mot dans cette intoxication, lorsqu'elle découle d'une néphrite chronique, doit inéluctablement demeurer à la maladie, du moins aurez-vous maintes fois la satisfaction d'en retarder le triomphe. Il n'y a peut-être pas d'état pathologique dans lequel, plus que dans l'urémie, les qualités tactiques du bon médecin peuvent se déployer à l'aise, et il n'y a peut-être pas, par suite, d'état pathologique qui permette mieux qu'elle de juger de la véritable valeur d'un praticien. C'est que, si l'urémie représente un état passif, c'est-à-dire un état subi par l'organisme du fait des lésions suscitées par l'agent morbifique et que si cet état tombe dans l'ensemble sous le coup de la thérapeutique antisymptomatique, cependant il comporte une série de manifestations réactionnelles et défensives utiles à la guérison, et qui, par suite, sauf exceptions bien réglées, ressortissent à la thérapeutique prosymptomatique.

Il me reste, Messieurs, pour terminer l'étude du traitement du mal de Bright, à envisager l'anémie et l'hypertrophie du cœur.

***

L'ANÉMIE, dans les néphrites chroniques, est extrêmement commune, pour peu que la maladie soit avancée, et vous vous souvenez que les deux premiers brightiques dont je vous ai relaté l'histoire en étaient tous deux atteints. Parfois elle s'accuse au point de prendre les traits de l'anémie pernicieuse, et s'il existe une anémie extrême symptomatique du cancer de l'estomac, ainsi existe-t-il également une *anémie extrême symptomatique du mal de Bright.* Elle découle sans doute de facteurs multiples : albuminurie, hémorragies, régimes de sous-alimentation, etc. ; mais la cause principale en paraît être l'intoxication urémique.

L'action dont nous disposons pour la combattre est très limitée, pour ne pas dire nulle. Nous devrions pouvoir recourir à une alimentation substantielle, au fer, à l'arsenic. Mais nous savons, d'autre part, qu'alimentation substantielle et médicaments ont un effet fâcheux sur les lésions rénales, sur l'albuminurie, sur l'urémie, c'est-à-dire sur les causes de l'anémie. Il y a là un cercle vicieux duquel il est impossible de sortir.

Nous ne pouvons rien thérapeutiquement sur l'anémie brightique ; nous ne pouvons rien de même sur l'HYPERTROPHIE DU CŒUR GAUCHE. Mais il n'est pas douteux qu'à supposer que nous ayons quelque action sur cette lésion, nous devrions l'exercer non pas pour la combattre, mais pour la favoriser. Autant, en effet, l'anémie se présente avec les caractères d'une lésion passive et funeste, autant l'hypertrophie du cœur apparaît avec ceux d'une lésion réactionnelle et utile (1). Grâce à elle, l'obstacle que la sclérose dispose sur le parcours du sang dans les reins est surmonté. Grâce à elle, la diurèse est maintenue. L'hypertrophie du cœur gauche est la sauvegarde du brightique, et il serait malaisé de citer un plus bel exemple de symptôme ou de lésion réclamant l'application de la thérapeutique prosymptomatique.

(1) Voir deuxième leçon : *Loi de valeur*, p. 45.

La chose est si vraie qu'après l'urémie il n'est pas de danger plus grand pour le brightique que celui qui découle d'une diminution dans l'énergie exagérée du cœur. Cette éventualité vient-elle à se réaliser qu'aussitôt la diurèse tombe, à l'utile polyurie fait place la néfaste oligurie, les œdèmes se montrent, l'urémie augmente. Bref, le malade, qui n'était qu'un *rénal*, est devenu un *cardio-rénal* avec, sur la tête, une double épée de Damoclès suspendue, l'urémie et l'asystolie.

***

J'en ai fini, Messieurs, avec le traitement des néphrites chroniques. Comme vous le voyez, ce sujet permet de faire l'application des principes généraux de thérapeutique que je vous ai enseignés.

La thérapeutique pathogénique ne joue ici qu'un rôle effacé, laissant à la thérapeutique symptomatique la place la plus large.

Celle-ci, ainsi que vous avez pu vous en convaincre, n'est aucunement toujours orientée dans le même sens, et si certaines lésions, comme les rénales, certains symptômes, comme l'urémie, l'anémie, l'oligurie, l'albuminurie et les œdèmes aussi, sans doute, demandent l'intervention de la thérapeutique antisymptomatique, il est d'autres lésions, comme celles du cœur, et d'autres symptômes, comme la polyurie, les vomissements, la diarrhée, les hémorragies, qui, inversement, réclament celle de la thérapeutique prosymptomatique.

Cependant, ainsi que je vous l'ai montré à propos des hémorragies urémiques, il peut arriver que certains symptômes favorables en soi et tombant, par suite, en principe, sous le coup de la thérapeutique prosymptomatique par le fait de leur exagération ou de leur déviation, deviennent graves, et qu'ainsi, en fait, ils soient justiciables de l'autre thérapeutique.

C'est cette complexité de la thérapeutique symptomatique qui la rend d'une application si difficile et qui fait que, moins efficace que la thérapeutique pathogénique, elle représente cependant le critérium du bon médecin.

ONZIÈME LEÇON

MALADIE DE RAYNAUD AVEC SCLÉRODERMIE

ÉTUDE CLINIQUE

MESSIEURS,

Nous possédons actuellement dans le service une série de cas de gangrène des extrémités et en particulier 2 cas de gangrène symétrique ; aussi la circonstance me paraît-elle tout particulièrement propice à l'étude de cette question.

De ces deux derniers cas, l'un ressortit à la *maladie de Raynaud pure*, l'autre à la *maladie de Raynaud en association avec la sclérodermie.*

Je vous entretiendrai tout d'abord de ce second fait, parce que, quoique la maladie de Raynaud y soit combinée à la sclérodermie, elle se présente, envisagée en soi, avec des caractères beaucoup plus classiques que dans l'autre exemple. Nous analyserons ce fait par le menu ; nous en discuterons le diagnostic et en agiterons la pathogénie ; après quoi l'étude de l'autre fait sera plus aisée et plus instructive. Je me propose d'ailleurs, la maladie de Raynaud typique connue de vous, d'élargir la question et d'envisager dans son ensemble l'histoire des gangrènes symétriques des extrémités.

***

Le malade qui est atteint de maladie de Raynaud avec sclérodermie est un homme de trente-deux ans, exerçant le métier de piqueur de grès. Il est couché au nº 14 de la salle Saint-Christophe (fig. 30).

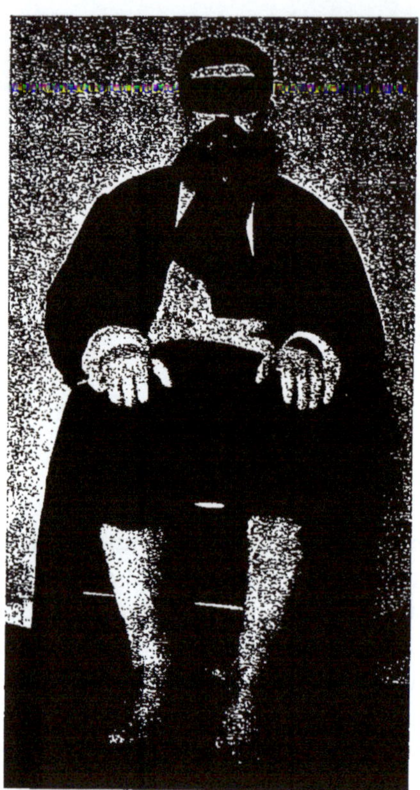

Fig. 30. — Maladie de Raynaud avec sclérodermie.

Sa maladie a débuté en février 1906 ; il y a donc juste cinq ans. Elle a commencé aux membres supérieurs, par les doigts qui ont été tout d'abord atteints de *syncope locale.* A certains moments ils devenaient pâles, exsangues, d'aspect cadavérique. Glacés comme du marbre, ils étaient insensibles et privés de mouvement. Au bout d'un temps variable, l'accès se dissipait ; le sang affluait dans les doigts, qui se surcoloraient passagèrement, puis reprenaient leur teinte normale. Généralement, dans la syncope locale, c'est seulement à la fin de l'accès et à la phase réactionnelle que les malades éprouvent des phénomènes douloureux analogues, suivant la comparaison de Maurice Reynaud, à ceux de l'onglée, mais, chez notre sujet, dès son début, la crise syncopale se traduisait, d'après son dire, par des douleurs : c'était un engourdissement accompagné de brûlures, d'élancements et de picotements rappelant ceux de l'ortie.

Quelquefois, les crises syncopales se produisaient sans cause appréciable ; quelquefois aussi elles étaient amenées par une action psychique, une émotion morale, par exemple ; mais, dans la majorité des cas, elles découlaient de l'action du froid, et c'était lorsque le malade était à son travail, au dehors, qu'il était pris surtout. Il se frictionnait alors énergiquement, plon-

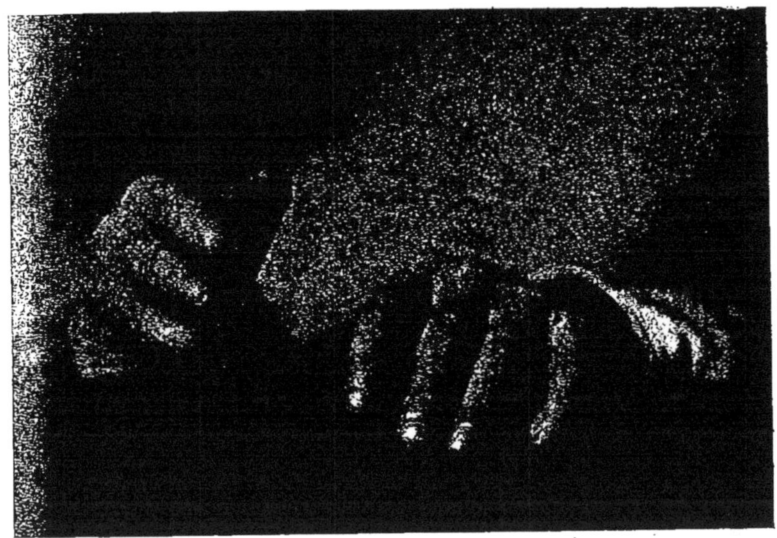

Fig. 31. — Mains.

Main droite en raclette.

geait ses mains dans l'eau chaude et, au bout de quelque temps, il pouvait reprendre son travail.

Retenez, Messieurs, cette action exercée par le froid chez notre malade. Elle est conforme à ce qu'on observe, à l'habitude, dans la maladie de Raynaud. J'aurai l'occasion d'y revenir et de vous exposer l'importance primordiale qu'on lui a attribuée.

Les crises de *syncope digitale* allèrent en progressant, du moins en ce qui concerne leur extension : au début, elles étaient limitées à un seul doigt, au médius ; successivement, et l'un après l'autre, les autres doigts des deux mains se prirent, et bientôt les dix doigts étaient envahis.

Au bout d'un mois, la scène changea : aux accès de syncope locale succédèrent des accès d'*asphyxie locale.* Les circonstances qui précédemment amenaient la mort apparente des doigts désormais déterminèrent un autre tableau : les doigts

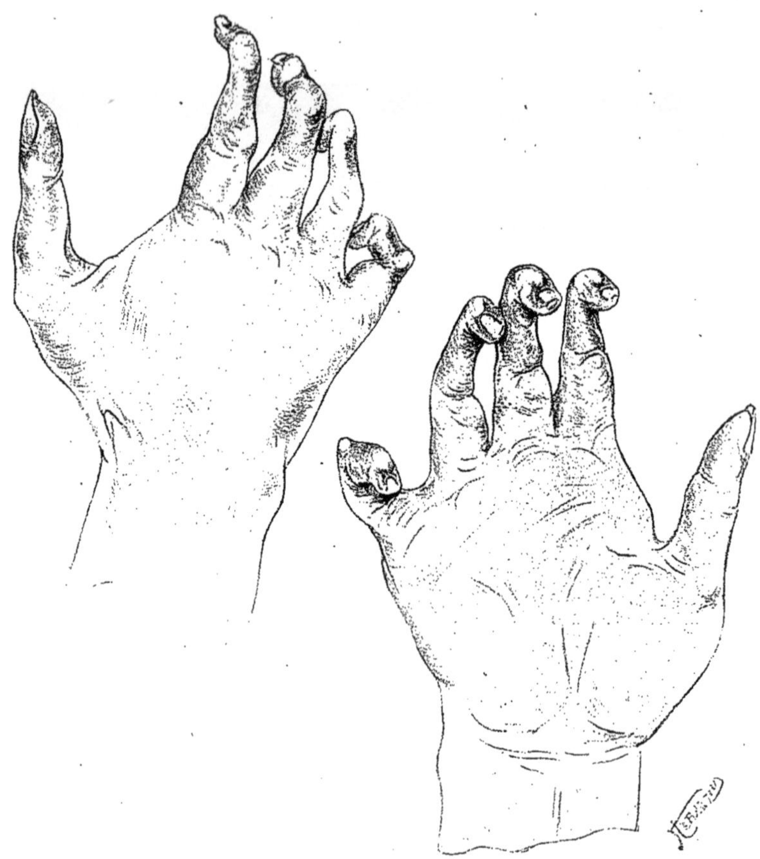

Fig. 32. — Main droite.

Main en raclette avec petit doigt crochu.

devinrent violacés à la façon de ceux des agonisants qui asphyxient. A ce moment, ils étaient frappés d'une impotence absolue, comme s'ils étaient paralysés, et les douleurs ne manquaient pas de se produire plus violentes encore qu'à la première période de la maladie.

La phase de crises syncopales avait duré un mois ; celle des crises asphyxiques dura près de trois mois.

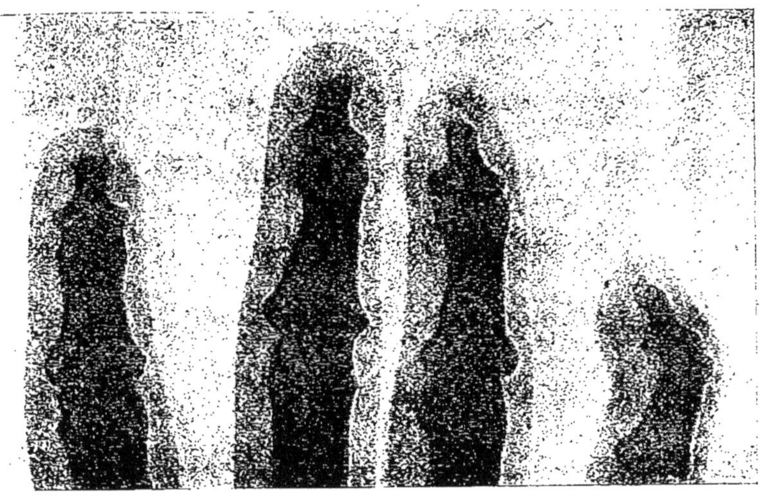

Fig. 33. — Main gauche.

Radiographie montrant l'atrophie des épiphyses libres des phalangettes (comparer avec la figure 34).

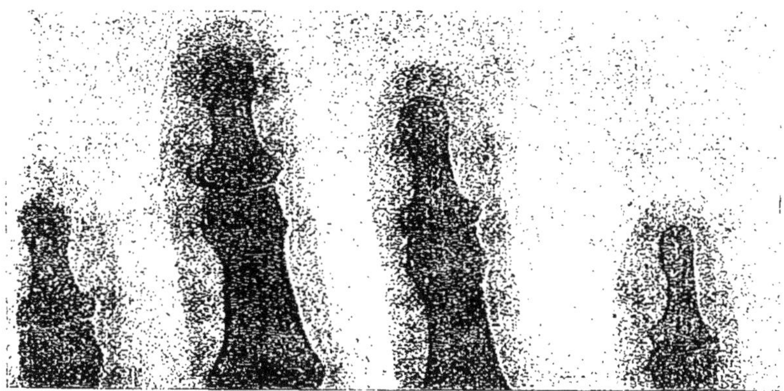

Fig. 34. — Radiographie de l'extrémité d'une main normale.

En mai 1906, quatre mois après le début de la maladie, la *gangrène* fit son apparition : accompagnées de vives douleurs, de petites taches noires se montrèrent tout au bout des doigts, qui s'élargirent progressivement. A leur niveau, la peau s'exfoliait, une ulcération se produisait qui suppurait longuement. En même temps une partie des ongles tombait. Peut-être de petites tournioles se développèrent-elles aussi, à ce moment? En tout cas, le Pr Brissaud, dans le service de qui le malade fit alors un séjour, songea à la possibilité d'une maladie de Morvan.

Un seul doigt tout d'abord fut frappé de gangrène ; mais les autres doigts ne tardèrent pas à se prendre à leur tour.

Ces phénomènes se poursuivirent pendant tout l'été de 1906. Par contre, les crises d'asphyxie disparurent ; elles firent leur réapparition en octobre et persistèrent durant de longs mois. Actuellement, elles ont complètement cédé. Le malade a d'ordinaire les mains d'une pâleur violâtre, manquant de chaleur ; mais l'ayant soumis à l'épreuve du froid en le faisant descendre dans l'un des jardins de l'Hôtel-Dieu, aucune crise asphyxique — malgré que la saison soit encore rigoureuse — ne s'est manifestée.

Au commencement de 1907, sur ces doigts successivement frappés par la syncope, par l'asphyxie et par la gangrène, un nouveau processus s'est abattu, je veux parler de la *sclérodermie.* Mais, si celle-ci a débuté par les doigts (sclérodactylie, acrosclérodermie), elle ne s'y est pas cantonnée. Elle a envahi la main, le poignet, l'avant-bras et ne s'est arrêtée qu'au coude.

Actuellement elle est bilatérale, symétrique, quoique moins acccentuée à gauche qu'à droite. Elle va se dégradant d'intensité depuis les doigts jusqu'au coude, au-dessus desquels elle fait défaut. Au niveau des doigts, la peau est luisante, parcheminée, collée sur les parties profondes dont on ne peut la détacher. A l'avant-bras, elle a perdu de sa souplesse, mais elle ne fait pas encore complètement corps avec les muscles et le squelette sous-jacents.

Sous l'action du double état pathologique, maladie de Raynaud et sclérodermie, des déformations importantes et intéressantes des doigts se sont réalisées.

*
* *

Tout d'abord, Messieurs, les doigts sont effilés, fuselés, plus fins à leur extrémité libre qu'à leur base, coniques en un mot, déformation particulière qui déjà avait été notée par Maurice Raynaud (fig. 32) (1).

De plus, ils sont plus courts que normalement, et leur réduction tient par excellence à la brièveté de la troisième phalange :

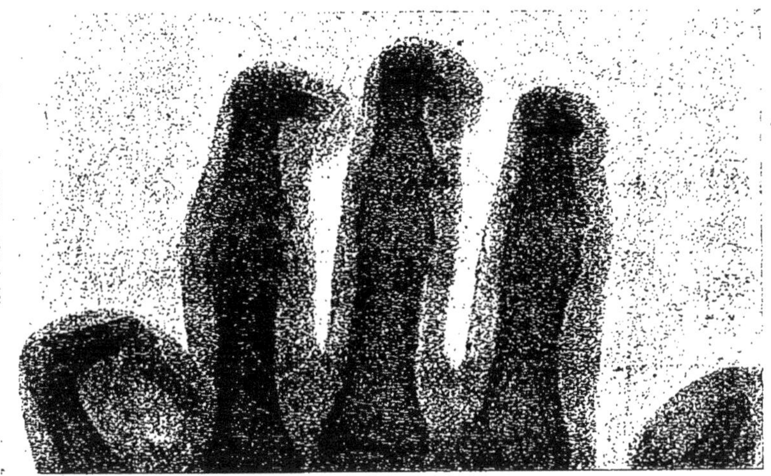

Fig. 35. — Main droite vue de dos.

Radiographie montrant le squelette de la main en raclette avec petit doigt crochu.

celle-ci, tronquée, est pourvue d'ongles brefs et recourbés en griffe.

Enfin, existent des attitudes vicieuses des doigts, accompagnées d'ankylose. Celles-ci, comme d'ailleurs les autres déformations, sont sensiblement plus accusées à droite qu'à gauche, et elles vont *crescendo* du pouce au petit doigt.

A la main droite, le pouce est indemne de toute attitude vicieuse et de toute ankylose.

(1) Les dessins de cette clinique ainsi que ceux de la treizième ont été exécutés par l'un des élèves de mon service, M. Cabantous, que je remercie ici bien sincèrement.

Les trois doigts du milieu, l'index, le médius et l'annulaire, présentent des attitudes et des ankyloses communes : leur phalangette est disposée à angle droit sur leur phalangine et comme soudée à elle dans cette position ; au contraire, leurs articulations phalango-phalanginiennes et métacarpo-phalangiennes sont libres. Il y a là une déformation très curieuse, à laquelle on pourrait donner l'appellation de *main en raclette* (fig. 30, 31 et 32), qui a été rencontrée déjà dans la sclérodermie et qui ne l'a été, à ma connaissance, que dans cette maladie ; on ne l'observe pas dans les autres affections qui déterminent des déformations des doigts, notamment dans le rhumatisme chronique progressif.

Enfin le petit doigt forme un véritable *crochet* (fig. 30, 31 et 32) : la phalangette y est en flexion à angle droit sur la phalangine, la phalangine sur la phalange, et cette position est maintenue par une ankylose des articulations phalango-phalanginienne et phalangino-phalangettienne. Au contraire l'articulation métacarpo-phalangienne de ce doigt est libre.

A la main gauche existe comme un rudiment des déformations notées à droite.

Le pouce est indemne, bien entendu.

Au petit doigt, la phalangette est à angle droit sur la phalangine.

Les trois doigts médians présentent une légère flexion de la phalangette sur la phalangine.

L'examen du squelette de la main aux rayons X nous a fourni des résultats intéressants.

En premier lieu, ainsi que permettent de le constater les photographies que je place sous vos yeux et qu'a prises M. Guilleminot, il nous a conduit à reconnaître l'existence de lésions accusées de la troisième phalange osseuse des divers doigts. Ainsi que vous le savez, ce petit os, constitué sur le modèle des os longs, comporte une diaphyse et deux épiphyses, l'une libre, l'aure articulée avec la deuxième phalange. Eh bien, chez notre malade, la diaphyse de la troisième phalange est moins longue qu'à l'état normal, et surtout l'épiphyse libre est atrophiée (fig. 33). Je vous soumets une radiographie de main normale (fig. 34), et vous pouvez faire la comparaison.

La lésion de l'épiphyse libre de la troisième phalange est plus ou moins accusée selon les doigts : c'est au niveau de celle du pouce qu'elle atteint son degré minimum ; au niveau des autres doigts, l'épiphyse a presque totalement disparu.

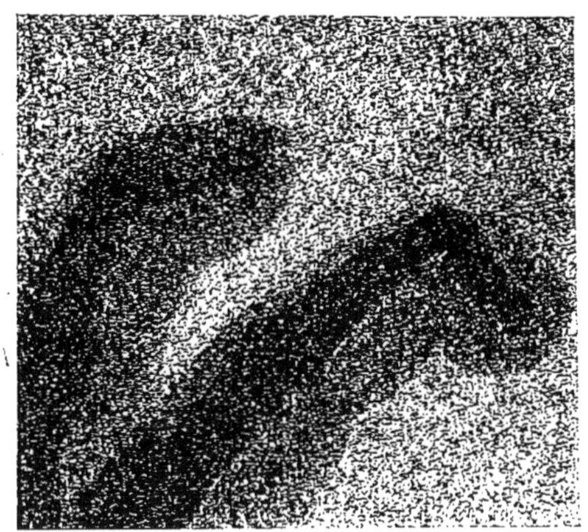

Fig. 36. — Index et médius de la main droite, vus de profil.

Radiographie.

Cette atrophie osseuse explique, avec la perte de substance qu'ont subie les parties molles de la pulpe des doigts du fait de la gangrène, le raccourcissement des dernières phalanges des doigts, lequel à son tour explique pour la plus large part le raccourcissement de l'ensemble des doigts.

Il y a là, sans doute, Messieurs, une lésion d'origine gangreneuse : lorsque la gangrène frappe l'extrémité des doigts ou des orteils, elle atteint aussi bien les parties dures que les parties molles. Cependant l'atrophie osseuse a dû se faire molécule par molécule, car à aucun moment l'issue d'esquilles osseuses n'a été constatée lorsque évoluait le processus sphacélique.

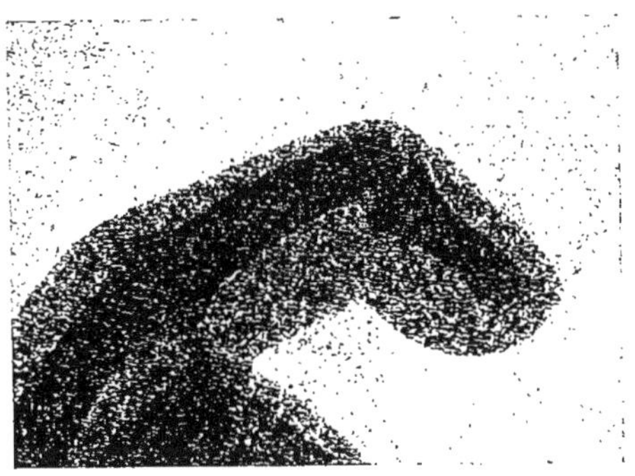

Fig. 37. — Annulaire de la main droite vu de profil.

Radiographie.

L'examen radiographique nous a permis encore d'étudier l'état du squelette au niveau des jointures ankylosées en flexion.

Celles des articulations phalangino-phalangettiennes qui ne sont que légèrement fléchies ne nous ont pas offert d'altération saisissable. Il n'en va pas de même des cinq articulations phalangino-phalangettiennes qui sont fléchies à angle droit et de l'unique articulation phalango-phalanginienne qui est dans la même position. Les cartilages de ces jointures sont le siège d'une atrophie plus ou moins marquée, et les épiphyses osseuses constituantes sont également altérées. Le fait est particulièrement net en ce qui concerne l'épiphyse phalanginienne de la phalange du petit doigt disposé en crochet, qui, érodée, est réduite de volume et a perdu sa forme arrondie. Il n'est pas douteux en outre qu'au niveau de ces articulations, tout au moins au niveau des phalangino-phalangettiennes, la limite physiologique de flexion ait été dépassée et qu'il se soit effectué un léger degré de subluxation articulaire (fig. 35, 36, 37 et 38).

Ainsi donc les articulations sont le siège à la fois de lésions mécaniques et de lésions dystrophiques, ces dernières réclamant un rapprochement avec celles du même ordre subies par les phalangettes osseuses.

Quel est le lien des unes et des autres ? Ou plutôt quel est le lien des attitudes vicieuses des jointures accompagnées ou non de subluxation avec leurs lésions dystrophiques ? On admet communément, en réponse à cette question, que les premières ne découlent pas des dernières, mais qu'elles se rattachent à la sclérose musculaire et, par suite, à la rétraction musculo-tendineuse, qui, dans la sclérodermie, s'associe à la sclérose cutanée. Ainsi les attitudes vicieuses relèveraient, non pas de la maladie de Raynaud, mais de la sclérodermie associée, donnée qui s'accorde avec l'observation clinique dont je vous rappelais les résultats tout à l'heure.

Quoi qu'il en soit, si, jusqu'à présent, je vous ai parlé d'ankylose articulaire, le moment est venu de vous dire qu'en réalité il s'agit ici non pas d'ankylose véritable, mais de pseudo-ankylose : quelle que soit l'impossibilité de faire mouvoir l'une sur l'autre les phalanges des doigts disposés en raclette ou en crochet, les extrémités articulaires ne sont aucunement soudées entre elles, mais seulement appliquées avec une force particulière l'une contre l'autre.

Vous concevez, Messieurs, les troubles fonctionnels qui doivent découler d'un tel état des membres supérieurs : l'inactivité en est nécessairement la conséquence. La sensibilité générale ainsi que la sensibilité spéciale

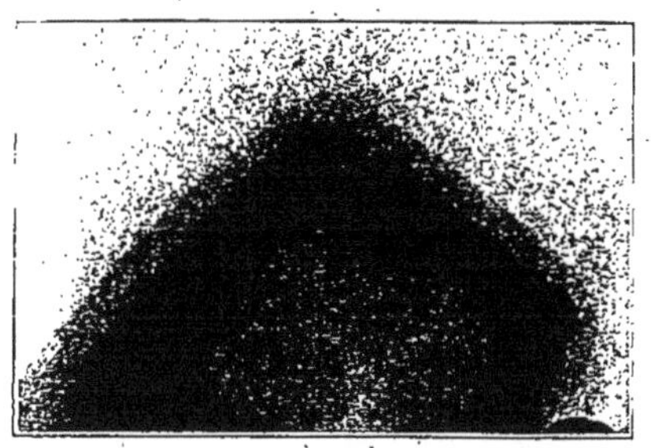

Fig. 38. — Petit doigt de la main droite vu de profil.

Radiographie (comparer avec la fig. 39).

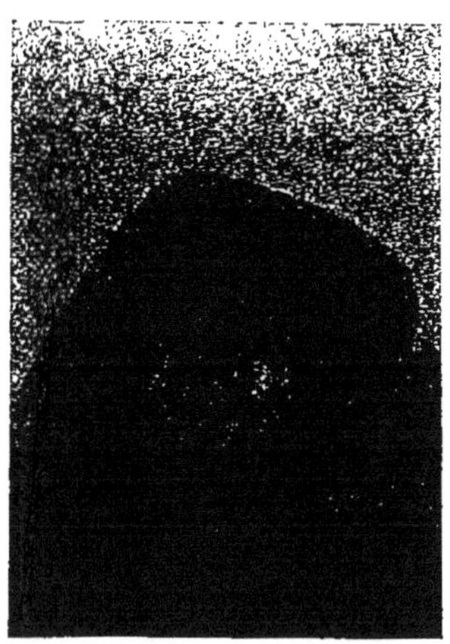

Fig. 39. — Petit doigt normal vu de profil.

Radiographie.

des doigts cependant ne sont pas notablement émoussées. J'ajoute que notre malade n'est aucunement *onycophage*. D'après Pospelov, l'habitude de ronger ses ongles conduirait souvent à la maladie de Raynaud. Cette observation aurait besoin d'être confirmée.

*
* *

Je n'ai pas voulu, Messieurs, quitter les membres supérieurs sans vous décrire complètement les symptômes dont ils sont le siège. Mais je m'empresse de vous indiquer que, si ces membres ont été les premiers atteints, le mal n'y est aucunement resté confiné. A partir de novembre 1906, c'est-à-dire huit mois après le début des accidents, à leur tour se sont pris les membres inférieurs.

Le processus morbide y a suivi exactement la même marche qu'aux membres supérieurs : tout d'abord se sont manifestées des crises de syncope locale, puis sont venues celles d'asphyxie locale. La seule différence appréciable entre les crises des pieds et celles des mains consista dans la moindre intensité des douleurs.

En septembre 1907, dix mois après l'atteinte des pieds, dix-huit mois par conséquent après le début de la maladie, la gangrène entra en scène. Elle se manifesta, pour commencer, au niveau du gros orteil droit ; précédée et accompagnée d'élancements douloureux, une escarre se forma à sa partie interne, qui se détacha et qui laissa, la cicatrisation effectuée, l'orteil plus effilé qu'auparavant (fig. 41).

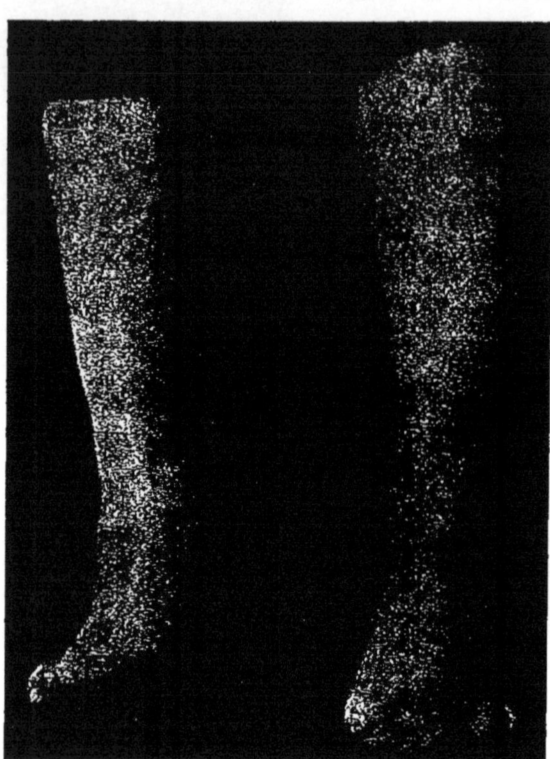

Fig. 40. — Pieds.
Le gauche est gravement mutilé.

Dans la maladie de Raynaud, Messieurs, la gangrène se montre sous deux formes principales : celle d'*escarres* et celle de *phlyctènes*.

Dans la première, les tissus mortifiés deviennent noirs comme du charbon ; à leur limite avec les parties vives se montre un cercle inflammatoire qui bientôt suinte et suppure ; l'escarre ainsi circonscrite se détache, laissant en général une perte de substance moins étendue qu'il n'était à craindre et dont la cicatrisation s'opère lentement. Quelquefois les escarres sont larges et profondes, si bien que le squelette est atteint en même temps que les parties molles et que de véritables mutilations en sont la conséquence.

Dans la seconde forme, des phlyctènes apparaissent à l'ex-

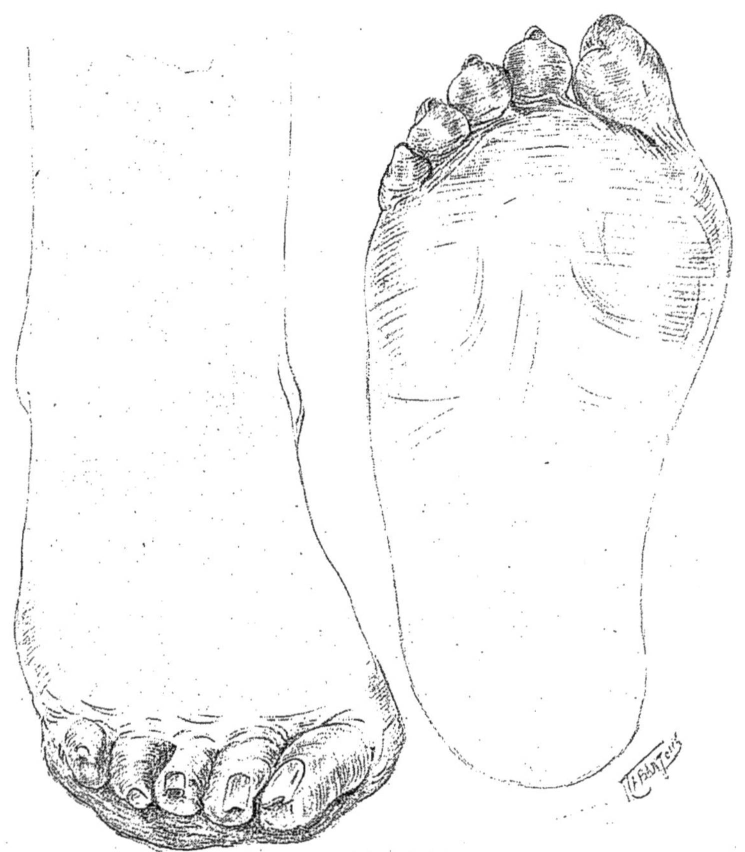

Fig. 41. — Pied droit.

trémité des phalangettes ; ou bien elles se rompent, laissant une exulcération dont la cicatrisation est lente à s'effectuer, ou bien elles se dessèchent, formant une croûte dont la chute se produit lorsqu'au-dessous la peau est cicatrisée.

Maurice Raynaud avait décrit une troisième forme de gangrène, la forme de *parcheminement*. En réalité, ce type de lésion ne relève pas de la gangrène, mais de la sclérodermie, et si Maurice Raynaud l'a rencontré et décrit, c'est que, comme nous-même, il avait eu l'occasion d'observer des cas hybrides de gangrène symétrique et de sclérodermie.

Des deux modalités possibles de la gangrène, dans la maladie de Raynaud, une seule se produisit chez notre malade : aux

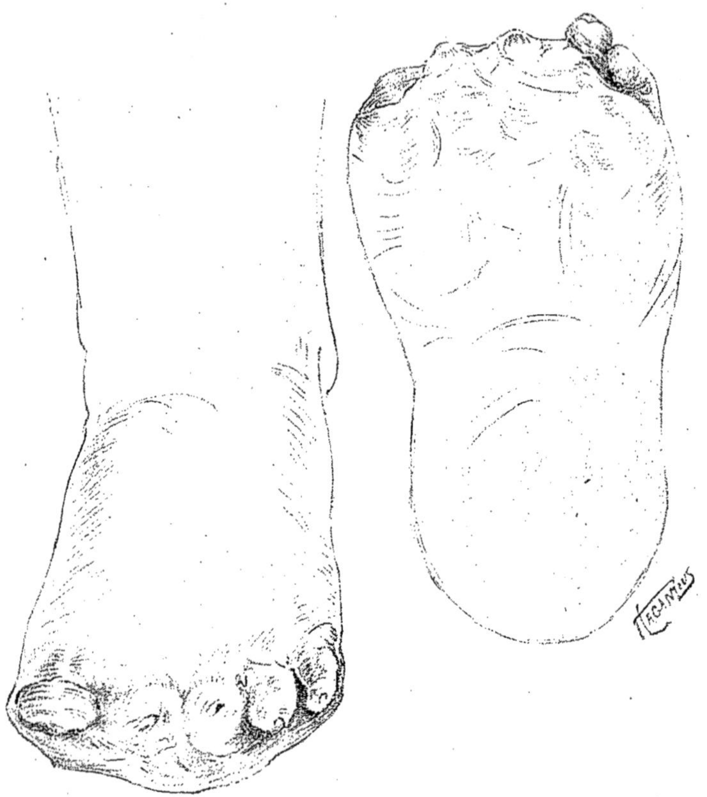

Fig. 42. — Pied gauche.

mains, elle avait pris la forme d'escarres ; elle prit la même forme aux pieds. Mais alors que jusque-là la gangrène était restée superficielle, elle ne tarda pas à devenir *mutilante*, selon le mode dont je vous parlais à l'instant.

Le gros orteil droit était à peine cicatrisé que se prenait le gauche. Frappé de gangrène massive, en quelques semaines il fut complètement détruit. Les autres orteils du pied droit se prirent alors successivement en commençant par le deuxième, pour finir par le quatrième et le cinquième, lesquels furent touchés simultanément ; le deuxième et le troisième orteils se sphacélèrent intégralement comme le premier; les deux derniers ne furent que légèrement lésés (fig. 40 et 42).

Comme vous le voyez, Messieurs, si la gangrène a bien frappé les extrémités des membres inférieurs, il s'en faut que sa détermination se soit effectuée symétriquement, puisque, tandis que le pied gauche n'était que peu intéressé, le pied droit était profondément affecté.

De décembre 1907 à juin 1909, c'est-à-dire pendant dix-huit mois, le processus gangreneux n'avait pas quitté pour ainsi dire le pied gauche du malade, déterminant de violentes douleurs et ne permettant aucune possibilité de marche.

A partir de juillet 1909, celle-ci redevint possible, mais avec la plus grande difficulté. C'est que, non seulement le pied droit avait subi de notables mutilations, mais qu'encore la sclérodermie s'était alors abattue sur les membres inférieurs, y déterminant au niveau des orteils des flexions articulaires avec pseudo-ankyloses comparables à celles des doigts.

Aux membres inférieurs, la sclérodermie occupe les pieds, les cous-de-pied, les jambes, et s'arrête aux genoux. Elle va se dégradant comme intensité d'une façon centripète, depuis les orteils jusqu'au commencement des cuisses. Elle est sensiblement symétrique et fait pendant aux lésions sclérodermiques des membres supérieurs.

Du fait de la gangrène et de la sclérodermie, les pieds et les orteils ont subi des modifications profondes ; envisageons successivement l'un et l'autre pied.

Le pied droit (fig. 40 et 41) présente un gros orteil effilé à son extrémité, mais il est surtout remarquable par la rétraction des divers orteils : leur première phalange est en extension forcée sur le métatarse, et leurs autres phalanges sont légèrement fléchies, d'où la proéminence de la tête des divers métatarsiens, notamment des quatrième et cinquième. Il y a là une disposition qui rappelle la *griffe rétractée des félins* (fig. 43).

Au pied gauche, les trois premiers orteils font défaut : à la place du premier existe une plaque cornée ; à la place des deux suivants, une minime éminence conique ; les quatrième et cinquième orteils très atrophiés sont en extension sur le métatarse, comme les divers orteils de l'autre pied, et à leur niveau la tête des métatarsiens est proéminente (fig. 40 et 42).

Les jointures des phalanges des orteils entre elles sont parfaitement mobiles. Mais il n'en est pas de même des jointures des phalanges des orteils rétractées sur le métatarse : elles semblent ankylosées ; comme aux doigts, d'ailleurs, il s'agit de pseudo-ankyloses occasionnées par la rétraction musculaire et tendineuse.

L'examen radiographique permet de constater l'étendue des mutilations subies par le squelette des orteils et de reconnaître l'état des jointures en attitude vicieuse.

Au pied gauche, le gros orteil a perdu ses deux phalanges ; les deuxième et troisième orteils ont conservé la plus grande partie de leur première phalange ; les deux derniers orteils ont leur squelette intact (fig. 44).

Il en va de même de tous les orteils du pied droit (fig. 43). Les premières phalanges des orteils sont en extension à angle droit sur le métatarse, et il en est ainsi aussi bien des phalanges des orteils mutilés que de celles des non mutilés (fig. 43 et 44).

Il est aisé de concevoir qu'un semblable état comporte des troubles fonctionnels considérables : en marchant, le malade tourne la plante du pied droit en dedans et appuie sur son bord externe, si bien qu'un durillon très douloureux s'est développé au niveau de la tête du cinquième métatarsien.

***

Comme vous le voyez, Messieurs, chez notre malade, les quatre membres sont atteints et par la gangrène et par la sclérodermie.

En ce qui concerne la gangrène, il en est ainsi, en règle générale, dans la maladie de Raynaud. La statistique, en effet,

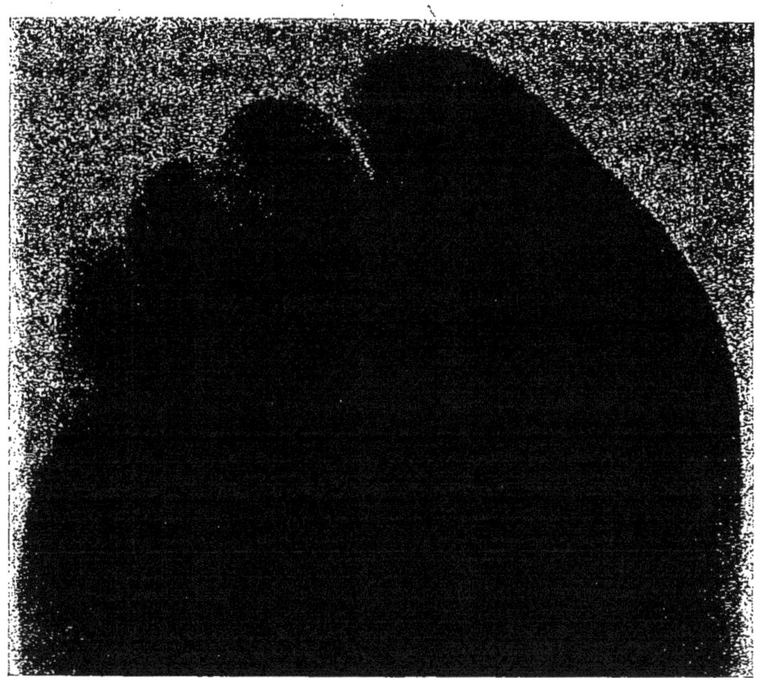

Fig. 43. — Pied droit.

Radiographie montrant la disposition en griffe des orteils de ce pied et de leur squelette.

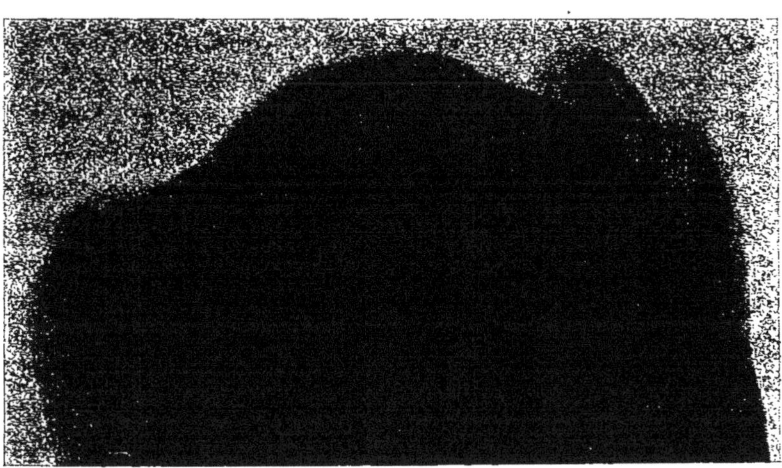

Fig. 44. — Pied gauche.

Radiographie montrant les mutilations subies par le squelette de ce pied et la disposition en griffe de ses deux derniers orteils.

établit que, dans près des deux tiers des cas, les quatre membres sont pris ; dans un tiers des cas sont pris seulement les membres supérieurs ; enfin, dans un dixième des cas environ, sont pris les membres inférieurs.

Plus accusée aux membres inférieurs qu'aux supérieurs, la gangrène atteint son maximum au niveau du pied gauche ; inversement, plus développée aux membres supérieurs qu'aux inférieurs, la sclérodermie prédomine au niveau de la main droite.

Si, d'ailleurs, la gangrène n'a atteint que les membres, il n'en va pas de même de la sclérodermie : précédée par la syncope et l'asphyxie locales, elle s'est étendue à partir de 1907 à l'extrémité céphalique. Actuellement, à la face, la peau est luisante, sans rides ; collée sur les parties profondes, il est impossible de la plisser ; le nez est pincé, les oreilles sont amincies, et le front, lisse, ne peut être froncé. Cet état n'est que faiblement accusé ; prise en dernier lieu, la peau de la face est notablement moins sclérosée que celle des extrémités des membres.

C'est que, depuis deux ans environ, le processus morbide est comme suspendu : si la sclérodermie depuis lors a fait peut-être encore quelques très légers progrès, il n'en va pas de même de la gangrène, qui est complètement arrêtée. Mais que nous ménage l'avenir ? N'y a-t-il pas à redouter qu'après un entr'acte plus ou moins prolongé elle ne reprenne sa marche progressive ? Ce que nous savons de la maladie de Raynaud, affection tantôt aiguë et tantôt lente, à poussées successives, est bien propre à nous le faire redouter (1).

Ceci dit, Messieurs, j'en ai presque fini avec l'histoire de notre malade. Pour la terminer, il ne me reste qu'à passer en revue l'état des diverses fonctions.

(1) Un an environ après qu'était faite cette clinique, c'est-à-dire après un entr'acte de trois années, le sphacèle a reparu accompagné de violentes douleurs, à l'extrémité mutilée du pied gauche. Malgré le traitement, malgré notamment l'emploi de la thermothérapie, les lésions se sont aggravées, si bien que l'amputation du pied a été décidée.

L'opération a été faite le 18 septembre par M. P. Descomps, qui a pratiqué un Pirogoff. Pendant son exécution, aucun écoulement de sang ne s'est produit, tellement les artères du pied étaient oblitérées. Ses suites n'ont pas été satisfaisantes, les lambeaux s'étant sphacélés, si bien qu'une nouvelle opération est actuellement discutée (20 octobre 1912).

Son tube digestif est sain : il a assez bon appétit ; ses selles sont régulières ; son foie et sa rate sont de dimensions normales. Les urines sont de composition physiologique. L'appareil respiratoire ne présente rein à signaler. Le corps thyroïde semble de dimensions ordinaires. Le système nerveux n'offre d'anormal qu'une exagération manifeste des réflexes patellaires.

L'appareil circulatoire, seul, mérite qu'on s'y arrête un instant. Le pouls radial est malaisé à percevoir surtout à droite. Il bat quatre-vingts fois par minute, le malade étant au lit ; il est donc légèrement accéléré. La tension artérielle est abaissée, surtout à droite : à l'oscillomètre de Pachon, en effet, elle est de 16 à gauche et de 13 à droite.

Il y a donc là un état très particulier : ce n'est pas par le fait du hasard que, chez notre malade, la tension artérielle est abaissée et qu'elle l'est surtout à droite, c'est-à-dire du côté où le processus morbide sclérodermique est le plus accentué.

Je reviendrai sur ce sujet dans notre prochaine leçon.

DOUZIEME LEÇON

MALADIE DE RAYNAUD AVEC SCLÉRODERMIE

DIAGNOSTIC ET PATHOGÉNIE

MESSIEURS,

Samedi dernier, je vous ai présenté un malade qui est atteint depuis l'année 1906 d'une affection progressive, laquelle a débuté par les extrémités et, poursuivant son évolution symétrique et centripète, a envahi d'abord les membres supérieurs, doigts, mains et avant-bras, puis les membres inférieurs, orteils, pieds, jambes et enfin l'extrémité céphalique. Très singulière, cette maladie a été caractérisée tout d'abord par des accès de *syncope locale*, puis par des accès d'*asphyxie locale*, enfin se sont montrés des accidents de *gangrène*, puis de *sclérodermie*. La gangrène prédomine aux membres inférieurs et à gauche ; la sclérodermie, aux membres supérieurs et à droite. La première a entraîné des mutilations, la seconde des attitudes vicieuses avec pseudo-ankyloses.

Très évidemment, notre malade est atteint simultanément de maladie de Raynaud et de sclérodermie.

***

L'existence de la maladie de Raynaud est au-dessus de toute discussion. La bilatéralité et la symétrie tout au moins relative de la gangrène, sa localisation aux extrémités, son évolution, je veux dire la précession de la syncope et de l'asphyxie locales, ne laissent aucun doute à cet égard. Hormis l'ergotisme gangreneux avec lequel il n'y a plus lieu de compter de nos jours, aucune des modalités de la gangrène ne peut être confondue avec la maladie de Raynaud. Ainsi en est-il des deux grandes modalités couramment rencontrées, la gangrène diabétique et la gangrène sénile. Leur évolution est différente, puisqu'elles ne sont pas précédées de syncope ni d'asphyxie locales ; leur topographie est également différente, puisque, sauf exception, elles se localisent sur les membres inférieurs et unilatéralement ; enfin les circonstances dans lesquelles elles se déclarent sont encore différentes, puisque le diabète, ici, en commande le développement, là l'artériosclérose et l'oblitération artérielle.

Voici un malade de notre service qui est atteint de gangrène du deuxième orteil du pied droit. Agé de soixante-cinq ans, très artérioscléreux, il a été pris, il y a quinze jours, de douleurs violentes dans l'orteil qui devait se sphacéler. Celui-ci est devenu d'abord violet, puis bientôt noir à son extrémité ; en même temps il devenait froid et insensible. L'examen des artères des pieds montre que les pédieuses n'offrent pas plus de pulsations perceptibles d'un côté que de l'autre. Mais, alors que la tibiale postérieure a cessé de battre du côté droit, elle a conservé ses pulsations à gauche. A ces signes, Messieurs, vous reconnaissez la gangrène sénile, gangrène localisée à l'un des membres inférieurs, non précédée de syncope ni d'asphyxie locales, liée enfin à l'artérite chronique et à l'oblitération des artères.

Le hasard voudrait-il qu'une gangrène sénile ou qu'une gangrène diabétique devinssent bilatérales et symétriques, qu'envisagées en elles-mêmes, indépendamment de leur évolution, ces gangrènes ne pourraient être confondues encore avec la maladie de Raynaud. Effectivement, on pourrait bien voir dans ces gangrènes un orteil se sphacéler de l'un et de l'autre côté, mais le sphacèle ne s'y étendrait à plusieurs orteils qu'à la condition d'atteindre le pied lui-même, si bien que le tableau serait tout autre que celui offert par la gangrène dans la maladie de Raynaud. Le mécanisme physiologico-pathologique différent de ces gangrènes différentes explique ces dissemblances.

Le diagnostic de sclérodermie n'est pas plus douteux que celui de maladie de Raynaud : l'état de la peau des extrémités, particulièrement des doigts, les attitudes vicieuses de ceux-ci et les pseudo-ankyloses sont absolument significatifs. Il n'est aucune maladie qui puisse prêter à confusion. La précession même de la syncope et de l'asphyxie locales plaideraient, s'il le fallait, en faveur du diagnostic de sclérodermie. Ces états prémonitoires de la gangrène dans la maladie de Raynaud peuvent en effet annoncer également, quoique avec une moindre fréquence, la sclérodermie.

Lors donc que vous vous trouverez en face d'un malade atteint de crises syncopales ou asphyxiques locales, vous devrez songer à la possiblité soit d'une maladie de Raynaud commençante, soit d'une sclérodermie, soit encore d'une association possible, comme chez notre malade, de l'une et de l'autre affection.

Mais alors se pose la question du diagnostic et de la syncope locale et de l'asphyxie locale. Ces états peuvent-ils être confondus avec d'autres états morbides ?

En ce qui concerne la syncope locale, on ne la confondra pas avec le doigt mort. Ce n'est pas que les deux affections n'offrent des traits communs : bien au contraire, la même pâleur des doigts, le même refroidissement, la même insensibilité, enfin la même apparition par accès les caractérisent, ce qu'explique une physiologie pathologique commune. Mais le doigt mort sera spécifié par les conditions étiologiques qui lui donnent naissance ainsi que par son évolution. Tantôt c'est à l'occasion de l'immersion des mains dans l'eau froide, chez un sujet jeune et névropathe, qu'il se montre ; tantôt c'est chez une jeune fille hystérique et chlorotique ; tantôt enfin, et surtout, c'est au cours du mal de Bright et comme conséquence de l'intoxication urémique. Dans ces diverses conditions, il se limite le plus souvent à un doigt ou à quelques-uns, ou bien il rétrocède ; ou bien, « doigt mort », il reste « doigt mort », c'est-à-dire qu'en aucun cas on ne voit lui succéder l'asphyxie locale, puis la gangrène ou la sclérodermie.

Les phénomènes réactionnels qui suivent les accès de syncope locale pourraient faire penser à l'*érythromélalgie* (1), curieux état morbide que caractérisent des accès douloureux localisés aux extrémités et accompagnés de rougeur ainsi que de gonflement. Mais, dans l'érythromélalgie, les membres inférieurs sont plus souvent intéressés que les supérieurs ; en outre, pour ne citer que quelques traits différentiels essentiels, la surcoloration des extrémités n'est pas, dans l'érythromélalgie, précédée par une décoloration préalable.

Je mentionnerai ici encore les *engelures* que rapprochent du premier stade de la maladie de Raynaud leur localisation aux extrémités et leur développement sous l'action du froid. Diverses observations ont été relatées d'engelures et de maladie de Raynaud associées. Je vous citerai notamment celles que Legroux a rapportées à la Société médicale des hôpitaux. Ces faits s'expliqueraient par la communauté du terrain morbide.

La seule affection qui pourrait être confondue avec l'asphyxie locale, mais qui s'en sépare immédiatement par son évolution, est l'*acrocyanose* : alors que l'asphyxie locale, de même que la syncope, procède par poussées, l'acrocyanose représente un processus par essence chronique et permanent.

Je vous présente une malade de la salle Sainte-Jeanne qui est dans notre service depuis longtemps. Atteinte autrefois d'ascite d'origine cirrhotique ponctionnée à cinq reprises, guérie depuis cinq ans, cette femme, comme vous pouvez le constater, a des mains particulières : légèrement gonflées, très froides, elles ont une teinte violacé sombre générale, qui rappelle celle de l'aubergine. Cependant ni les pieds, ni le nez, ni les oreilles ne sont semblablement colorés. Il s'agit là d'un bel exemple d'acrocyanose, sujet sur lequel je reviendrai dans notre prochaine leçon.

(1) D'après Kollaritz, l'érythromélalgie pourrait marquer le début d'une maladie de Raynaud.

Comme vous le voyez, Messieurs, si la maladie de Raynaud et la sclérodermie confirmées sont d'un diagnostic aisé, il en va de même des états qui en marquent les premiers stades, la syncope et l'asphyxie locales. Il s'ensuit que le diagnostic de maladie de Raynaud ou de sclérodermie peut être porté avant l'apparition de la gangrène et de la sclérose cutanée.

L'association de la maladie de Raynaud avec la sclérodermie est relativement loin d'être exceptionnelle. Déjà Maurice Raynaud, dans sa thèse, en avait rapporté des exemples : l'effilement des doigts, leur forme conique, leur parcheminement, qui, en effet, relèvent de la sclérodermie, ne lui avaient pas échappé. Mais il considérait ces phénomènes comme faisant partie du tableau de la maladie qui devait porter son nom : la gangrène symétrique des extrémités. On doit au Pr Grasset d'avoir insisté sur cette coexistence et à M. Favier de lui avoir consacré sa thèse (1880).

Étant donnée la rareté *relative* de la maladie de Raynaud et de la sclérodermie, la fréquence *relative* de leur association sur le même sujet plaide fortement contre une rencontre fortuite et en faveur de la communauté de nature des deux processus. La clinique fournit à cette conception d'autres arguments, à savoir l'évolution simultanée dans le temps des deux affections et leur évolution simultanée sur les mêmes points de l'organisme, c'est-à-dire aux extrémités du corps.

Les considérations d'anatomie et de physiologie pathologiques dans lesquelles je vais entrer concernant la maladie de Raynaud et la sclérodermie vous permettront de concevoir comment on peut interpréter leurs relations.

Envisageons successivement à ce double point de vue les étapes préparatoires de la maladie de Raynaud et de la sclérodermie : la syncope locale et l'asphyxie locale, après quoi nous envisagerons les maladies confirmées elles-mêmes.

La syncope locale n'a pas de base anatomique : elle correspond à un état fonctionnel. Elle est due au spasme de l'ensemble des vaisseaux des extrémités de la région intéressée : artères, capillaires artériels, capillaires veineux, veines. De ce fait il n'y a plus une goutte de sang dans les tissus, d'où leur aspect cadavérique.

Dans l'asphyxie locale, certains vaisseaux seulement sont contracturés, ce sont les artères et les capillaires artériels. Par contre, les capillaires veineux et les veines sont dilatés. La même cause qui, au début du processus, agissait sur l'ensemble des vaisseaux pour les mettre en état de spasme, ne porte plus ses effets, maintenant, que sur certains d'entre eux. La chose n'est pas incompréhensible, étant donnée, d'une part, la structure différente des artères et des veines et étant donnés, d'autre part, les rapports différents qu'affecte avec le sang la paroi des vaisseaux qui l'apportent dans les tissus et la paroi des vaisseaux qui l'emportent.

Quoi qu'il en soit, le fait certain est que, dans l'asphyxie locale, les capillaires veineux et les veinules sont dilatés, qu'ils se remplissent par voie rétrograde, d'où la teinte violacée ou bleue prise par les tissus. Et si, par la pression exercée sur ceux-ci, on reconnaît que le sang stagne, c'est que, du fait de la contracture des artérioles et des capillaires artériels, la *vis a tergo* est supprimée.

La gangrène découle de l'ischémie absolue des régions frappées, c'est-à-dire de la cessation de tout apport de sang nourricier. Peut-elle être l'effet d'un simple spasme vasculaire? C'est douteux, quoique non impossible. Quand la gangrène apparaît dans la maladie de Raynaud, il est probable qu'aux troubles fonctionnels du début ont succédé des lésions matérielles, qu'un certain nombre d'artérioles et de capillaires se sont enflammés puis oblitérés. Que l'ischémie soit le fait du spasme ou d'une vascularite oblitérante, de toutes façons, c'est à elle et aux troubles nutritifs qu'elle engendre qu'est attribuable le sphacèle.

Anatomiquement caractérisée par la sclérose du derme cutané, la sclérodermie, ainsi que l'établissent de multiples travaux, notamment ceux de M. Méry, procède de l'inflammation des artérioles et des capillaires artériels de la peau. Ces vaisseaux ont leur paroi épaisse et leur lumière plus ou moins rétrécie ; parfois même elle est oblitérée.

L'agent pathogène de la maladie de Raynaud et de la sclérodermie, dont l'action irritative exercée sur les vaisseaux des extrémités se traduisait au début par des phénomènes vaso-constricteurs, finit par engendrer des phénomènes inflammatoires.

Par quel mécanisme, Messieurs, l'inflammation des artérioles cutanées entraîne-t-elle la sclérose du derme ? Faut-il invoquer le rétrécissement des vaisseaux, le moindre afflux sanguin et un trouble dystrophique ? Ou bien faut-il accuser la propagation de l'inflammation des parois vasculaires aux éléments du derme ? La localisation initiale de la sclérose au voisinage immédiat des artères plaiderait en faveur de ce second mode physiologico-pathologique. Mais, à la vérité, il y a là une question non encore tranchée.

Dans la sclérodermie, la sclérose ne se limite pas à la peau ; fréquemment elle s'étend aux diverses parties des membres et notamment aux muscles : d'où les rétractions musculo-tendineuses sur lesquelles j'ai insisté, amenant des attitudes vicieuses et des pseudo-ankyloses.

Les viscères eux-mêmes peuvent être envahis, et il en est ainsi notamment des reins ; la coexistence possible de la néphrite interstielle avec la maladie de Raynaud et avec la sclérodermie est bien connue.

Chez notre malade, en outre des lésions dont la peau et les muscles sont le siège, en outre de celles dont les artérioles tissulaires sont affectées, il semble que des artères assez volumineuses soient également touchées : il en est ainsi, semble-t-il, des radiales. En tout cas leurs battements sont malaisément perceptibles des deux côtés et surtout à droite, du côté précisément où la sclérodermie s'est le plus développée.

En résumé, Messieurs, s'il est aisé de comprendre les rapports qu'affecte la gangrène dans la maladie de Raynaud avec la syncope et l'asphyxie locales, il est de même aisé de comprendre les rapports qu'affecte avec les mêmes états la sclérodermie. Et ainsi l'on conçoit les rapports de la maladie de Raynaud avec la sclérodermie et leur association possible chez le même sujet.

En réalité, les troubles fonctionnels puis les lésions dont sont le siège les artères des extrémités représentent le point de départ des deux maladies et leur servent de trait d'union.

***

Mais quel est donc l'agent pathogène qui, en portant son action sur la paroi des petites artérioles des extrémités, les excite, puis les irrite, les fait contracter puis les enflamme et, en fin de compte, amène, par l'intermédiaire de l'artérite oblitérante, la gangrène et la sclérose, c'est-à-dire la maladie de Raynaud et la sclérodermie? Quelle est donc, en d'autres termes, l'*étiologie* des maladies que nous étudions?

Un certain nombre de causes ont été incriminées, entre lesquelles je vous citerai tout d'abord diverses maladies infectieuses chroniques, la syphilis, la tuberculose, le paludisme. Ce serait non pas par leurs germes, mais par leurs toxines, par les poisons qu'elles élaborent, c'est-à-dire en tant qu'intoxications que ces maladies interviendraient.

Pour ma part, j'ai eu l'occasion d'observer en ville un bel exemple de sclérodermie de nature syphilitique. Il ne s'agissait aucunement, comme dans notre cas, de sclérodermie à début sclérodactylique ou, si vous préférez, à début acrosclérodermique, mais d'une sclérodermie en plaques et en bandes, occupant le thorax et les membres supérieurs. L'affection était simple, je veux dire sans association de gangrène. La personne qui en était atteinte était une femme de cinquante ans, qui niait toute spécificité, mais, comme elle avait fait cinq fausses couches, sans pouvoir mener une seule grossesse à terme et comme son mari avait été emporté par le tabes, il n'y avait aucun doute que la malade eût été de longue date contaminée.

Je prescrivis de l'iodure de potassium à doses élevées et j'eus la satisfaction d'arrêter l'évolution de l'affection cutanée et même de la faire notablement rétrocéder.

Mais, Messieurs, chez notre malade, la syphilis fait défaut : l'intéressé la nie, il n'en offre aucune trace, et chez lui la réaction de Wassermann est restée négative. Le paludisme fait défaut de même, et il en est ainsi aussi de la tuberculose.

A côté des poisons microbiens, on a accusé le poison urémique. A la vérité, les sujets frappés de maladie de Raynaud et de sclérodermie sont quelquefois atteints de polyurie et de pollakiurie nocturnes, d'albuminurie, d'hypertension artérielle et de bruit de galop, bref de tous les signes de la néphrite interstitielle. Mais vous savez aussi que notre malade est âgé de trente-deux ans, que, quand son affection a commencé, il avait vingt-sept ans; vous savez qu'il ne présente aucun signe de sclérose rénale et que, par suite, l'urémie ne peut chez lui entrer en ligne de compte.

Ici donc, Messieurs, on ne peut invoquer aucune des intoxications que l'on rencontre dans certains cas. Il en est souvent de même, et c'est pourquoi l'on a été conduit à chercher dans une direction nouvelle la source du poison à l'action duquel pourraient être rattachés les états morbides que nous envisageons.

A cet égard, on doit à M. Touchard une hypothèse ingénieuse qu'il n'a appliquée qu'à la sclérodermie, mais qui s'étendrait aussi bien à la maladie de Raynaud. D'après cette hypothèse, les troubles vasculaires, puis les lésions qui sont à la base de la sclérodermie découleraient de l'action sur la paroi des vaisseaux de la substance que sécrètent normalement les capsules surrénales élaborées en excès.

On sait qu'à l'état physiologique les capsules surrénales sécrètent de l'adrénaline, et on sait que cette substance exerce une action vaso-constrictive des plus intense. On sait encore que son action sur les artères peut amener l'artériosclérose. Eh bien, dans la sclérodermie, l'adrénaline serait élaborée en excès du fait d'une hypersécrétion surrénale.

Ainsi l'*hypersurrénalie* serait à la base de la sclérodermie comme l'hyperthyroïdie à la base du goitre exophtalmique. Les deux maladies d'ailleurs coïncident quelquefois du fait d'une hyperthyroïdie et d'une hypersurrénalie associées.

Sans doute, la cause de l'excitation fonctionnelle des glandes surrénales échappe, mais la cause de l'hyperthyroïdie dans la maladie de Basedow n'échappe-t-elle pas également ? Telle est la conception nouvelle, satisfaisante théoriquement. Qu'a-t-elle de fondé ?

Pour expliquer la symétrie des lésions dans la maladie de Raynaud, on a invoqué une action exercée par les poisons incriminés sur les centres vaso-moteurs de la moelle. On a encore accusé ces poisons d'agir par l'intermédiaire des nerfs périphériques. En fait, souvent existent alors des névrites périphériques, mais celles-ci sont inconstantes et, par suite, contingentes.

Ces hypothèses d'une intervention du système nerveux sont parfaitement superflues : la symétrie, d'ailleurs bien imparfaite, des lésions dans la maladie de Raynaud, s'explique tout aussi bien par la conception d'une action vasculaire immédiate : on comprend en effet que des vaisseaux de même calibre, appelés à un rôle fonctionnel identique, réagissent de semblable façon sous la même action toxique.

En tout cas, l'adrénaline, qu'elle joue un rôle ou non dans la maladie de Raynaud avec ou sans sclérodermie, porte directement ses effets sur la paroi des vaisseaux.

Il est une substance qui, elle aussi, exerce une action directe sur les vaisseaux et qui est susceptible d'amener le développement d'un tableau clinique voisin de celui de la maladie de Raynaud, je veux parler de l'ergot de seigle. Il y a une telle similitude entre la symptomatologie de la maladie de Raynaud et celle de l'intoxication par l'ergot que Maurice Raynaud lui-même a pu faire la confusion et, que, dans sa thèse, sous l'étiquette de « gangrène symétrique des extrémités », il rapporte des observations d'ergotisme.

Actuellement, l'ergotisme a disparu de France, et il n'y a plus à compter avec lui ; mais naguère, lorsque le seigle était employé couramment à la confection du pain, il n'était pas rare qu'il régnât épidémiquement. Vous n'ignorez pas qu'il revêt deux grandes formes cliniques, auxquelles on a donné les appellations d'*ergotisme convulsif* et d'*ergotisme gangreneux*, d'après l'action prédominante de l'ergot sur le système nerveux ou sur l'appareil vasculaire.

C'est l'ergotisme gangreneux bien entendu qui se montre capable de simuler la maladie de Raynaud.

Comme vous le voyez, Messieurs, en matière d'étiologie, nous en sommes réduits, en ce qui concerne notre malade, aux hypothèses.

L'enquête que nous avons poursuivie sur sa famille ne nous a rien appris d'instructif à ce point de vue.

Celle que nous avons effectuée sur lui-même ne nous a permis de recueillir que deux notions importantes, à savoir qu'il présente une certaine nervosité et qu'il est tout particulièrement sensible à l'action du froid.

Sa nervosité s'accompagne d'une exagération des réflexes patellaires que je vous ai déjà mentionnée. Elle n'a rien d'excessif, et, si je vous la signale, c'est que, chez les sujets atteints de maladie de Raynaud, on en considère l'existence comme assez fréquente.

Quant à la sensibilité au froid, le malade rapporte qu'il en a toujours souffert, et de soi-même il incrimine le froid comme ayant joué un rôle occasionnel très important dans les accès de syncope et d'asphyxie locales par lesquels s'est annoncée sa maladie.

Tous les auteurs qui ont écrit sur la maladie de Raynaud ont relevé l'action du froid dans les prémices de cette affection. Jonathan Hutchinson est allé plus loin : s'il n'a fait de la maladie de Raynaud une affection *a frigore*, du moins a-t-il considéré la sensibilité exagérée au froid comme jouant dans son apparition un rôle fondamental. « Nous avons vu, écrit-il, qu'une sensibilité exagérée au froid caractérise essentiellement les individus prédisposés aux phénomènes de Raynaud. » L'observateur a été très impressionné par les accidents gangreneux qui, sous l'action du froid, se montrent au niveau de la queue des jeunes pourceaux. « Cependant, ajoute-t-il, il ne faudrait pas en conclure trop hâtivement que ces phénomènes s'expliquent toujours soit par une action réflexe, soit par l'influence des centres nerveux. Il est possible que, dans beaucoup et même dans la majorité des cas, il s'agisse d'un trouble purement local, comme il arrive, par exemple, dans la gangrène de la queue chez les pourceaux. On sait que les pourceaux mis bas par un temps froid perdent très souvent leur queue par suite de gangrène.

phénomène ne s'observe pas ou est rare chez les animaux nés en été. La queue se ratatine, devient exsangue et tombe au bout de trois à quatre semaines en laissant un moignon plus ou moins long, suivant l'état de nutrition des parties et la température ambiante.

« J'ai observé récemment une portée de douze pourceaux, mis bas il y a environ un mois par un temps froid. Huit de ces jeunes animaux ont déjà perdu leur queue ou sont en train de la perdre. Leur mère, un animal splendide, possède une queue longue et épaisse. Les petits étaient bien nourris et se trouvaient dans des conditions excellentes.

« Les porcs adultes ne présentent jamais, autant que je sache, d'acrosphacèle de la queue, quelque froide que soit la saison. Il en est de même des autres animaux domestiques, à l'exception des pourceaux. La raison en est que le porc, seul, a la queue nue et dépourvue de graisse, tandis que, chez les autres animaux domestiques, la queue est protégée par une couche graisseuse et par des poils plus ou moins abondants.

« Il est donc facile de comprendre que, chez le porc, le froid puisse produire une contraction spasmodique des vaisseaux de la queue, suivie de gangrène. »

Quelle que soit l'observation faite chez les jeunes pourceaux et quelque ingénieuse que soit la comparaison de la maladie de Raynaud avec la gangrène de la queue de ces animaux, il est bien certain que la sensibilité excessive au froid ne saurait résumer toute l'étiologie de la maladie que nous envisageons. Le froid certes réalise une cause occasionnelle des plus favorable à la production des crises syncopales et asphyxiques. Mais, derrière cette cause apparente, d'action intermittente, se dissimule une cause cachée et permanente, dont l'avenir nous révélera l'unicité ou la multiplicité.

TREIZIÈME LEÇON

GANGRÈNES SYMÉTRIQUES DES EXTRÉMITÉS

MESSIEURS,

Sous l'appellation de *gangrène symétrique des extrémités*, on désigne par excellence la maladie qui, en 1862, fut magistralement décrite par Maurice Raynaud et qui maintenant porte son nom. Cependant, au sens littéral des mots, diverses gangrènes peuvent également la mériter : il en est ainsi notamment de certaines gangrènes d'origine nerveuse. J'envisagerai donc aujourd'hui avec vous, sous le titre de *gangrènes symétriques des extrémités*, et la *maladie de Raynaud* et les *gangrènes symétriques d'origine nerveuse* ; je discuterai en outre la question de l'*acrocyanose avec gangrène symétrique*.

Je laisserai de côté ces gangrènes, auxquelles pourrait convenir l'étiquette de GANGRÈNES FORTUITEMENT SYMÉTRIQUES, à savoir les gangrènes vulgaires, qui, communément unilatérales et asymétriques, peuvent par exception et par hasard prendre une topographie bilatérale et symétrique. La gangrène sénile et la gangrène diabétique se localisent le plus souvent sur les membres inférieurs et ne frappent que l'un d'entre eux. Cependant il ne leur est point interdit de devenir bilatérales et même d'affecter une disposition symétrique plus ou moins parfaite.

*
* *

MALADIE DE RAYNAUD. — La maladie de Raynaud offre de multiples variantes cliniques : ses stades initiaux peuvent se simplifier par la suppression des accès de syncope locale ou se compliquer par l'adjonction de symptômes inhabituels, engelures, crises d'érythromélalgie; elle peut encore associer à son évolution celle d'autres syndromes morbides, comme la sclérodermie, ce qui est relativement fréquent, et la maladie de Basedow, ce qui est rare.

En fait, la maladie de Raynaud comporte deux grandes modalités cliniques : elle est pure ou elle s'accompagne de sclérodermie.

Je ne reviendrai pas sur la *maladie de Raynaud avec sclérodermie* ; je vous en ai rapporté un bel exemple dans nos deux précédentes leçons, en l'accompagnant des commentaires nécessaires. Je désire aujourd'hui vous relater une observation de *maladie de Raynaud pure*.

Le cas dont il s'agit, Messieurs, ne concerne pas un homme, comme le précédent, mais une femme, c'est-à-dire un sujet du sexe qui le plus souvent est atteint de maladie de Raynaud.

Cette femme, aujourd'hui âgée de cinquante et un ans, exerçant le métier de découpeuse de chiffons, est couchée au n° 24 de la salle Sainte-Jeanne.

Dotée d'excellents antécédents héréditaires, ayant épousé un mari vigoureux et bien portant, elle présente cependant une descendance déplorable : ayant eu cinq grossesses en effet, elle n'en a mené que trois à terme, et ses trois enfants ont tous trois succombé à la tuberculose pulmonaire.

Formée à quatorze ans, elle rapporte n'avoir eu pour toutes maladies que des migraines et, à l'âge de dix ans, la fièvre typhoïde.

De plus, fait intéressant dans l'espèce, étant donnés les détails dans lesquels je suis entré à la fin de notre dernière leçon, elle se plaint d'avoir eu toute sa vie les extrémités froides et d'avoir toute sa vie souffert d'une sensibilité extrême au froid. « C'était au point, dit-elle, que même en plein été j'étais obligée de porter des chaussures fourrées. »

C'est il y a quatre ans, en juillet 1907, c'est-à-dire au milieu de la saison chaude, qu'elle fut prise des premiers symptômes de sa maladie. Elle avait alors quarante-sept ans : elle n'avait donc pas encore dépassé l'âge favorable au développement de la maladie de Raynaud, âge très étendu, puisqu'il va de dix à cinquante ans. Des élancements douloureux firent leur apparition dans les orteils du pied gauche : ils se manifestaient le jour et la nuit, au repos et à l'occasion des mouvements volontaires, mais devenaient particulièrement intenses pendant la marche.

Bientôt les douleurs gagnèrent l'autre pied ; bientôt aussi les orteils prirent, par périodes, une teinte violacée, et bientôt la gangrène s'y montra.

Ces divers phénomènes se succédèrent avec une grande rapidité.

On ne nota pas, comme chez le premier malade dont je vous ai relaté l'histoire, cette évolution en trois stades distincts qui est classique, et à aucun moment l'acrosyncope ne fut relevée. D'emblée se manifesta l'acroasphyxie, bientôt suivie d'acrosphacèle.

Ce dernier fit son apparition sous la forme d'une tache noire à l'extrémité du gros orteil du pied gauche, sous la rainure sous-unguéale.

Petite d'abord, la tache s'étendit à la presque totalité de la dernière phalange de l'orteil intéressé ; l'ongle tomba, puis l'escarre se détacha, entraînant la perte non seulement d'une certaine étendue des parties molles, mais encore du squelette. Un suintement séro-purulent de longue durée se produisit, après quoi la cicatrisation s'effectua et l'ongle repoussa. L'ensemble du processus avait duré huit mois.

Au milieu de l'année 1908, une deuxième escarre apparut sur le bord interne de la deuxième phalange du gros orteil du pied droit ; mais elle ne prit aucunement l'importance prise à gauche ; l'ongle tomba, et la cicatrisation s'opéra.

Au commencement de 1909, ce fut le tour du deuxième orteil du pied droit ; puis fut atteint le troisième orteil du même côté. Et ainsi successivement huit orteils sur dix furent envahis à tour de rôle.

La maladie procède toujours selon le même rythme : des élancements douloureux annoncent chacune de ses poussées ; il s'y joint bientôt les troubles vasculaires de l'asphyxie locale ; la gangrène se produit sous la forme d'une tache noire ; l'escarre se limite et se détache ; l'ongle tombe ; un long suintement avec suppuration se produit ; enfin la cicatrisation se fait et l'ongle repousse.

Pendant toute cette évolution, la malade, assez misérable, entra à diverses reprises à l'hôpital, notamment à la Pitié et à la Salpêtrière ; enfin elle vint à l'Hôtel-Dieu.

Permettez-moi de vous décrire tout d'abord l'état de ses extrémités inférieures.

A gauche (fig. 45 et 48), le gros orteil présente une notable perte de substance ; c'est, de tous les orteils, celui qui a le plus souffert ; il est tronqué du fait de la chute de la plus grande partie de sa seconde phalange. Son extrémité se termine par une croûte épaisse recouverte par l'ongle, qui est tombé et qui a repoussé. Celui-ci, d'ailleurs, est anormal : il est court, épais, irrégulier, strié en travers.

Aux rayons X, on constate, ainsi que je vous l'indiquais tout à l'heure, que le squelette de cet orteil a été intéressé, en même temps que les parties molles, par le sphacèle. Sa seconde phalange, en effet, a perdu son épiphyse antérieure et la moitié de sa diaphyse ; elle est réduite de moitié.

Le deuxième orteil du pied gauche est mutilé comme le premier, mais à un moindre degré. Comme le premier, il a perdu son ongle, et celui qui a repoussé est anormal, mou et fragile.

Aux rayons X, on reconnaît que son squelette a subi des modifications très comparables à celles qu'a éprouvées celui du premier orteil : sa phalangette osseuse a perdu son épiphyse libre ainsi qu'une partie de sa diaphyse et a pris ainsi la forme d'une petite pyramide.

Le troisième orteil (fig. 45 et 48) est l'un de ceux qui ont été le moins touchés. On note seulement à son extrémité une petite cicatrice déprimée correspondant à la chute d'une

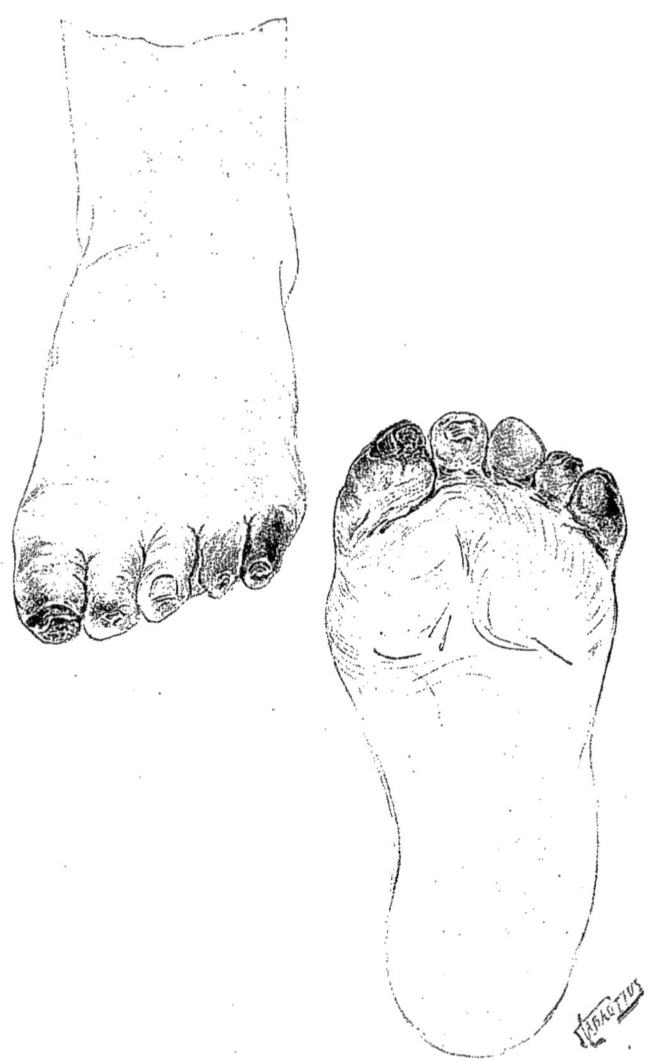

Fig. 45. — Pied gauche.

Tous les orteils de ce pied ont été frappés par la gangrène.

minime escarre. Son ongle n'est pas tombé. Les rayons X n'y montrent rien d'anormal.

Le quatrième orteil (fig. 45 et 48) est tronqué du fait de la chute d'une escarre. Son ongle est tombé et a repoussé avec des caractères sensiblement normaux.

Son squelette, comme en témoignent les rayons X, a été très touché. La phalangette osseuse a perdu son épiphyse libre ainsi que sa diaphyse et a pris une forme lenticulaire ; en outre, du fait, sans doute, d'un processus d'ostéite condensante, elle est devenue très opaque.

Au cinquième orteil (fig. 45 et 48), on constate l'existence de deux plaques de sphacèle en évolution, l'une en dedans, l'autre en dehors ; l'extrémité de l'orteil est indemne. Son squelette n'est pas modifié.

Le pied droit n'a pas été aussi touché que le gauche, ainsi que *de visu* vous pouvez le constater.

Son gros orteil (fig. 46 et 47) a conservé sa longueur ; il n'est aucunement tronqué ; il est seulement aminci, déformé par la chute d'une escarre latérale. Il n'a pas perdu son ongle, et son squelette est resté normal.

Le deuxième orteil droit (fig. 46 et 47) est diminué de longueur, du fait de la chute d'une escarre qui en occupait l'extrémité. Il a perdu son ongle, qui a repoussé fibreux et squameux.

Son squelette est modifié sensiblement de même façon que celui de l'orteil symétrique : sa phalangette ayant perdu son épiphyse antérieure et une partie de sa diaphyse a pris une forme pyramidale.

Le troisième orteil et le cinquième (fig. 46 et 47) sont tous deux restés intacts.

Le quatrième orteil (fig. 46 et 47) présente à son extrémité une plaque de sphacèle en évolution qui dure déjà depuis un certain temps.

Son squelette est intéressé de la même façon que celui des deuxièmes orteils de chaque pied ; privée de son épiphyse antérieure et d'une partie de sa diaphyse, sa phalangette a pris une forme pyramidale.

Comme vous le voyez, Messieurs, sur les dix orteils, il en est huit qui ont été frappés par la gangrène ou qui le sont actuellement, cinq du côté gauche, trois du côté droit. Quatre de ces orteils ont perdu leurs ongles, qui tous les quatre ont repoussé. Sur les huit orteils gangrenés, il en est cinq au niveau desquels les parties dures ont été intéressées en même temps que les parties molles.

Deux orteils seulement n'ont pas été touchés, le troisième du pied droit et le cinquième du même côté.

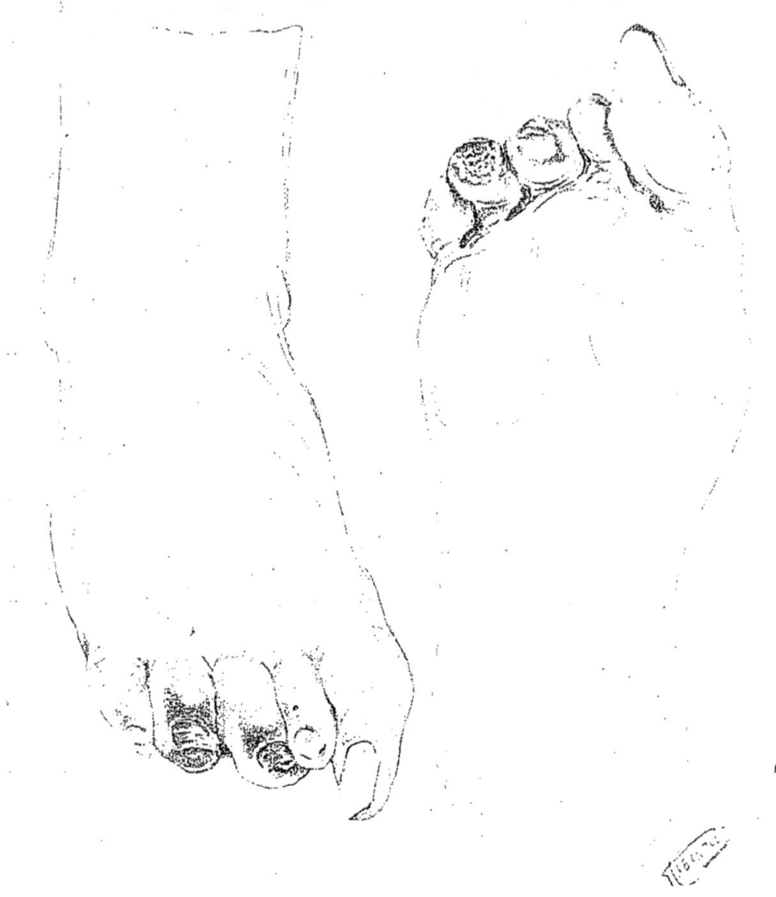

Fig. 46. — Pied droit.
Trois des orteils de ce pied ont été atteints par la gangrène.

Le pied droit, d'ailleurs, d'une façon générale, ainsi que déjà je vous l'ai indiqué, a subi l'action de la gangrène à un moindre degré que l'autre.

Dans le qualificatif de symétrique qu'on attribue à la gangrène de la maladie de Raynaud, il y a toujours quelque chose de relatif. Notre précédente observation en témoigne à un bien plus haut degré encore que celle-ci.

La circulation veineuse des orteils et des pieds est des plus défectueuse. La chose est à peine apparente lorsque la malade est au lit, c'est-à-dire dans la position horizontale et à la chaleur ; on ne note guère alors que des poussées cyanotiques légères sur les deux orteils en train de se gangrener ainsi qu'à l'extrémité du troisième orteil du pied droit. Mais que la malade se mette debout, qu'elle vienne à marcher, c'est-à-dire à traumatiser ses extrémités inférieures, qu'elle soumette ses pieds à l'action du froid, et bientôt on voit la cyanose prendre des proportions considérables.

Ceux d'entre vous qui m'ont vu examiner la malade hier matin après une courte promenade au dehors ont pu constater avec moi qu'à ce moment ses pieds étaient le siège d'une poussée asphyxique des plus accusée ; le pied gauche surtout était intéressé : non seulement tous les orteils y étaient d'une coloration bleu noir intense, mais encore des marbrures s'étendaient depuis leurs insertions au pied jusqu'à la partie inférieure de la jambe. Chassait-on par la pression exercée avec le doigt le sang de la peau des pieds, c'était avec une extrême lenteur qu'il reprenait possession des territoires dont il avait été expulsé.

Aucune trace d'anesthésie, d'ailleurs, ne se manifeste au niveau des orteils ou des pieds, soit à l'ordinaire, soit à l'occasion des poussées cyanotiques. Les élancements douloureux que je vous ai signalés persistent depuis le début de la maladie, c'est-à-dire depuis près de quatre années, mais ils représentent le seul trouble sensitif à mentionner.

Les extrémités supérieures forment contraste avec les inférieures : elles sont habituellement froides et sont sensibles au froid ; leur circulation est rapide ainsi que permet de le reconnaître la lenteur de la disparition de la tache anémique déterminée par la pression du doigt à leur niveau, mais elles ne sont le siège ni de douleurs, ni de cyanose et de crises asphyxiques, ni de gangrène.

Il s'agit donc ici d'une maladie de Raynaud à localisation

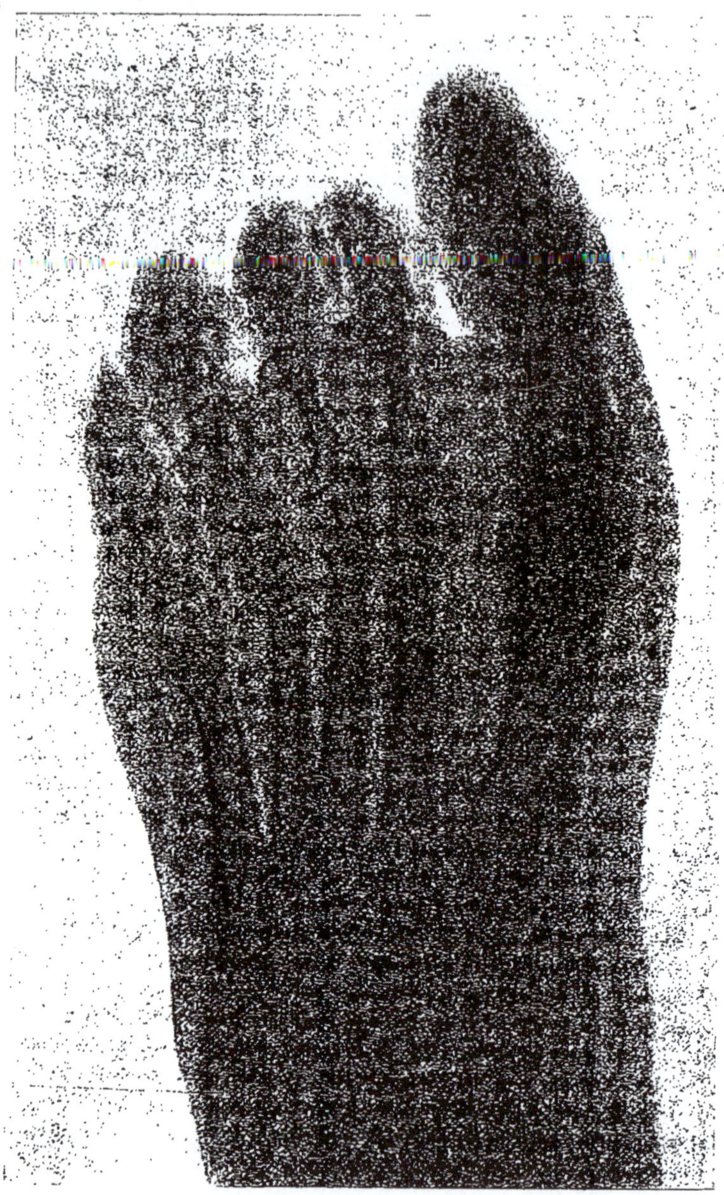

Fig. 47. — Pied drcit.

Radiographie permettant de constater les lésions du squelette des orteils

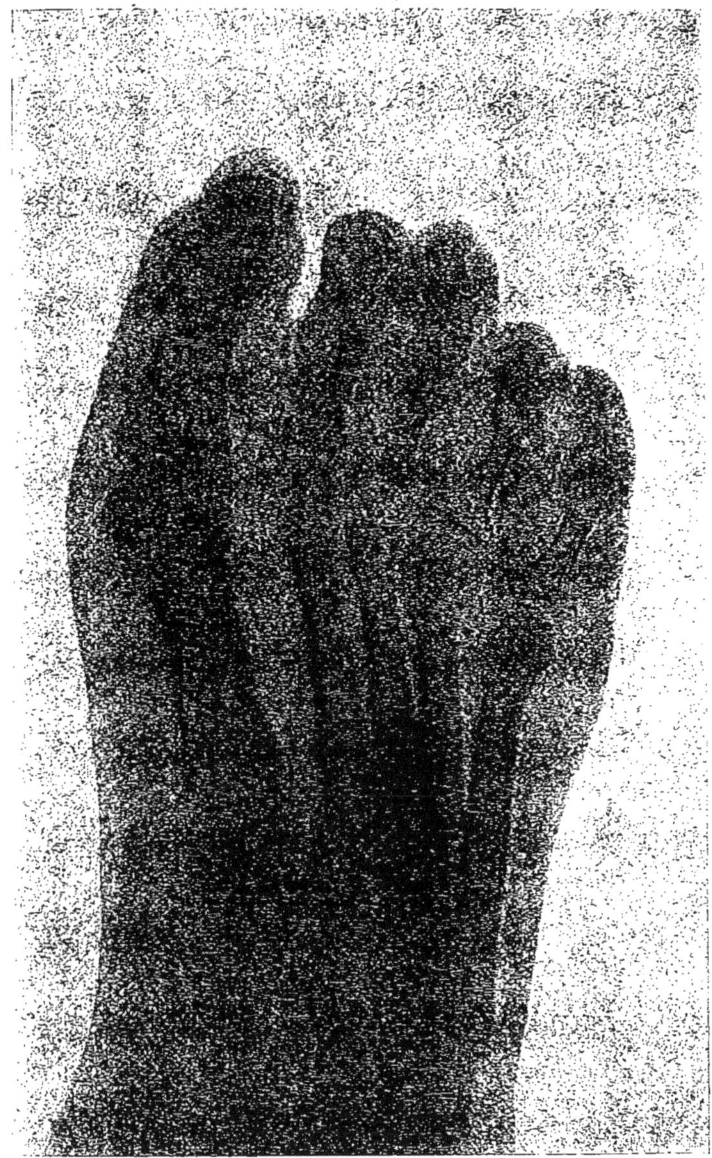

Fig. 48. — Pied gauche.

Radiographie permettant de constater les lésions des phalanges osseuses.

exclusive sur les membres inférieurs, circonstance exceptionnelle, ainsi que je vous l'ai indiqué.

Il me reste peu de mots à dire pour en achever l'étude. C'est que la malade ne présente ni troubles digestifs, ni troubles respiratoires ou nerveux, et que son appareil circulatoire seul mérite de nous arrêter quelques instants.

Et tout d'abord, Messieurs, notre malade est manifestement, quoique à un degré modéré, atteinte d'artériosclérose : ses temporales sont sinueuses ; elles ont une paroi indurée, ainsi que ses radiales, et à son cœur on reconnaît que le second bruit est, sinon clangoreux, du moins claqué. Si l'on considère que sa tension artérielle est normale ou même faiblement abaissée, n'étant que de 17 au sphygmomanomètre de Potain, le timbre particulier du second bruit du cœur ne peut être mis sur le compte de l'hypertension, et il y a lieu de penser qu'il est occasionné par une légère altération des valves aortiques. La diurèse, d'ailleurs, est chez notre malade à l'habitude accrue : il n'y a ni pollakiurie nocturne, ni albuminurie, ni symptômes d'urémie, mais le débit urinaire des vingt-quatre heures se tient d'ordinaire entre 2 litres et 2 litres et demi.

Nous avons étudié avec un soin tout particulier l'état de la circulation artérielle des membres inférieurs.

Lorsque la malade est au lit, sans poussées asphyxiques, on peut relever le pouls des pédieuses et des tibiales postérieures, mais on a une certaine difficulté à le trouver, qui rappelle celle que je vous ai mentionnée en ce qui concerne le pouls de la radiale chez notre précédent malade.

Au moment des poussées asphyxiques, le pouls des pédieuses et des tibiales postérieures s'atténue encore et même disparaît totalement. Il se produit, semble-t-il, un spasme artériel qui ne permet plus de percevoir les battements de ces vaisseaux.

On sait que, dans la maladie de Raynaud, ces phénomènes spasmodiques ont été à maintes reprises mentionnés, que, légers à l'ordinaire, ils s'accusent au moment des crises de syncope ou d'asphyxie et que, non seulement on peut les constater au niveau des artères des membres, mais même au niveau de l'artère centrale de la rétine, ainsi que Maurice Raynaud, le premier, l'avait indiqué.

En résumé, Messieurs, la malade que je viens de vous présenter est atteinte depuis près de quatre années d'une maladie de Raynaud sans sclérodermie, localisée aux membres inférieurs, dont l'évolution continue à se poursuivre. Sans s'arrêter à l'étape des crises syncopales, la maladie, ici, est arrivée d'emblée à celle des crises asphyxiques sans anesthésie, bientôt accompagnées de gangrène.

Quoique se différenciant du type schématique de la maladie de Raynaud par quelques particularités, notre cas cependant ne saurait être rangé sous une autre rubrique que celle que nous avons adoptée : la sensibilité toute spéciale de la malade au froid, les phénomènes vasculaires, artériels et veineux, que nous avons relevés du côté des membres inférieurs achèvent de bien spécifier notre observation.

De même que notre autre malade atteint de maladie de Raynaud avec sclérodermie, la malade dont je viens de vous relater l'histoire a été tout particulièrement traitée sous la direction de mon assistant, le Dr Dausset, par l'air chaud.

Vous savez combien, avant l'emploi de l'air chaud, la thérapeutique se montrait démunie en face de la maladie de Raynaud. La seule médication interne qui fut capable de produire quelques effets était la médication vaso-dilatatrice et notamment la médication par l'atropine. On y joignait contre les crises syncopales ou asphyxiques les frictions et l'application topique de l'eau chaude, ce qui était déjà une manière de thermothérapie. Contre les douleurs, on employait les analgésiques. Enfin on avait recours à l'électricité.

Grâce à la thermothérapie, on peut sinon guérir la maladie de Raynaud, du moins soulager les malades et arrêter pour un temps la marche du processus morbide.

M. Dausset a bien voulu, à votre intention, résumer en quelques lignes les résultats du traitement de la maladie de

Raynaud par l'air chaud, la technique du traitement à employer et son mode d'action.

TRAITEMENT DE LA MALADIE DE RAYNAUD PAR L'AIR SURCHAUFFÉ. — L'air chaud est employé avec avantage pour combattre les divers symptômes de la maladie de Raynaud :

1° La douleur ;

2° La syncope et l'asphyxie ;

3° La gangrène.

Mode d'action. — Par ses qualités sédatives, l'air chaud agit sur les extrémités nerveuses, et il est rare que la douleur qui accompagne les crises d'asphyxie ne soit pas calmée presque instantanément pour un temps plus ou moins long.

L'air chaud est hyperémiant ; il combat le principal symptôme de la maladie de Raynaud : la vaso-constriction ; il fait de la rééducation des vaisseaux. L'hyperémie se traduit par la disparition de la teinte livide et par la coloration rosée des extrémités. Ce retour à la normale dure souvent plusieurs heures dès les premières séances.

L'air chaud permet, dans les cas de gangrène escarrotique, de hâter la séparation entre tissus morts et tissus vivants.

Modes d'emploi ; instrumentation. — On utilisera la douche d'air chaud plutôt que le bain d'air chaud ; ce dernier, parce qu'il finit toujours par être plus ou moins humide, est mal supporté.

I. La douche d'air sec sera fournie par un appareil résistant, capable de fonctionner pendant plusieurs heures sans dérangement. La pression paraît inutile, mais en revanche il est nécessaire d'avoir un débit d'air assez important. Cet appareil sera constitué par des résistances électriques qui réchauffent l'air fourni par une pompe, un réservoir ou la canalisation d'air comprimé (Gaiffe, Bonniface). On peut aussi chauffer l'air au moyen du gaz ou de l'alcool (Puniet, Dausset).

Trois façons de procéder pour produire l'hyperémie. — Exposer d'une façon continue la partie malade à la douche d'air à 50°. La peau ne peut guère supporter davantage.

Utiliser un jet plus chaud, 100°, en le promenant par un mouvement de va-et-vient. Les alternatives de chaud et froid permettent aux tissus de supporter une chaleur très élevée ; il se fait ainsi véritablement de la gymnastique des vaisseaux.

Il ne faut cependant pas donner une douche trop chaude, surtout au début de la séance, pour ne pas produire de la vaso-constriction par une sorte de saisissement des vaisseaux.

On peut encore, et c'est à ce procédé que je donne la préférence, placer les extrémités malades dans un bain d'air courant, réalisé au moyen d'un cylindre percé de trous dans lequel passe de l'air sous forte pression. L'hyperémie ainsi obtenue est de beaucoup plus forte qu'avec les autres procédés.

II. La douche cautérisante se donne avec un cautère quelconque à air chaud, marchant à l'électricité, au gaz, à l'alcool. Le plus pratique est celui de Gaiffe.

C'est une sonde à embout presque filiforme. Au moyen d'un bouton placé sous le pouce de l'opérateur, l'air peut être dirigé à volonté et instantanément sur la plaie ou loin de la plaie que l'on se propose de cautériser.

La cautérisation faite avec l'air porté à 600° ou 700° est toute superficielle ; aussi faut-il gratter la partie carbonisée avec une curette pour recommencer la cautérisation en profondeur.

Les tissus gangrenés sont insensibles, mais le sillon de séparation est en général très douloureux, et la cautérisation est très difficile sans anesthésie.

Résultats obtenus. — *a.* La douleur est généralement calmée, et les malades qui ont la chance d'avoir une douche d'air chaud au début de leur crise la voient jugulée.

b. Contre les crises locales de syncope et d'asphyxie, on utilise l'hyperémie simple remontant aussi haut que possible.

Le doigt mort reprend vite son aspect normal.

Après quelques séances, les crises sont moins fortes et s'espacent beaucoup. Les malades sont moins sensibles aux petits changements de température.

Après une dizaine de séances, dans des cas légers, nous avons vu céder complètement les crises pour un temps du moins. A notre connaissance, la guérison complète n'a jamais été obtenue, car les malades sont revenus quelques mois après avec une reprise de leurs accidents, qui ont du reste de nouveau cédé au traitement.

Dans les cas de sclérodermie associée à la maladie de Raynaud, le traitement a eu pour seul résultat de calmer momentanément les douleurs et passagèrement. Ainsi en a-t-il été chez le malade dont l'observation est relatée dans la onzième clinique du professeur Gilbert (1).

La teinte cyanotique, les œdèmes disparaissent rapidement par le traitement, le membre malade reprenant une teinte et un volume normaux.

c. Si la gangrène est sèche, l'hyperémie seule suffit à produire le sillon de séparation ; si l'on veut aller plus vite, on peut aider la réparation en cautérisant avec l'air à 600°.

Si la gangrène tend à devenir humide, on peut sécher l'escarre avec un jet d'air *sous pression* à 150° ou 200° ; c'est une simple dessiccation. Si l'infection est plus profonde, on fait une véritable cautérisation jusqu'aux tissus sains.

Les cicatrices obtenues sont très belles, comme l'a constaté Bensaude

(1) Voir page 155.

qui a le premier traité des cas de maladie de Raynaud par l'air chaud.

En aucun cas, la cautérisation ne remplacera l'hyperémie de toute la région ; celle-ci est toujours indispensable avec ou sans cautérisation ; elle suffit parfois à prévenir la gangrène.

Durée des séances. — Nombre. — L'inconvénient du traitement, c'est là longueur de la séance et du traitement. Il faut souvent deux séances par jour d'une heure chacune. Bensaude en a donné pendant plusieurs heures consécutives.

Une cure devra être répétée une ou deux fois par an pendant trois semaines ou un mois dans les cas de moyenne intensité.

Nous avons aussi utilisé à l'Hôtel-Dieu avec succès la lumière électrique blanche pour le traitement de la maladie de Raynaud.

Les crises ont disparu momentanément et les malades ont pu reprendre leur travail. Bensaude avait associé à la douche d'air chaud des séances de lumière rouge dans un cas tout à fait rebelle.

Nous faisons des applications à 60° environ pendant une demi-heure à trois quarts d'heure. Nous nous sommes servi pour cela de l'appareil Miramond de la Roquette.

***

ACROCYANOSE CHRONIQUE AVEC GANGRÈNE SYMÉTRIQUE DES EXTRÉMITÉS. — Caractérisée par une teinte cyanique permanente des extrémités, l'acrocyanose a été élevée à la hauteur d'une véritable entité pathologique par Cassirer en 1901. Quelques années plus tard, Péhu (1903) et Kollaritz (1905) en complétaient l'étude.

Tantôt simple et réduite à des troubles circulatoires purement objectifs, comme dans le cas que je vous ai sommairement relaté (1), l'acrocyanose peut aussi présenter un tableau pathologique complexe, formé des désordres vasculaires auxquels s'associent des phénomènes sensitifs, moteurs ou trophiques.

Péhu distingue trois modalités cliniques différentes de l'acrocyanose chronique, selon que se surajoutent à la cyanose des extrémités des troubles de la sensibilité, notamment l'anesthésie, ou bien leur atrophie, ou bien, comme dans le cas de Kollaritz, leur hypertrophie. Ce sont : 1° l'*acrocyanose chronique à forme sensitive;* 2° l'*acrocyanose chronique à forme atrophique;* 3° l'*acrocyanose chronique à forme hypertrophique*, ressemblant, on le conçoit, à l'acromégalie.

(1) Voir page 177.

Mais d'autres phénomènes peuvent encore évoluer sur les extrémités en concomitance avec la cyanose chronique. C'est ainsi que Brissaud, avec MM. Hallion et Mège, a relaté un cas d'*acrocyanose avec crampe des écrivains* et que Levellys, Barker et Sladen en ont relaté un autre qu'ils ont intitulé *acrocyanose chronique anesthésique avec gangrène*.

Étant données, d'une part, les relations de l'acrocyanose de Cassirer avec la maladie de Raynaud, je veux dire la communauté du symptôme cyanose ou asphyxie dans les deux maladies, celle-ci étant ici paroxystique, là permanente, étant données, d'autre part, les relations dans la maladie de Raynaud de l'asphyxie des extrémités avec leur gangrène, il est intéressant d'étudier l'observation de Levellys, Barker et Sladen et de déterminer si, à côté de la maladie de Raynaud, il y a lieu en vérité de décrire un type nouveau de gangrène symétrique des extrémités aboutissant à l'acrocyanose chronique, ressemblant à la maladie de Raynaud et cependant *s'en différenciant*.

Le cas de Levellys, Barker et Sladen est relatif à un homme de quarante-quatre ans qui souffrait de crampes nocturnes dans les mollets depuis longtemps et de crises d'engourdissement dans les doigts depuis peu de temps, lorsqu'il fut pris de gangrène des orteils : les trois premiers orteils du pied droit et le premier orteil du pied gauche furent successivement et coup sur coup frappés sans qu'aucune douleur se manifestât.

On constata alors que les pieds et les mollets étaient œdématiés, chauds et colorés : les pieds étaient cyanotiques, les mollets rouge-sang. Les uns et les autres étaient anesthésiés.

Les pédieuses et les tibiales postérieures étaient le siège de pulsations faibles, surtout à droite. Au contraire, les poplitées et les fémorales étaient le siège de pulsations fortes.

Les plaques gangreneuses se détachèrent, et la cicatrisation s'effectua en partie. Mais la cyanose s'accentua : elle s'étendit aux mains et aux poignets. Les pulsations de la pédieuse, après avoir disparu à droite, reparurent, plus faibles, cependant, de ce côté qu'à gauche.

La gangrène débuta trois semaines avant l'entrée du malade à l'hôpital, où il fut suivi pendant quarante-deux jours.

La cyanose ne fut constatée pour la première fois qu'à l'hôpital, où elle progressa. Auparavant les extrémités inférieures étaient devenues pendant l'évolution gangreneuse rouge-sang, mais elles n'étaient pas cyanosées. Si donc l'observation de Levellys, Barker et Sladen mérite une partie de son titre, elle ne le mérite pas tout entier, l'acrocyanose ne pouvant être qualifiée de chronique dans ces conditions.

En fait, Messieurs, dans le cas de Levellys, Barker et Sladen, il s'est agi de gangrène symétrique des extrémités, et, à cet égard, ce cas nous intéresse particulièrement. L'acrocyanose et la gangrène sont apparues en quelque sorte simultanément et ont évolué de même, accompagnées d'anesthésie et de modifications dans le pouls des artères de la région.

Quelle place mérite en nosographie un semblable fait ? S'est-il agi d'une forme anormale de maladie de Raynaud ? On a rapporté des observations de maladie aiguë de Raynaud ; peut-on considérer comme telle celle de Levellys, Barker et Sladen ? Sans doute, les crises syncopales ici firent défaut, et la cyanose accompagna la gangrène, mais n'en fut-il pas de même dans le cas que je vous ai relaté tout à l'heure. La connaissance de l'évolution ultérieure de la maladie dans le cas de Levellys, Barker et Sladen permettrait sans doute de résoudre la question.

Quoi qu'il en soit, il y a loin de l'acrocyanose telle qu'elle s'est comportée dans l'exemple de Levellys, Barker et Sladen, trouble vasculaire de toute fraîche date, et l'acrocyanose telle qu'on la représente dans nombre d'observations, trouble vasculaire fondamentalement chronique ; si bien que l'on ne peut qu'approuver Levellys, Barker et Sladen lorsque, terminant leur mémoire, ils écrivent que leur cas « s'éloigne d'un degré de l'acrocyanose chronique anesthésique vers la maladie de Raynaud ».

***

Gangrènes symétriques des extrémités d'origine nerveuse. — Le rôle joué par le système nerveux dans la nutrition des tissus explique que la gangrène puisse être la conséquence de ses altérations.

Qu'il s'agisse de névrites périphériques, de radiculites, de myélites, de méningo-myélites, ou de lésions encéphaliques, la trophicité des tissus peut être perturbée au point que la gangrène apparaisse.

La topographie que celle-ci affecte alors est variable. Dans certains cas, les membres peuvent être affectés, et ils peuvent l'être d'une façon bilatérale et symétrique. Ainsi en était-il dans les observations de Pitres et Vaillard (1), où, comme conséquence de névrites périphériques, les membres inférieurs étaient frappés de gangrène massive.

Dans certains cas même, non seulement la gangrène est bilatérale et symétrique, mais les extrémités des membres en sont le siège ainsi que dans la maladie de Raynaud. Avec M. Villaret (2), j'ai publié en 1909 une observation de cet ordre que je vous demande la permission de vous relater *in extenso* :

Le nommé V. Pierre, âgé de quarante-cinq ans, est entré le 22 décembre 1906 à l'hôpital Broussais, au n° 10 de la salle Lasègue. Il y resta six mois; nous avons donc pu suivre exactement et étudier en détail chez cet homme l'évolution des différents troubles qu'il présentait.

Ce n'est pas un alcoolique, et il est impossible de retrouver chez lui aucune histoire de syphilis. Pendant toute son enfance, il a souffert, ainsi que deux de ses frères, d'ailleurs, de fréquentes engelures qui lui abîmaient les mains, les pieds et les oreilles, et dont il garde encore quelques traces. Depuis l'âge de vingt ans, chaque hiver, ses pieds deviennent insensibles et pâlissent par crises; parfois le médius gauche présente ce phénomène, qui n'est jamais très marqué, toutefois. Enfin, vers le mois de janvier environ, tous les ans, depuis vingt ans, le malade voit l'ongle de son gros orteil se mortifier et tomber.

L'année dernière, deux traumatismes sont venus, semble-t-il, imprimer à cet état chronique et latent une allure plus aiguë : en premier lieu, c'est un camion qui lui écrase les deux premiers orteils du pied droit; trois mois après, c'est une automobile qui le renverse et lui

(1) Pitres et Vaillard, Des gangrènes massives des membres d'origine névritique (*Arch. de physiologie*, 1885).

(2) Gilbert et Villaret, Gangrène symétrique des extrémités d'origine radiculaire probable (réaction méningée chronique et latente de nature indéterminée) (*L'Encéphale*, n° 9, sept. 1909).

cause une hydarthrose du genou droit traitée pendant deux mois par la compression et les pointes de feu. Depuis ces deux accidents, le membre inférieur droit serait endolori, aurait perdu de sa force, et ses masses musculaires auraient diminué de volume.

Le 10 décembre 1906, douze jours avant son entrée à l'hôpital, à la suite d'un séjour au froid, dit le malade, se constitue, sur la face interne des deux gros orteils, une zone inflammatoire de plus en plus étendue; en même temps, une douleur assez vive le long de la face postérieure de la cuisse droite l'oblige à interrompre son travail. Peu après, l'apparition d'un œdème appréciable, au niveau des extrémités inférieures, le détermine à venir consulter.

L'examen répété des différents appareils, en particulier du système nerveux, nous donne les résultats suivants :

Chez ce sujet vigoureux et bien portant, exempt de toute tare apparente, on est frappé, dès l'abord, lorsqu'on enlève le pansement qui entoure ses extrémités inférieures, de l'odeur fétide et gangreneuse qui s'en dégage. La peau des deux tiers antérieurs des pieds est macérée et enflammée.

A droite, le gros orteil est déformé. Son ongle, ainsi que celui du deuxième orteil, est épaissi, strié, informe. Au niveau de sa face interne, la peau est sale et noirâtre ; il y a là une plaque de sphacèle allongée suivant l'axe de la phalange, entourée d'un tissu rougeâtre et boursouflé, et d'un sillon d'élimination dont on voit sourdre un liquide sanieux et fétide. La face dorsale du pied et le tiers inférieur de la jambe sont le siège d'un œdème blanc et mou assez notable.

A gauche, nous trouvons des lésions semblables, quoique moins accusées. Le gros orteil, en un point presque exactement symétrique au précédent, présente une plaque de sphacèle plus limitée, de forme arrondie, à surface légèrement ulcérée et suintante. L'ongle a complètement disparu. L'œdème est localisé à la face dorsale du pied. Il existe une adénopathie inguinale bilatérale modérée.

En poursuivant nos explorations, nous constatons chez ce malade l'existence d'une sciatique droite caractérisée en particulier par le signe de Lasègue, des douleurs spontanées assez vives et un point de Valleix bien localisé au niveau de l'échancrure sciatique droite. La marche est rendue difficile de ce fait, mais elle n'est ni tabétique, ni ébrieuse, ni cérébelleuse.

Les masses musculaires sont atrophiées, surtout à droite et du côté du quadriceps, au niveau duquel la circonférence du membre mesure 3 centimètres de moins que du côté opposé. Un examen électrique des muscles et des nerfs a montré, d'ailleurs, sans qu'il existe toutefois de réaction de dégénérescence, une diminution légère de la contractilité faradique, plus accentuée à droite qu'à gauche.

L'examen du système nerveux, fait à plusieurs reprises et portant successivement sur la motricité, la sensibilité, la réflectivité, les facultés psychiques et de relation, les fonctions sensorielles et cérébelleuses, ne nous a rien montré d'anormal, sinon l'exagération du réflexe patellaire droit et des troubles fort nets de la sensibilité objective des deux pieds. Elle est abolie aux différents modes sur les faces dorsale et plantaire des deux gros orteils, jusqu'au niveau de l'articulation métatarso-phalangienne. Elle est sensiblement diminuée au tact et à la chaleur, moins à la douleur, sur la face dorsale du pied, dans ses trois quarts antérieurs à droite, dans ses deux tiers antérieurs à gauche. Elle est exagérée sur les plantes des pieds jusqu'au niveau des orteils. Enfin, la partie moyenne de la jambe droite est le siège, le long de sa face antéro-externe, de confusions fréquentes dans les perceptions tactiles et thermiques.

Nous ne constations, par contre, aucun trouble de l'appareil circulatoire. Le pouls battait régulièrement à 96 ; la pression radiale plutôt faible ne dépassait pas 13 à 14. Les artères étaient souples, en particulier les pédieuses. Le cœur était normal : à signaler seulement la cyanose rapide des jambes et des pieds dans la station debout et le refroidissement des extrémités inférieures. Les autres organes étaient sains, les urines normales. A part une légère dépapillation des bords de la langue, il nous était en somme impossible de déceler aucun autre trouble chez ce malade.

L'évolution de l'affection s'effectuait lentement; grâce aux pansements aseptiques, grâce à l'eau oxygénée, l'œdème des membres s'atténuait en même temps que l'escarre de l'orteil gauche disparaissait. Par contre, le sphacèle s'étendait à droite, de telle façon qu'en quatre ou cinq jours il avait mis à découvert la face inférieure et externe de la phalangette, et que, le 10 janvier, l'os s'éliminait spontanément.

Le 22 janvier, nous pratiquons une première ponction lombaire, qui donne issue à 10 centimètres cubes d'un liquide limpide et clair, coulant goutte à goutte ; nous y décelons une quantité anormale d'albumine et quarante à cinquante lymphocytes ou moyens monos par champ microscopique.

Le 5 février, une deuxième rachicentèse de 20 centimètres cubes nous montre un liquide clair hypertendu, plus albumineux et contenant 100 lymphocytes ou moyens monos par champ microscopique. L'inoculation intrapéritonéale à deux cobayes du liquide recueilli aseptiquement dénotait l'absence de germes morbides, tuberculeux ou autres ; les deux animaux, sacrifiés deux mois et demi après, avaient engraissé de 200 grammes environ et ne présentaient aucune lésion organique appréciable.

A la suite de ces deux ponctions, nous constations une amélioration rapide et imprévue : l'ulcération de l'orteil droit, qui semblait atone, se cicatrisait en moins de vingt jours ; la sciatique disparaissait et les troubles de la sensibilité diminuaient notablement. L'état général du malade était de plus en plus florissant.

Le 27 février, une injection sous-cutanée de $1^{mg},5$ de tuberculine de Koch détermine une poussée fébrile d'un degré à peine. La même injection est pratiquée plusieurs jours de suite sans résultats plus sensibles.

Le 30 avril, les deux orteils, complètement cicatrisés depuis longtemps déjà, présentent encore certains troubles de la sensibilité. Elle est diminuée sur la cicatrice du gros orteil gauche ; il s'agit là presque exclusivement d'une thermo-anesthésie relative qui s'efface graduellement à mesure que l'exploration remonte vers le mollet. Ces troubles sont plus nets au niveau de la cicatrice du gros orteil droit ; il persiste en ce point une zone d'anesthésie absolue à la température ; quant à la sensibilité à la douleur, elle y est encore assez altérée et se traduit parfois par des élancements spontanés.

Le 24 mai, une troisième ponction lombaire de 10 centimètres cubes donne issue à un liquide de tension normale, clair, sans albumine, et contenant deux à trois lymphocytes par champ microscopique.

Enfin, un nouvel examen, pratiqué le 15 avril 1907, nous a montré la disparition complète de ces différents troubles : les modifications de la sensibilité elles-mêmes n'existaient plus, et le liquide céphalo-rachidien était normal. Le malade, très florissant, quittait l'hôpital avec toutes les apparences de la guérison.

En résumé, Messieurs, le malade dont je viens de vous détailler l'observation a été pris à l'âge de quarante-quatre ans d'une gangrène symétrique des deux gros orteils qui s'est terminée par la guérison. Cette gangrène n'a été précédée ni accompagnée de syncope, ni d'asphyxie locale, mais il convient de noter que le sujet qui en a été atteint souffrait depuis l'âge de vingt ans, pendant les saisons froides, de crises de doigt mort et surtout d'*orteils morts* ainsi que d'engelures.

Si la gangrène était symétrique, cependant elle était plus accusée du côté droit que de l'autre. Or de ce côté le malade présentait des signes de sciatique, de l'exagération du réflexe rotulien, et en outre, depuis vingt ans, l'ongle de son gros orteil tombait périodiquement.

Des deux côtés, la gangrène s'accompagnait d'anesthésie, celle-ci occupant toutefois une zone plus étendue à droite qu'à gauche. Des deux côtés les pédieuses battaient régulièrement.

Par la ponction lombaire, on retira un liquide céphalo-rachidien albumineux renfermant un certain nombre de lymphocytes.

A sa suite, les divers symptômes morbides s'amendèrent, puis disparurent, et une nouvelle ponction lombaire montra le retour *ad integrum* du liquide céphalo-rachidien.

Tous ces phénomènes avaient évolué chez un homme vigoureux, indemne de tuberculose et ne réagissant pas à la tuberculine, indemne aussi, tout au moins en apparence, de syphilis.

Malgré la sensibilité toute particulière des extrémités du malade à l'action du froid, malgré les crises de doigt mort et surtout d'orteils morts éprouvées en hiver, malgré les engelures et malgré la localisation symétrique de la gangrène aux extrémités des membres inférieurs, nous avons cru devoir écarter le diagnostic de maladie de Raynaud pour nous rallier à celui de gangrène symétrique des extrémités d'origine nerveuse, nous fondant, d'une part, sur l'évolution des accidents non précédés, tout au moins immédiatement, d'acrosyncope et non précédés ou accompagnés d'acroasphyxie, d'autre part, sur les troubles nerveux concomitants et sur les divers résultats de la ponction lombaire.

Laissez-moi vous relater ici les arguments qu'avec M. Villaret nous avons développés en faveur de l'origine névropathique de la gangrène :

Nous étions donc, avons-nous conclu, en présence d'une gangrène symétrique des extrémités d'origine nerveuse ; bien plus, notre examen nous montrait la nature, sinon centrale, du moins radiculaire des accidents. Le siège symétrique des troubles, leur topographie radiculaire, plaidaient déjà en faveur de cette manière de voir ; mais de cette origine nous avions encore d'autres raisons qu'une analyse superficielle aurait pu négliger. La première réside dans l'unité de mécanisme présidant à ces différents phénomènes de névrite et de gangrène juxtaposés ; nous en voyions la preuve dans la production d'une sciatique et de modifications du réflexe patellaire du même côté où la gangrène, manifestement plus accusée, aboutissait à la chute de la phalange, dans l'évolution de ces troubles, parallèlement à celle du sphacèle, dans leur disparition coïncidant avec sa cicatrisation. Les modifications si nettes de la sensibilité que nous avons constatées chez notre sujet constituent un argument en faveur de l'origine nerveuse ; on ne peut guère attribuer à une oblitération artérielle cette anesthésie bilatérale aux divers modes qui, généralisée d'abord à tout le pied, rétrocédait peu à peu jusqu'à la partie interne du gros orteil à mesure que le sphacèle diminuait. En faveur de l'hypothèse centrale plaide encore la formule pathologique du liquide céphalo-rachidien et le parallélisme de sa réaction avec les troubles précédents qu'elle accompagna et avec lesquels elle disparut; il semble même que la ponction lombaire ait exercé une influence favorable sur l'évolution de la gangrène. Il n'était pas inutile de signaler cette lymphocytose transitoire chez un malade porteur de lésions nerveuses latentes déjà très anciennes ; il semble légitime d'admettre que, avec chaque accident trophique, devait coïncider, chez ce malade, une réaction cellulaire parallèle au niveau de son liquide céphalo-rachidien. On ne peut guère, d'autre part, rapporter cet ensemble symptomatique à une névrite ascendante déterminée par les traumatismes que nous signala notre malade; la sciatique dont il souffrait fut consécutive à la gangrène des orteils; quant aux autres troubles, ils remontaient à une date encore plus ancienne : ils ne pouvaient donc être la conséquence ni de la névrite, ni des chutes incriminées par le sujet, ni de la gangrène elle-même.

Il ne semble pas, cependant, qu'on puisse penser à une altération profonde des centres nerveux comme dans le cas de tumeur de l'extrémité inférieure de la moelle, que M. Dufour vit s'accompagner de gangrène symétrique des extrémités. Nous avons vu, en effet, qu'aucun symptôme ne nous avait révélé de trouble ou de lésion des faisceaux moteur, sensitif ou cérébelleux, non plus que de modifications dans les fonctions cérébrales, les réflexes cutanés et les sphincters. Ces considérations nous permettent d'éliminer la possibilité d'altérations symptomatiques d'une paraplégie classique d'allure chronique. Plusieurs raisons plaident contre cette hypothèse; tout d'abord, nous l'avons dit, il n'existait aucun signe de paralysie chez notre sujet ; d'autre part, les troubles nerveux étaient chez lui tellement incomplets, latents et légers, que le fait primordial et seul important était constitué par la gangrène ; enfin les troubles trophiques des paraplégies constituées sont plus diffus, moins symétriques et ne sont pas seulement localisés aux extrémités.

Dans ces conditions, un processus méningé ou radiculaire, reliquat possible d'une méningomyélite latente d'ancienne date, peut-être encore épisode subaigu surajouté à cette lésion chronique et atténuée, semblait devoir le mieux expliquer cette sciatique unilatérale et cette gangrène symétrique des extrémités, s'accompagnant de réaction méningée. C'est cette hypothèse que nous avons adoptée. Plusieurs auteurs ont déjà rapporté des cas de ce genre, mais pour lesquels la cause médullaire, beaucoup plus accusée, pouvait être facilement mise en évidence. Pitres et Vaillard, Coupland, Affleck, Raksnaminof ont successivement démontré l'association possible de gangrènes étendues avec des lésions nerveuses. Citons encore l'observation plus récente de M. Ferrier : il s'agissait d'une gangrène massive symétrique des membres inférieurs qu'on dut amputer; peu après, survinrent des accidents médullaires accusés (relâchement des sphincters, escarres multiples, troubles vaso-moteurs). Mais, dans ce cas, la présence d'athérome généralisé fort net suffisait à expliquer des accidents qui survinrent avant les symptômes nerveux, attribuables aussi bien, d'ailleurs, à d'autres causes, parmi lesquelles il faut noter la double amputation.

Notre observation est donc intéressante, car elle montre combien minime peut être la lésion nerveuse centrale causale d'une gangrène symétrique des extrémités et comment, une fois encore, la formule pathologique du liquide céphalo-rachidien peut constituer, à elle seule, le symptôme capable d'étayer un diagnostic hésitant. En attirant l'attention sur un processus central dépourvu d'autres manifestations cliniquement appréciables, elle a pu, dans notre cas, éclairer la pathogénie des accidents ; véritable biopsie, la ponction lombaire, en décelant une mononucléose assez accusée et d'ailleurs transitoire, nous révélait une poussée méningée subaiguë, greffée sur une altération chronique d'ancienne date, dont les manifestations furent, dès la jeunesse, la tendance marquée aux engelures, le doigt mort, la chute périodique de l'ongle.

A quelle cause intime faut-il attribuer ce processus central? Ni à l'alcoolisme, ni à une lésion rénale, ni à la syringomyélie ou la lèpre, causes fréquentes de sphacèle des extrémités, car notre malade ne présentait aucun symptôme de ces affections. Nous avons dû, en conséquence, limiter nos suppositions à la tuberculose et à la syphilis. Nous avons demandé, ici encore, une réponse à la ponction lombaire : elle fut négative au point de vue bacillose, car ni l'examen direct, ni les cultures, ni l'inoculation intrapéritonéale aux cobayes ne nous révélèrent de traces de tuberculose. Poussant plus loin nos investigations, nous avons recouru à l'injection sous-cutanée de tuberculine ; mais une réaction fébrile trop modérée ne pouvait nous permettre de conclure à une infection bacillaire que ne justifiait d'ailleurs ni l'état florissant du sujet, ni l'intégrité de ses différents appareils. C'est donc en l'absence de toute autre cause que nous avons pensé à la syphilis ; l'impossibilité de mettre en évidence la moindre séquelle de spécificité acquise nous a fait admettre, en définitive, l'hypothèse, toute gratuite d'ailleurs, de la syphilis héréditaire.

Je n'ajouterai rien à ces commentaires : la maladie de Raynaud comporte encore trop d'inconnues pour que l'on puisse être assuré que des conclusions se référant à elle soient définitives. La possibilité de formes frustes dans cette maladie, la possibilité de l'intervention d'un facteur médullaire, compliquent singulièrement les choses en privant la discussion d'une base solide et certaine.

QUATORZIÈME LEÇON

TUBERCULOSE HYPERTROPHIANTE DES GANGLIONS

ÉTUDE GÉNÉRALE

MESSIEURS,

La tuberculose ganglionnaire, qui représente l'une des localisations les plus habituelles de la tuberculose, est loin de se manifester toujours sous la même apparence clinique : bien au contraire, les aspects qu'elle offre sont des plus variés. Schématiquement on peut en distinguer trois formes différentes :

1° La *tuberculose ganglionnaire spontanément curable;*
2° La *tuberculose ganglionnaire suppurative;*
3° La *tuberculose ganglionnaire hypertrophiante.*

La TUBERCULOSE GANGLIONNAIRE SPONTANÉMENT CURABLE se rencontre particulièrement, de même que la forme suppurative, chez les enfants lymphatiques et scrofuleux. Elle se caractérise par un gonflement progressif des ganglions ; ceux-ci deviennent plus ou moins volumineux, quelquefois légèrement douloureux ; puis, après un temps variable, la détuméfaction se produit, les ganglions diminuent peu à peu de volume, et tout rentre dans l'ordre. Il semble que les ganglions, après avoir souffert de l'atteinte de la bacillose, reviennent peu à peu à un état parfaitement normal.

Dans la TUBERCULOSE GANGLIONNAIRE SUPPURATIVE, tou d'abord, comme dans la forme précédente, les ganglions se tuméfient; mais, au lieu que la résolution se produise, à un moment donné, on voit les ganglions contracter des adhérences avec la peau. Celle-ci rougit, s'échauffe, s'amincit puis, si le chirurgien n'intervient pas, soit au moyen d'une ponction, soit par une incision, la peau se perfore et du pus s'écoule au dehors. Au bout d'un certain temps, la suppuration se tarit, incomplètement d'abord, et une sorte de trajet fistuleux s'établit; enfin la cicatrisation s'opère.

Au commencement, la cicatrice effectuée est d'une coloration rouge particulière, rouge *vineux*; puis peu à peu elle pâlit et devient moins perceptible.

Localisée au cou, cette cicatrice, souvent étendue, parce que plusieurs ganglions successivement ont suppuré, souvent aussi irrégulière, anfractueuse et chéloïdienne, porte l'appellation populaire d'*écrouelles*.

Nous avons actuellement dans notre service un malade qui, de prime abord, se présente comme un bel exemple de tuberculose suppurée des ganglions avec écrouelles.

Il s'agit d'un homme âgé de vingt-neuf ans, chez qui les ganglions du cou ont depuis quatre années, l'un après l'autre, suppuré bilatéralement, de telle sorte qu'il est maintenant porteur d'une série de cicatrices irrégulières, dont les plus récentes sont de teinte vineuse, alors que les plus anciennes, pâlies, se sont entourées d'une légère auréole pigmentée. Un seul ganglion est actuellement en voie de suppuration : il s'agit de l'un des ganglions rétro-mastoïdiens gauches.

Mais ce malade, Messieurs, a été atteint, il y a sept ans, d'une syphilis qu'il n'a que très imparfaitement traitée, et actuellement il présente un double foyer de périostite sternale spécifique.

Dans ces conditions, le diagnostic de tuberculose ganglionnaire devient des plus douteux, du moins celui de tuberculose pure. L'âge auquel la maladie des ganglions s'est déclarée, les rapports chronologiques qu'elle a offerts avec la syphilis, la concomitance de la périostite sternale, la pigmentation des cicatrices fournissent de puissants arguments en faveur du rôle de la syphilis. Toute la question est de savoir si ce rôle est exclusif ou seulement partiel, c'est-à-dire s'il s'agit ici de syphilis ganglionnaire pure ou s'il s'agit de cette hybridité pathologique faite de syphilis et de tuberculose pour laquelle Ricord avait créé l'appellation pittoresque, mais un peu brutale, de *scrofulate de vérole.*

Nous ponctionnerons le ganglion rétro-mastoïdien ramolli, nous en examinerons le pus au point de vue bactériologique, nous l'inoculerons au cobaye s'il le faut, et ainsi nous serons fixés incessamment sur la participation possible de la tuberculose au processus pathologique ganglionnaire.

* * *

Mais, Messieurs, j'ai hâte d'en arriver à la troisième et dernière forme clinique de la tuberculose des ganglions, au véritable objet de cette leçon, à la TUBERCULOSE GANGLIONNAIRE HYPERTROPHIANTE.

C'est la moins commune des modalités que j'ai passées en revue. Ce n'est cependant pas une forme rare : nous en possédons actuellement un exemple dans le service ; en recherchant dans mes notes, j'en ai retrouvé 8 observations ; c'est donc sur un matériel de 9 cas que reposera cette leçon.

Considérée en général, la tuberculose hypertrophiante est caractérisée par l'hypertrophie ferme des ganglions lymphatiques. Celles des glandes qui sont intéressées se tuméfient et sont susceptibles de se tuméfier d'une façon considérable : elles peuvent aller depuis le volume normal jusqu'à celui d'un œuf de poule et même jusqu'à celui d'une grosse orange. Augmentées de volume, ces glandes sont fermes et restent fermes : elles ne se ramollissent pas, elles ne suppurent pas ; pas davantage elles ne se résorbent ; elles persistent indéfiniment, sauf circonstances exceptionnelles que je vous ferai connaître.

Il y a donc là un processus très spécial, très différent des deux autres processus ganglionnaires dont je vous ai rapidement résumé les traits. Les ganglions une fois atteints restent atteints; une fois volumineux, restent volumineux; une fois fermes, restent fermes ; s'ils sont susceptibles spontanément ou sous l'influence du traitement de subir des modifications, celles-ci demeurent limitées et incomplètes sans aboutir à la guérison. Mis en éveil, le processus demeure actif indéfiniment.

Les ganglions affectés prennent en général une forme arrondie ou ovalaire ; quelquefois cependant ils s'aplatissent ou deviennent fusiformes.

L'adénite tuberculeuse ne se doublant pas de périadénite, ils n'ont aucune espèce de tendance à contracter des adhérences avec les parties voisines. Ils restent donc mobiles sous la peau, ou plutôt la peau reste mobile sur eux; elle ne contracte pas d'adhérences avec eux, elle ne se soude pas à eux; elle ne rougit jamais, elle ne s'amincit jamais ; elle ne se perfore jamais. De même demeurent-ils mobiles sur les parties profondes et demeurent-ils mobiles les uns sur les autres : on peut voir des ganglions devenus très volumineux finir par s'accoler intimement et par composer des masses irrégulières et bosselées; mais, sauf cette circonstance particulière, les glandes voisines demeurent distinctes les unes des autres, jouent l'une sur l'autre, ne se symphysent pas l'une à l'autre.

Le plus souvent, la tuberculose hypertrophiante ne frappe initialement qu'un seul ganglion de l'économie, et ce ganglion, sauf rare exception, appartient soit à la région cervicale, soit à l'axillaire.

Lorsque la région cervicale est la première intéressée, ce qui est la règle, c'est un ganglion parotidien ou bien un ganglion sous-maxillaire qui, presque toujours, est pris tout d'abord. Sur les 9 cas que j'ai personnellement observés, et auxquels j'ai fait allusion tout à l'heure, 6 fois la maladie débuta par la région cervicale, 3 fois par la région axillaire, et, dans tous les cas de tuberculose cervicale initiale, ce furent les ganglions parotidiens et sous-maxillaires qui furent les premiers touchés.

Tantôt la tuberculose hypertrophiante des ganglions, — et il en est de même pour les autres formes de la tuberculose ganglionnaire, — apparaît comme la première localisation tuberculeuse reconnaissable chez un individu, et tantôt elle est précédée d'autres localisations tuberculeuses dont elle découle.

C'est ainsi que, parmi mes 9 cas personnels, s'il en est 5 dans lesquels aucune autre localisation tuberculeuse ne pouvait être relevée que la ganglionnaire, dans les 4 autres, il en était tout autrement : 2 fois la tuberculose ganglionnaire avait été précédée d'otite tuberculeuse et 2 fois de tuberculose pulmonaire. Dans les deux premiers cas, l'affection ganglionnaire s'était initialement manifestée au niveau des ganglions cervicaux et dans les deux derniers au niveau des ganglions axillaires.

Cette proportion de 4 cas de tuberculose ganglionnaire *secondaire* contre 5 de tuberculose *primitive* pourrait vous conduire à conclure à une fréquence relativement grande de la première. En réalité, il découle de l'ensemble des observations que la tuberculose primitive serait beaucoup plus fréquente que l'autre.

Lorsque la tuberculose hypertrophiante a une fois atteint un ganglion, ou bien elle demeure localisée à ce ganglion, ou bien elle s'étend aux ganglions voisins, qu'elle envahit de proche en proche. Et, à ce point de vue de l'extension du processus tuberculeux, on peut, dans la tuberculose hypertrophiante, séparer trois types différents :

1° La *tuberculose hypertrophiante monoganglionnaire ;*

2° La *tuberculose hypertrophiante polyganglionnaire ;*

3° La *tuberculose ganglionnaire hypertrophiante généralisée ou panganglionnaire.*

Bien entendu, ces trois types sont reliés l'un à l'autre par une série de cas intermédiaires.

Lorsqu'on a affaire à la *tuberculose hypertrophiante monoganglionnaire*, le ganglion intéressé, vous le savez déjà, est le plus souvent un ganglion cervical et, sauf exception, soit un ganglion parotidien, soit un sous-maxillaire. Il peut s'agir encore d'un ganglion axillaire. Les autres localisations sont exceptionnelles.

Dans la *tuberculose hypertrophiante polyganglionnaire* se distinguent deux variétés, la *variété cervicale* et la *variété mésentérique*.

La première est infiniment plus fréquente que l'autre, et avec le type monoganglionnaire, c'est la modalité clinique à laquelle on a le plus souvent affaire. La malade de notre service qui est le point de départ de cette leçon est atteinte, comme vous pourrez le constater, de cette variété morbide. Le début en a lieu le plus souvent par un ganglion cervical, parotidien ou sous-maxillaire, mais il peut avoir lieu aussi par un ganglion axillaire. De proche en proche, la maladie s'étend aux divers ganglions du cou; d'abord unilatérale et asymétrique, elle ne tarde pas à envahir les deux chaînes cervicales et à devenir ainsi bilatérale et symétrique. Puis se prennent les ganglions axillaires et médiastinaux, l'atteinte de ces derniers se reconnaissant aux troubles fonctionnels qui en découlent et, d'une façon plus précoce, aux rayons X.

Généralement la maladie ne va pas plus loin, je veux dire qu'elle ne s'étend pas davantage, des accidents mortels se produisant comme conséquence de l'adénopathie médiastine.

La *variété mésentérique* est marquée par la tuberculisation des ganglions du mésentère, lesquels forment dans la profondeur de l'abdomen, au-devant de la colonne vertébrale, une masse confuse et bosselée. Le diagnostic en est quelquefois assez malaisé.

Enfin, dans la *tuberculose hypertrophiante panganglionnaire*, le début a lieu comme dans le type polyganglionnaire à variété cervicale, c'est-à-dire que les ganglions cervicaux sont d'ordinaire pris les premiers et, à leur défaut, les ganglions axillaires.

Ensuite la maladie s'étend à tous ou à presque tous les ganglions superficiels et profonds du corps. Parmi les ganglions superficiels, outre les ganglions cervicaux et axillaires, se prennent les glandes de l'aine. Les ganglions épitrochléens et poplités demeurent le plus souvent indemnes. Parmi les ganglions profonds, les ganglions médiastinaux sont toujours envahis ; les ganglions mésentériques et iliaques le sont avec une moindre constance.

Dans ce type, la rate est le plus souvent intéressée, alors qu'elle est toujours respectée dans le type monoganglionnaire et qu'elle l'est à l'habitude dans le type polyganglionnaire. Elle s'hypertrophie, quelquefois démesurément, et la tuberculose hypertrophiante des ganglions représente l'une des maladies dans lesquelles elle est susceptible d'atteindre les proportions les plus considérables.

Les glandes lymphatiques ne peuvent pas être touchées au point où elles le sont dans certains cas de tuberculose hypertrophiante, sans que, étant donné leur rôle hématopoiétique, la composition du sang soit modifiée. Et effectivement, hormis le cas de tuberculose à type monoganglionnaire, on relève dans cette maladie des modifications leucocytaires appréciables. Celles-ci, ainsi que j'ai pu le reconnaître avec la collaboration de mon ancien interne E. Weil, portent sur la quantité des leucocytes et sur leur qualité.

Vous savez, Messieurs, qu'à l'état normal on trouve dans le sang, par millimètre cube, de 3000 à 9000 globules blancs. Dans la tuberculose hypertrophiante, le chiffre de ces éléments est augmenté. Il s'agit d'ailleurs d'une leucocytose légère, le nombre des leucocytes s'élevant à 12000, 15000, 20000, rarement au delà.

Pour ce qui est des modifications qualitatives des leucocytes, vous savez que ces éléments, à l'état normal, se distinguent en polynucléaires et en mononucléaires. Les polynucléaires se subdivisent eux-mêmes en polynucléaires acidophiles ou éosinophiles et en neutrophiles. D'autre part, les mononucléaires se distinguent en lymphocytes ou petits mononucléaires et en gros mononucléaires, dont les plus volumineux sont les macrophages. Les polynucléaires sont environ deux fois plus nombreux que les mononucléaires, si bien que les deux tiers des leucocytes appartiennent au premier type et le dernier tiers au second, si bien encore que, sur 100 leucocytes, on peut estimer à 67 et à 33 les chiffres respectifs des uns et des autres. Les polynucléaires éosinophiles ne représentent qu'environ 1 p. 100 des leucocytes, et les polynucléaires neutrophiles par suite s'élèvent au chiffre de 66 p. 100. Les petits mononucléaires forment environ 8 p. 100 des leucocytes et les grands mononucléaires unis aux macrophages en forment 25 p. 100. Bien entendu les chiffres que je vous indique ici ne sont pas exactement ceux que vous trouverez dans tous les ouvrages; il existe entre les divers hématologues des désaccords sur le pourcentage rigoureux des divers types et variétés de leucocytes, mais en fait ils ne portent que sur des nuances.

Dans la tuberculose hypertrophiante des ganglions, en même temps que le plus souvent existe une leucocytose légère, existeraient de même, d'une façon constante, des modifications dans la *formule leucocytaire*, ou, si vous préférez, dans l'*équilibre leucocytaire*. Dans la majorité des cas, cette modification consiste en une *polynucléose*, c'est-à-dire que le nombre des polynucléaires est accru par rapport à celui des mononucléaires. J'ai fait mettre sous vos yeux le pourcentage des divers types et variétés de leucocytes dans deux cas différents de tuberculose hypertrophiante à forme ganglionnaire et, comme vous pouvez le constater, celui-ci est conforme à cette règle.

CAS N° 1.

Nombre des leucocytes	5952
Polynucléaires neutrophiles	79 p. 100
Éosinophiles	1 —
Lymphocytes	5 —
Grands mononucléaires et macrophages	15 —

CAS N° 2.

Nombre des leucocytes	9200
Polynucléaires neutrophiles	88 p. 100
Éosinophiles	1
Lymphocytes	6
Grands mononucléaires et macrophages	5

Dans le cas n° 1, le chiffre des polynucléaires s'élève à 80 p. 100, et celui des mononucléaires est réduit à 20 p. 100.

Dans le cas n° 2, le chiffre des polynucléaires s'élève à 89 p. 100, et celui des mononucléaires est réduit à 11 p. 100 ; les lymphocytes ont diminué de nombre, mais surtout les grands mononucléaires et les macrophages, qui sont réduits au chiffre de 5 p. 100.

Ainsi, au lieu que le chiffre des polynucléaires soit à celui des mononucléaires, de même qu'à l'état normal, comme 2 est à 1, il est dans le premier cas comme 4 est à 1 et dans le second comme 9 est à 1. Dans ces deux faits, le nombre total des globules blancs était normal ou voisin de la normale, si bien que la polynucléose était surtout relative, mais également absolue.

Par exception, ce n'est pas à une polynucléose que l'on a affaire, mais à une *mononucléose*. Il en était ainsi dans l'un de mes anciens cas, et il en est ainsi chez la malade actuelle du service. Dans ces deux faits, le chiffre des polynucléaires est abaissé à 50 p. 100 et celui des mononucléaires élevé à 50 p. 100, l'augmentation du chiffre des mononucléaires portant à la fois sur les lymphocytes, sur les grands mononucléaires et sur les macrophages. Ici donc, la proportion des polynucléaires est à celle des mononucléaires comme 1 est à 1.

En résumé, leucocytose habituelle, modifications constantes de l'équilibre leucocytaire, polynucléose le plus souvent (7 fois sur 9), mononucléose quelquefois (2 fois sur 9), tels sont les résultats que fournit l'étude des leucocytes dans la tuberculose hypertrophiante des ganglions (1).

On sait que, d'une façon générale, les processus tuberculeux s'accompagnent de mononucléose. Comment expliquer qu'ici ce soit à une polynucléose que dans la règle on ait affaire? Faut-il invoquer le rôle joué par les ganglions dans la genèse des mononucléaires, les altérations profondes subies par un très grand nombre d'entre eux, du fait de la tuberculose et la suppléance de la moelle osseuse préposée à la genèse des polynucléaires? Trop d'obscurités planent encore sur l'origine des leucocytes pour que l'on puisse songer à élucider complètement cette question.

(1) La plupart des examens du sang ont été pratiqués par mon ancien interne maintenant médecin des hôpitaux, P.-E. Weil.

En général, les grandes fonctions dans la tuberculose hypertrophiante des ganglions restent longtemps indemnes : l'appétit est conservé, la respiration normale, le sommeil satisfaisant ; l'urine physiologique ; l'état général bon.

La maladie procède par poussées accompagnées d'élévations thermiques : pendant celles-ci, la température monte surtout le soir, pour atteindre 38° à 38°,5. Dans leur intervalle, le thermomètre indique une température normale ou voisine de la normale. L'état local alors peut s'amender dans une certaine mesure, et l'on pourrait commettre l'erreur de croire à une évolution vers la guérison.

La durée de la maladie est variable : d'une façon générale, elle est d'autant plus longue que le processus reste plus localisé et d'autant plus courte qu'il s'est davantage disséminé. S'agit-il du type monoganglionnaire, que la persistance de la maladie peut se montrer en quelque sorte indéfinie. Berger et M. Bezançon ont rapporté 3 observations de tuberculose ganglionnaire ressortissant à ce type dans lesquelles l'évolution morbide se poursuivait respectivement depuis cinq, quinze et dix-huit années, lorsque intervint l'extirpation chirurgicale. Vous voyez donc que ce type peut être d'une bénignité véritable.

Dans les deux autres types, il en va tout différemment.

Des 9 sujets que j'ai observés et qui étaient atteints du type polyganglionnaire, 4 ont pu être suivis jusqu'à la fin de leur maladie : tous 4 succombèrent dans un intervalle compris entre deux et cinq ans.

Le type panganglionnaire a une évolution inéluctablement fatale, plus rapide encore, et comprise entre un et deux ans.

Vous voyez, par suite, que le pronostic est très différent avec le type morbide : ici le mal est relativement bénin ; là, il se termine par la mort, soit en quelques années, soit en quelques mois, selon l'extension plus ou moins grande du processus.

La terminaison fatale a lieu selon trois modes dissemblables : par cachexie, par suffocation et du fait d'une maladie intercurrente.

Le premier mode de mort s'observe principalement dans le type panganglionnaire et le deuxième dans le type polyganglionnaire à variété cervicale : les voies aériennes, les nerfs thoraciques sont comprimés du fait de l'adénopathie médiastine ; des étouffements s'ensuivent, qui amènent la mort.

Quant au troisième et dernier mode de mort, il s'explique, sans doute, non seulement par le retentissement que toute atteinte de tuberculose exerce sur la santé générale, mais encore par le rôle que jouent les ganglions dans la genèse des leucocytes et, par suite, dans la défense de l'organisme contre les infections. On s'explique en effet qu'une affection qui, chez un individu normal, resterait bénigne, puisse, dans la tuberculose hypertrophiante, lorsqu'un grand nombre de ganglions sont intéressés, devenir maligne, et il en est ainsi, en effet.

La malade du service, qui est atteinte, ainsi que je vous l'ai dit, de tuberculose hypertrophiante des ganglions cervicaux, nous fournit à cet égard un exemple instructif. Son état de santé était en somme assez satisfaisant : elle avait de l'appétit et avait engraissé; la fièvre dont elle était atteinte lors de son entrée à l'hôpital avait cédé; bref elle n'allait relativement pas mal, lorsqu'elle fut prise d'une amygdalite pultacée. Cette maladie, qui, à l'ordinaire, est si légère, qu'elle guérit en quelques jours et qui, à l'habitude, n'exerce sur les ganglions sous-maxillaires qu'un retentissement minime, eut chez elle des conséquences inusitées : les ganglions sous-maxillaires déjà hypertrophiés du fait de la tuberculisation se gonflèrent encore davantage du côté gauche ; la peau à leur niveau devint rouge, chaude et adhérente; un abcès ganglionnaire se développa qui se fit jour au dehors, en même temps qu'une fièvre vive s'était rallumée et que l'état général avait singulièrement périclité.

Et sur l'état local, et sur l'état général, l'amygdalite exerça donc, du fait de l'état pathologique préalable, des effets particuliers.

Je reviendrai sur cet épisode de la santé de notre malade, lorsque je vous la présenterai, dans notre prochaine leçon.

Ne soyez pas alors surpris de lui voir des cicatrices au niveau du cou. Ne considérez pas cette observation comme en opposition avec ce que je vous exposais tout à l'heure concernant l'évolution de la tuberculose hypertrophiante des ganglions.

***

La forme de tuberculose ganglionnaire que nous étudions est, Messieurs, de notion récente. C'est principalement à Baumgarten, à M. Sabrazès, puis à Sternberg, à Hirschberg et Isaac, à Le Roy, Berger et M. Bezançon, pour ne citer que les noms des principaux observateurs, que l'on en doit la description.

Auparavant elle était confondue, non pas avec les autres formes de la tuberculose ganglionnaire, mais avec les lymphadénies, notamment avec la lymphadénie ganglionnaire sans leucocythémie ou *lymphadénie ganglionnaire aleucémique*, type morbide auquel, sous le nom d'*adénie*, Trousseau a, dans cette chaire même, consacré de remarquables leçons.

Il est incontestable qu'un certain nombre des observations d'adénie de Trousseau relèvent non pas de la lymphadénie ganglionnaire, mais de la tuberculose hypertrophiante des ganglions. Par la lecture, je vous montrerai que, entre ces observations, il en est une sur laquelle celle de notre service est en quelque sorte rigoureusement calquée.

La confusion longtemps poursuivie entre la tuberculose hypertrophiante des ganglions et la lymphadénie ganglionnaire aleucémique a été le point de départ de la plupart des désignations qui lui ont été attribuées. On s'est préoccupé avant tout, par celles-ci, de montrer qu'il s'agissait d'une affection paraissant être de nature lymphadénique, mais n'en étant pas

Pour Le Roy, c'est la *tuberculose ganglionnaire à masque leucémique* ; pour Berger et M. Bezançon, la *tuberculose ganglionnaire pseudo-lymphadénique* ; pour M. E. Weil, le *lymphadénome* et le *pseudo-lymphadénome tuberculeux* ; pour MM. Courmont et Texier, la *lymphadénie tuberculeuse* ; pour les Allemands, le *lymphome tuberculeux*.

A ces diverses dénominations, je préfère, avec Duclion, celle de *tuberculose hypertrophiante des ganglions.*

Si cette forme de tuberculose ganglionnaire est susceptible en clinique d'en imposer pour la lymphadénie ganglionnaire aleucémique, en quoi se distinguent les deux maladies au point de vue anatomique? La lymphadénie ganglionnaire est caractérisée anatomiquement par l'hyperplasie même du tissu normal des ganglions : c'est la néoplasie typique du tissu ganglionnaire. Ce tissu, vous ne l'ignorez pas, appelé tour à tour *tissu lymphoïde, tissu adénoïde, tissu réticulé*, est un tissu spécial constitué par deux sortes d'éléments, des cellules lymphatiques et du tissu conjonctif. Les cellules lymphatiques, petites et rondes, sont de deux types différents. Le tissu conjonctif appartient à la variété *réticulée* : il est composé par des fibrilles ténues formant un réticulum très délicat. Celui-ci est tellement fin que, pour le bien apercevoir, il faut chasser par le pinceau les cellules lymphatiques qui en occupent les mailles.

Dans la lymphadénie ganglionnaire, les ganglions atteints sont constitués par du tissu ganglionnaire normal, multiplié, hyperplasié. Qu'il s'agisse de lymphadénie aleucémique ou de lymphadénie leucémique, les ganglions intéressés sont formés de petites cellules lymphatiques disposées dans les mailles d'un tissu réticulé.

Il n'existe guère, entre la structure histologique des ganglions envahis par le processus lymphadénique aleucémique ou leucémique et celle des ganglions normaux que deux dissemblances, dissemblances qui ont besoin d'être recherchées pour être constatées, à savoir un certain épaississement des mailles du tissu réticulé d'une part, d'autre part un état karyokinétique des noyaux des cellules lymphatiques. Au lieu d'être à l'état de repos, ces éléments sont en pleine activité et en pleine multiplication.

Dans la tuberculose hypertrophiante, les lésions dont les ganglions sont le siège se présentent sous deux formes différentes : la *forme typique* et la *forme pseudo-néoplasique.*

La première est caractérisée par le développement dans les ganglions d'une série de follicules tuberculeux reconnaissables aux trois zones qui les constituent : au centre, les cellules géantes avec leur demi-couronne de noyaux ; à la périphérie, les éléments embryonnaires ; intermédiairement, les cellules épithélioïdes. Plus ou moins nombreux, plus ou moins espacés ou cohérents, les follicules sont le siège d'une caséification discrète d'ordre purement histologique, accompagnée communément d'une sclérose ganglionnaire assez accusée. Il n'y a pas ici de caséification étendue, massive, macroscopiquement perceptible, comme dans la tuberculose ganglionnaire, terminée par ramollissement et par suppuration.

Lorsque la tuberculose ganglionnaire revêt cette forme, le diagnostic histologique d'avec la lymphadénie en est des plus aisé, les follicules tuberculeux ou même les seules cellules géantes spécifiant formellement la nature tuberculeuse du processus pathologique.

Mais, dans cette forme, la recherche du bacille de Koch sur les coupes peut demeurer absolument négative, et il en était ainsi dans les cas relatés par Berger et M. Bezançon. De plus, l'inoculation aux animaux, au cobaye en particulier, des produits de raclage des ganglions, peut également ne fournir que des résultats négatifs.

On se trouve donc en face de ganglions qui ont été infectés par le bacille de Koch, mais qui sont déshabités. Infectés, ils ont réagi : ils ont élevé autour des envahisseurs des barrières infranchissables ; ils les ont encerclés, capturés et détruits jusqu'au dernier.

J'ai signalé naguère dans le foie des exemples du même ordre (1). Divers observateurs, qui avant moi n'avaient pu, comme moi-même, réussir à colorer des bacilles dans les tubercules du foie, avaient fourni du phénomène des explications variées, mais ne s'étaient pas arrêtés à cette idée de leur déshabitation. En réalité, c'est là la vérité. Grâce aux tubercules, les organes peuvent être purgés de tout bacille et véritablement

(1) A. Gilbert, Les tubercules hépatiques chez l'homme (*Presse méd.*, 6 avril 1898). — *Traité de médecine et de thérapeutique*, t. V, art. : Tuberculose du foie.

stérilisés. Certains tissus paraissent particulièrement aptes à l'exercice de cette défense active, tels ceux des ganglions, du foie, de la peau.

C'est dans la tuberculose hypertrophiante monoganglionnaire que l'on rencontre d'une façon particulière ces lésions histologiquement typiques et aseptiques, et celles-ci cadrent très bien avec l'évolution clinique propre à cette modalité morbide.

Je vous rappelle que, dans la tuberculose monoganglionnaire, le processus pathologique est comme arrêté : le ganglion intéressé reste dans un *statu quo* en quelque sorte indéfini ; les ganglions du voisinage ne s'infectent pas. La stérilité des follicules tuberculeux et l'absence de caséification étendue expliquent ces particularités.

Dans la *forme pseudo-néoplasique*, les lésions tuberculeuses sont essentiellement représentées par de grandes cellules épithélioïdes à protoplasme abondant possédant un ou deux noyaux très colorables.

Dans certains cas s'y associent des cellules géantes, mais celles-ci peuvent faire défaut. Les observateurs qui ont étudié cette forme, M. Sabrazès, Sternberg, Hirschberg et Isaac, insistent sur ce point que les cellules épithélioïdes ici rappellent celles des tumeurs. Mais, à la vérité, il faut bien reconnaître que c'est le propre des cellules épithélioïdes de ressembler aux éléments des tumeurs. Ce n'est point sans raison que le qualificatif épithélioïde procède du même radical qu'épithélioma. Quoi qu'il en soit, un observateur non prévenu tomberait facilement dans l'erreur de croire à un néoplasme et en particulier à un sarcome à grandes cellules.

D'après M. Sabrazès, et la même opinion a été exprimée par Hirschberg et Isaac, ces cellules épithélioïdes se développeraient dans les sinus des ganglions, sinus de la périphérie des ganglions aussi bien que de leur portion médullaire. Elles dériveraient non pas des leucocytes, mais des cellules endothéliales qui tapissent la paroi des sinus lymphatiques.

En même temps qu'au niveau des sinus se développe le

processus tuberculeux; on note une hyperplasie et une hypertrophie de la substance propre des ganglions, c'est-à-dire des follicules et des cordons ganglionnaires. Dans cette forme anatomique s'associe donc à un processus tuberculeux particulier une véritable végétation du tissu lymphoïde ou adénoïde des ganglions, comme dans la lymphadénie proprement dite.

Si les éléments tuberculeux, à savoir les cellules épithélioïdes, restent vivaces et si, dans cette forme, on n'observe guère, pas plus que dans la première forme, de caséifications massives, le tissu lymphoïde, par contre, hyperplasié, tend à dégénérer, ses éléments constitutifs se chargeant de graisse ou subissant la nécrobiose. En même temps, se développent des lésions scléreuses, surtout marquées au niveau de la capsule des ganglions et des cloisons qui en partent.

En certaines parties des ganglions, les lésions tuberculeuses sont parfois si minimes et l'hyperplasie du tissu lymphoïde est telle que facilement on pourrait penser, d'après l'examen histologique, à une lymphadénie véritable. Mais un fait, immédiatement, permet de séparer les deux processus pathologiques, à savoir ici la dégénérescence graisseuse ou nécrotique du tissu hyperplasié, là sa vitalité persistante. Dans la lymphadénie, le tissu néoformé demeure indéfiniment vivace.

Alors que, dans la tuberculose ganglionnaire typique, les bacilles ont disparu des follicules tuberculeux, ici ils subsistent. Ils sont peu nombreux, mais, soit sur des coupes colorées, soit au moyen de l'inoculation, on peut les mettre en évidence (1).

Les caractères anatomiques de la forme pseudo-néoplasique cadrent parfaitement avec les symptômes de la tuberculose hypertrophiante poly ou panganglionnaire, dont elle constitue le substratum habituel.

Malgré les lésions réactionnelles et défensives dont les ganglions sont le siège, l'organisme ne parvient pas à triompher

(1) On sait que le bacille de Koch peut se rencontrer au sein de lésions non tuberculeuses et que, par suite, la constatation de ce germe dans un tissu morbide n'est pas caractéristique en soi de la nature tuberculeuse du processus — Voir à cet égard, A. Gilbert et E. Weil. — De la tuberculisation secondaire des ganglions néoplasiques (*Archives de médecine expérimentale*, mai 1900).

du bacille tuberculeux, si bien que celui-ci, de proche en proche, se propage de ganglion en ganglion et que le processus se poursuit jusqu'à la mort. D'autre part, la vitalité persistante des éléments tuberculeux, l'absence de caséification étendue expliquent la consistance ferme des ganglions envahis, l'absence de ramollissement et de suppuration, comme aussi de toute tendance à la résolution et à la guérison.

* * *

J'en ai fini, Messieurs, avec les considérations que j'avais à vous présenter touchant la tuberculose hypertrophiante des ganglions envisagée en général. Celles-ci étaient nécessaires, étant donnée l'importance des récentes acquisitions médicales effectuées sur la question, pour que vous puissiez bien comprendre le cas particulier de la malade de notre service, que je vous présenterai dans notre prochaine leçon.

QUINZIÈME LEÇON

TUBERCULOSE HYPERTROPHIANTE DES GANGLIONS

ÉTUDE D'UN CAS PARTICULIER

MESSIEURS,

Dans notre dernière leçon, après vous avoir rappelé les diverses formes de la tuberculose des ganglions, je vous ai décrit en détail l'une de celles-ci, la *forme hypertrophiante*. Je vous ai montré qu'au point de vue clinique, d'après la limitation plus ou moins étroite ou l'extension plus ou moins grande de la maladie, on pouvait lui reconnaître trois types : à savoir le *monoganglionnaire*, le *polyganglionnaire* et le *panganglionnaire*, le type polyganglionnaire comprenant deux *variétés* bien distinctes, la *cervicale* et la *mésentérique*.

Variable au point de vue clinique, la tuberculose hypertrophiante ganglionnaire l'est également, au point de vue anatomique, du moins comprend-elle deux modalités anatomo-pathologiques différentes : la tuberculose *typique* et la *pseudo-néoplasique*, la première servant surtout de substratum à la forme monoganglionnaire, la seconde aux formes polyganglionnaire et panganglionnaire.

Je vous devais ce long préambule avant de vous rapporter l'histoire de la malade qui fait l'objet de ces leçons, sans quoi vous n'auriez pas pu tirer de ce fait, je pense, tout l'enseignement qu'il comporte.

* * *

Cette malade, Messieurs, est une jeune fille de dix-neuf ans, exerçant le métier de cartonnière. Atteinte de *tuberculose hypertrophiante polyganglionnaire de la variété cervicale*, elle est entrée dans notre service il y a cinq mois et demi environ, le 17 octobre 1910.

Chez cette malade, sont affectés, ainsi qu'il est habituel dans la variété cervicale de la tuberculose ganglionnaire hypertrophiante, lorsqu'elle atteint son plein développement, outre les ganglions cervicaux, les ganglions axillaires et médiastinaux.

Parmi les ganglions cervicaux, sont intéressés d'une façon toute particulière les ganglions parotidiens et sous-maxillaires.

Le développement de ces ganglions est sensiblement égal à gauche et à droite, quoique un peu moins accusé de ce dernier côté; ils forment une masse bosselée qui atteint à peu près le volume d'un poing d'enfant.

Cette masse n'est pas dure; elle n'est pas molle non plus; elle offre une consistance spéciale qui se tient entre le dur et le mou; elle est ferme. Retenez cette particularité importante au point de vue du diagnostic, car, dans la lymphadénie, les ganglions n'offrent pas la fermeté qu'ils ont ici; ils présentent une certaine mollesse.

Quoique très volumineux, ces ganglions sont restés mobiles l'un sur l'autre, sur les parties profondes et sur la peau. Il en est ainsi, aussi bien des ganglions enclavés dans la fosse parotidienne que de ceux disposés à l'angle de la mâchoire.

Il en est ainsi du moins d'un côté, à droite, car, vous savez qu'à gauche, pour une raison que je vous ai exposée dans ma dernière leçon, et sur laquelle je reviendrai, il n'en est plus ainsi depuis quelques semaines.

Le développement des ganglions sous-maxillaires et parotidiens a amené l'élargissement de la base du visage, si bien que, suivant la comparaison classique, la malade ressemble à un magot chinois (fig. 49). Ce facies déjà vous l'avez rencontré : il se retrouve avec des variantes dans les diverses affections qui amènent une proéminence bilatérale de la région parotidienne, et notamment dans les oreillons.

Les divers ganglions du cou sont intéressés, mais ceux qui vont des angles des mâchoires aux clavicules sont moins

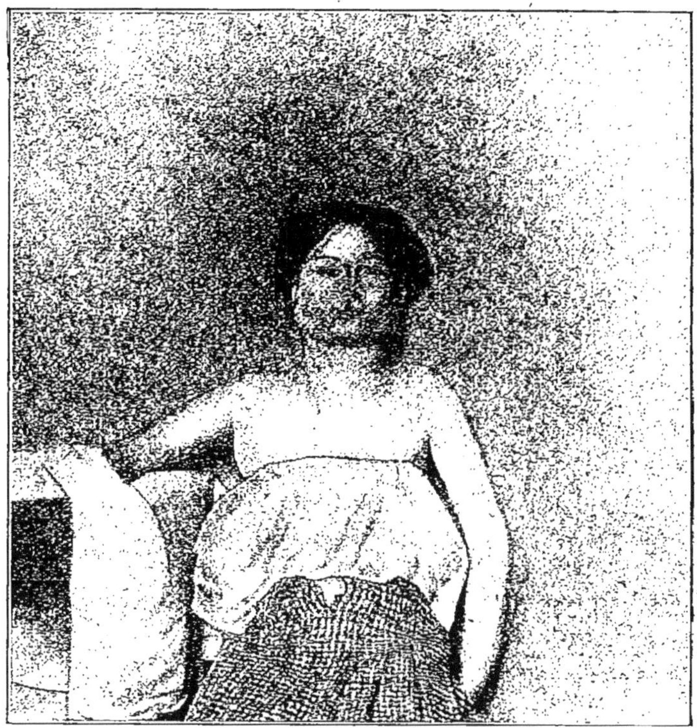

Fig 49. — Tuberculose hypertrophiante des ganglions cervicaux.

tuméfiés que ceux des régions supérieures. Échelonnés le long des sterno-mastoïdiens, leur volume, sensiblement égal des deux côtés, ne dépasse pas celui d'une petite noix. D'ailleurs, comme les ganglions plus volumineux, ils ne sont ni durs, ni mous, mais fermes. Comme eux et plus qu'eux, en raison de leurs moindres dimensions, ils sont mobiles.

Si, au cou, les adénopathies sont bilatérales et presque rigoureusement symétriques, il n'en va pas de même en ce qui concerne les aisselles : là, le processus est unilatéral et seul le côté droit est intéressé. A ce niveau, c'est-à-dire à l'aisselle droite, on constate l'existence d'une tumeur unique atteignant les dimensions d'une petite orange. Développée à la partie interne du creux axillaire, proéminant en avant, on croirait, suivant la comparaison de Trousseau, voir une mamelle.

Toutes ces tumeurs sont indolentes : ni spontanément, ni à l'occasion d'une exploration, la malade ne souffre. Il n'existe chez elle aucun indice de compression nerveuse. Il n'existe pas davantage de troubles fonctionnels pouvant être rattachés à une compression quelconque : pas de troubles de la déglutition, pas de troubles de la respiration.

Si aucun désordre digestif ou respiratoire ne se manifeste, la malade cependant n'est pas atteinte seulement d'adénopathie cervicale et axillaire, mais encore d'adénopathie médiastine. Ce n'est pas que l'exploration clinique usuelle pourrait permettre de l'affirmer. Mais il en va tout autrement de l'exploration radiologique. M. Guilleminot, dont vous connaissez la compétence particulière en la matière, a bien voulu radiographier notre malade, et je fais placer sous vos yeux les épreuves photographiques qu'il m'a remises : ainsi que vous pouvez le constater existent le long du médiastin une série de petites taches opaques qu'il faut interpréter comme marquant l'hypertrophie de la chaîne ganglionnaire de la région.

Il y a trois années, Messieurs, que l'affection dont notre malade est affligée s'est déclarée. Elle a actuellement dix-neuf ans, et c'est à seize ans que le mal a débuté.

Suivant l'évolution classique, une seule glande s'est prise de prime abord, à savoir l'une des glandes placées sous l'oreille gauche dans la région parotidienne. Puis se sont tuméfiées successivement et de haut en bas les divers ganglions du cou à gauche, les ganglions sous-maxillaires d'abord, les sterno-mastoïdiens ensuite.

Pendant un an, la maladie est restée localisée au côté gauche du cou ; elle a alors passé au côté droit, envahissant tour à tour les ganglions de ce côté.

Enfin il y a trois ans que l'adénopathie axillaire droite a fait son apparition.

Ainsi donc, début il y a trois ans par les ganglions cervicaux gauches, atteinte des ganglions droits depuis deux ans, atteinte des ganglions axillaires droits depuis un an, ainsi peut-on résumer l'évolution morbide.

Depuis quand les ganglions du médiastin sont-ils affectés? Ce que nous savons de la marche de la maladie nous porte à estimer que leur envahissement est de fraîche date.

Vous savez, Messieurs, que la tuberculose ganglionnaire envisagée en général et que la forme hypertrophiante considérée en particulier, sont tantôt primitives et tantôt secondaires, c'est-à-dire que tantôt elles représentent la première localisation de la tuberculose dans l'économie et que tantôt elles sont devancées par une autre localisation tuberculeuse dont elles dérivent. Le cas de notre malade relève de la seconde catégorie. Il y a cinq ans, en effet, elle avait alors quatorze ans, ses premières règles venaient d'apparaître, lorsqu'elle fut prise de douleurs extrêmement violentes dans l'oreille gauche. Au bout de quelques jours, la membrane du tympan se perfora, une certaine quantité de pus s'écoula au dehors et les douleurs cessèrent. Depuis lors, par intervalles, quelques gouttes de pus s'écoulent encore, et la malade a complètement perdu l'ouïe.

M. Grivot, qui a bien voulu examiner l'oreille de notre malade, a constaté que la membrane du tympan était perforée, et, à la faveur de cette lésion, il a pu reconnaître que la paroi interne de la caisse était blanchâtre, non bourgeonnante.

Notre malade est donc atteinte d'*otite purulente chronique*. Cliniquement, considérée en elle-même, cette otite ne *proclame* aucunement son origine tuberculeuse. Mais, si l'on en rapproche les lésions ganglionnaires, si l'on tient compte et de leur topographie et de leur début par le ganglion le plus voisin de l'oreille malade, et de leur relation chronologique avec l'affection auriculaire, et enfin de leur nature, on ne peut se défendre d'admettre cette origine. On sait, d'ailleurs, que l'otite purulente chronique vulgaire peut découler, quoique d'une façon peu fréquente, de la bacillose et, par suite, si l'adénopathie peut être invoquée en faveur de la nature bacillaire d'une otite purulente chronique, la réciproque serait jusqu'à un certain point légitime.

Dans la clinique qu'il a consacrée a l'*adénie*, c'est-à-dire à la lymphadénie ganglionnaire aleucémique, Trousseau, entre autres observations, en a relaté une sur laquelle la nôtre semble calquée. Je vous demande la permission de vous en lire quelques lignes.

« Quelques mois plus tard, — lit-on dans Trousseau, — je voyais dans mon cabinet un malade de Stockholm, âgé de près de trente ans, qui venait me consulter pour des tumeurs qu'il portait en diverses parties du corps. Longtemps il avait été sujet à un écoulement de l'oreille gauche ; puis, après avoir éprouvé pendant toute l'année 1861 un malaise dont il ne pouvait se rendre compte, il remarqua, au mois de juin 1862, qu'une petite tumeur s'était développée au-dessous de la même oreille gauche. Trois semaines plus tard, plusieurs tumeurs semblables se développèrent sur le cou du même côté et ne tardèrent point à acquérir un volume considérable. Le côté droit du cou devint bientôt le siège de tumeurs, ainsi que les régions axillaires (1)... »

Comme vous le voyez, Messieurs, cette observation est de tous points comparable à la nôtre : la maladie commence par une otite purulente chronique gauche ; les ganglions du cou se prennent ensuite, et le début de l'adénopathie a lieu par le ganglion placé immédiatement sous l'oreille gauche ; le processus alors s'étend de proche en proche aux divers ganglions du cou à gauche ; les ganglions de droite, d'abord respectés, sont pris à leur tour ; enfin, en dernier lieu, sont atteints les ganglions axillaires.

Si, au temps de Trousseau, l'on pouvait penser qu'il s'agissait là d'un cas de lymphadénie ganglionnaire et si Trousseau,

(1) La dernière des phrases de Trousseau relatée ici est ainsi conçue en réalité : « Le côté droit du cou devint bientôt le siège de tumeurs ainsi que les régions *inguinales* et axillaires. » Mais un peu plus loin, Trousseau écrit : « Dans ce cas, particulier, Messieurs, l'adénie était limitée à la partie supérieure du corps ; les régions *inguinales* et abdominales n'avaient pas été envahies par l'hypertrophie ganglionnaire... » C'est pourquoi nous avons rectifié la dite dernière phrase.

en se fondant sur des faits analogues à celui dont je viens de vous donner lecture, estimait, avec d'autres observateurs, Virchow notamment, que la lymphadénie ganglionnaire était parfois précédée de lésions locales entre lesquelles il citait l'otite purulente chronique, à la vérité, aujourd'hui, l'on incline à reviser le diagnostic alors porté. Il y a tout lieu de penser en effet que, dans le cas de Trousseau comme dans notre cas, il s'agissait non d'otite banale suivie d'adénie, mais d'otite tuberculeuse suivie d'adénopathie tuberculeuse.

Chez notre malade comme chez celle de Trousseau, l'otite gauche a marqué la première étape de l'infection tuberculeuse. Mais les lymphatiques auriculaires ont été envahis, et les bacilles ont été transportés dans les ganglions dont ils sont tributaires, les ganglions parotidiens gauches. Deux années se sont écoulées entre la date d'apparition de l'otite et celle de l'adénite. Des ganglions parotidiens, les bacilles se sont propagés aux autres ganglions cervicaux gauches, et cet envahissement a réclamé pour s'effectuer une année entière. Pendant l'année suivante ont été envahis à leur tour les ganglions cervicaux droits. Enfin, pendant la dernière année, ça été le tour des ganglions axillaires et médiastinaux.

Comme vous le voyez, Messieurs, la tuberculose hypertrophiante ganglionnaire cervicale présente un *mode descendant* d'infection ganglionnaire.

En regard de ce mode, il y a lieu de décrire un mode d'infection ascendant, ou *rétrograde*. Grâce à l'obligeance de M. Chiray, qui nous l'a adressée, nous avons actuellement dans notre service une malade chez laquelle il semble bien que les ganglions se soient pris de cette façon.

Il s'agit d'une pauvre femme atteinte de bacillose pulmonaire à prédominance au niveau du sommet droit. Chez cette malade, que je vous présenterai couchée, car elle est dans un état qui touche à la cachexie, existe une adénopathie tuberculeuse hypertrophiante des ganglions cervicaux moins prononcée que dans le cas que je viens de vous soumettre : les ganglions intéressés sont moins nombreux ; les régions prises sont moins étendues ; les ganglions affectés sont moins volumineux.

La bacillose ici a commencé par le sommet du poumon

droit. Puis ont été atteints, à peu près simultanément, les ganglions cervicaux et les ganglions axillaires droits. Mais, au lieu que, parmi les ganglions cervicaux, ce soit le plus élevé de la chaîne qui ait été pris tout d'abord, comme dans notre cas, ce fut au contraire le plus déclive. Ensuite, le mal se propagea à tous les ganglions cervicaux droits non pas de haut en bas, bien entendu, mais de bas en haut.

L'infection, ainsi, se fit, non par voie naturelle ou descendante, mais par voie *rétrograde* ou *ascendante*. Nous avons vu que, chez notre malade, les ganglions pris en premier lieu, c'est-à-dire les ganglions les plus élevés du cou, étaient les plus volumineux ; ici, ce sont bien encore les ganglions les premiers pris qui sont les plus volumineux, mais ce sont les plus bas placés, c'est-à-dire ceux qui se trouvent immédiatement au-dessus de la clavicule. Il semble que le processus tuberculeux épuise en quelque sorte ses efforts sur celles des glandes qu'il infecte tout d'abord, et il y a là quelque chose d'analogue à ce qu'on observe dans la syphilis primaire, où, au sein de la pléiade ganglionnaire, on distingue ordinairement un ganglion plus volumineux que les autres.

Dans notre dernière leçon, je vous disais que très rapidement la tuberculose hypertrophiante des ganglions retentit sur le sang et notamment sur les leucocytes du sang. Je vous montrais à cet égard que, le plus souvent, elle amène une augmentation du nombre des leucocytes du sang, augmentation légère à la vérité ou modérée, et que, le plus souvent aussi, elle détermine une rupture de l'équilibre leucocytaire se traduisant par de la polynucléose.

Chez notre malade, il n'existe ni leucocytose, ni polynucléose. Les globules blancs ont été, à cinq reprises différentes, dénombrés, et voici les résultats que nous avons obtenus :

Premier examen, le 3 décembre 1910 :

Globules blancs. Nombre	3 600
Polynucléaires	47 p. 100
Éosinophiles	0 —
Lymphocytes	14 —
Grands mononucléaires et macrophages	39 —

DEUXIÈME EXAMEN, le 10 décembre 1910 :

Globules blancs. Nombre	3200
Polynucléaires	47 p. 100
Éosinophiles	0,5 —
Lymphocytes	20 —
Grands mononucléaires	7 —
Macrophages	27,5 —

TROISIÈME EXAMEN, le 13 mars 1911.

Globules blancs. Nombre	3400
Polynucléaires	50 p. 100
Éosinophiles	1 —
Lymphocytes	12 —
Grands mononucléaires et macrophages	37 —

Comme vous pouvez le constater, le chiffre des leucocytes s'est ici tenu entre 3200 et 3600 ; par conséquent il s'est tenu à un taux normal et plutôt à un chiffre bas. Comme vous pouvez le constater aussi, le nombre des polynucléaires, loin d'être augmenté, est abaissé. Par contre, celui des mononucléaires est accru, puisqu'il s'élève à 50 p. 100 du chiffre total. Il existe donc une mononucléose relative, et vous devez vous souvenir que, sur les 9 cas de tuberculose hypertrophiante des ganglions dans lesquels j'ai pratiqué la numération des globules blancs, ce cas est le second dans lequel la mononucléose a été relevée ; dans les 7 autres cas, il s'agissait de polynucléose. Si le chiffre des mononucléaires est relativement exagéré, le fait tient à l'augmentation du nombre des divers types de mononucléaires, lymphocytes, grands mononucléaires et macrophages. Par conséquent, malgré les résultats exceptionnels qu'il donne ici, l'examen du sang, tout en ne pouvant fournir d'argument en faveur du diagnostic de tuberculose ganglionnaire, ne peut pas non plus être utilisé contre lui et en faveur du diagnostic de lymphadénie.

Dans la lymphadénie, et seule la lymphadénie ganglionnaire aleucémique peut prêter à confusion avec la tuberculose hypertrophiante ganglionnaire, dans la lymphadénie aleucémique, le nombre des leucocytes est normal, légèrement augmenté ou diminué ; il existe de la mononucléose et non de la polynucléose ; mais la mononucléose est une lymphocytose, c'est-à-dire que l'augmentation du nombre des mononucléaires est due non à celle des diverses variétés de mononucléaires, mais uniquement à celle des lymphocytes : la lymphocytémie est telle, d'après MM. E. Weil et Clerc, que les lymphocytes représentent de 66 à 92 p. 100 du chiffre des leucocytes.

Les globules blancs ne sont pas les seuls éléments figurés du sang sur lesquels retentisse l'affection ganglionnaire. Il existe chez notre malade un certain degré d'anémie reconnaissable à la décoloration de la peau et des muqueuses et auquel sans doute se rattache la suppression des règles effectuée depuis six mois. Quoi qu'il en soit, le nombre des hématies est abaissé à 3 100 000, 3 200 000, et le taux de l'hémoglobine est tel que la *valeur globulaire*, c'est-à-dire la teneur de chaque globule en hémoglobine, avoisine l'unité en lui demeurant un peu inférieure.

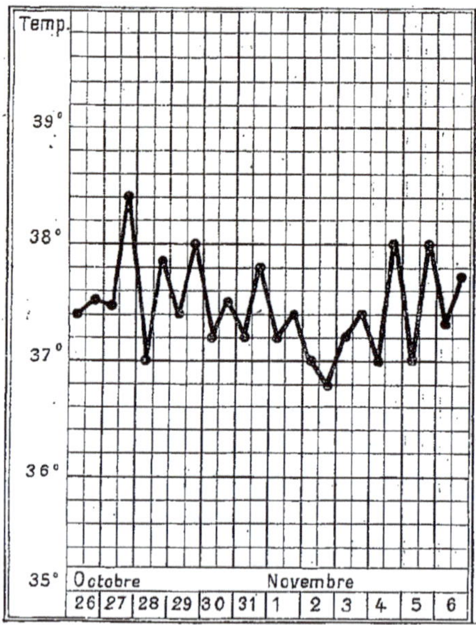

Fig. 50. — Tracé n° 1.

Les grandes fonctions, cependant, sont dans un état satisfaisant : l'appétit de la malade est bon ; l'estomac et l'intestin exercent régulièrement leur travail. La composition des urines est physiologique, comme vous pouvez en juger par l'analyse que j'ai fait placer sous vos yeux. L'appareil respiratoire est sain et ne présente notamment aucun indice de lésion bacillaire. Le système nerveux, enfin, n'est le siège d'aucun phénomène morbide.

Les seuls troubles à noter, en dehors de ceux qui portent

sur le sang, en dehors de l'anémie et de la suppression des règles, consistaient, lorsque la malade est entrée à l'hôpital, en un certain degré d'amaigrissement et de perte des forces. Il existait, en outre, un léger mouvement de fièvre : comme vous pouvez en juger d'après le fragment de courbe représenté sur ce tableau, la température, au voisinage de 37° le matin, s'élevait vers 38°, qu'elle dépassait de temps en temps le soir (tracé n° 1). Il y a là un symptôme d'un certain intérêt au point de vue du diagnostic, puisque, habituel dans la tuberculose, il fait défaut au contraire dans la lymphadénie ganglionnaire.

En présence de cet état, dès l'entrée de la malade dans notre service, nous n'avons pas hésité sur le diagnostic : nous avons écarté résolument celui de lymphadénie pour nous rallier à celui de tuberculose ganglionnaire.

La lymphadénie, je vous l'ai rappelé, est leucémique ou aleucémique.

Leucémique, elle se sépare de la tuberculose par la leucémie même. Dans la tuberculose, on peut bien observer de la leucocytose, mais celle-ci demeure légère et ne peut en imposer pour de la leucémie. De plus, avec ou sans leucocytose, dans la tuberculose, c'est à une polynucléose que, dans la règle, on a affaire, alors que, dans la lymphadénie, la leucémie est lymphocytaire. Même, quand, par exception, la mononucléose, dans la tuberculose, remplace la polynucléose, sa formule n'est point la même que dans la lymphadénie, et par suite la confusion est impossible.

Pour rejeter, d'autre part, la lymphadénie aleucémique, nous ne manquions pas d'arguments. Nous pouvions invoquer et la consistance des ganglions intéressés, et la lésion antécédente de l'oreille, et la formule leucocytaire, et la fièvre. Nous pouvions invoquer encore la durée de la maladie : si grave que soit la tuberculose hypertrophiante des ganglions, sa gravité est dépassée par celle du processus lymphadénique, dont l'évolution intégrale ne dépasse guère deux années.

Comme complément d'information, nous avons pratiqué

l'épreuve de l'intradermo-réaction à la tuberculine, qui s'est montrée parfaitement positive (1).

C'est dans ces conditions que nous avons soumis la malade à un traitement approprié.

Nous lui avons prescrit une alimentation aussi substantielle que possible, en ajoutant à la nourriture hospitalière habituelle de la viande crue râpée à la dose quotidienne de 120 grammes. Nous lui avons fait prendre chaque jour et pendant trois semaines par mois 75 grammes d'huile de foie de morue ambrée. Nous l'avons soumise à une aération aussi large qu'il était possible dans les conditions défectueuses où nous étions placés. Nous lui avons fait faire alternativement des cures arsenicales et des cures iodées en employant l'arsenic inorganique sous la forme de liqueur de Fowler d'une part, et le vin iodotannique officinal d'autre part. Les cures alternées étaient d'une durée de trois semaines chacune. L'arsenic était administré à doses progressives, et la malade, sans aucun trouble digestif ou autre, put aller jusqu'à XV et XX gouttes de liqueur de Fowler par jour, qu'elle prit par fractions dans la boisson des repas. Le vin iodotannique fut pris à la fin des repas. Enfin, sur ma demande, M. Guilleminot voulut bien se charger de faire des applications radiothérapiques sur les tumeurs ganglionnaires de notre malade.

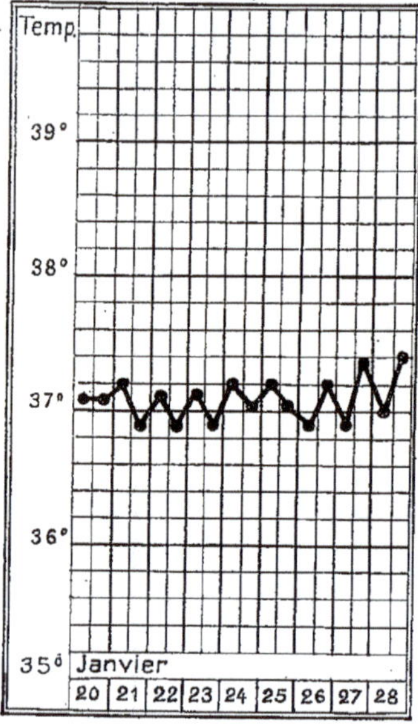

Fig. 51. — Tracé n° 2.

(1) Ultérieurement, ainsi qu'il sera expliqué plus loin, une intervention chirurgicale devint nécessaire : un fragment de ganglion put alors être prélevé, et l'examen histologique montra la nature tuberculeuse des lésions dont il était le siège.

Vous savez que les choses ont paru très bien marcher tout d'abord. L'état local s'est assez rapidement amendé, et nous avons pu constater une notable diminution dans le volume des tumeurs. Les divers ganglions, d'ailleurs, se sont montrés très inégalement sensibles à l'action du traitement. Alors que les derniers pris, je veux parler des ganglions axillaires droits, rétrocédaient visiblement, au contraire, les premiers intéressés, c'est-à-dire les ganglions cervicaux gauches, demeuraient pour ainsi dire immuables.

L'état général n'était pas moins modifié que l'état local. En quelques semaines, la malade reprit des couleurs et des forces, en même temps que son poids augmentait de 7 kilogrammes et que sa température, auparavant anormale, descendait à l'état physiologique (tracé n° 2).

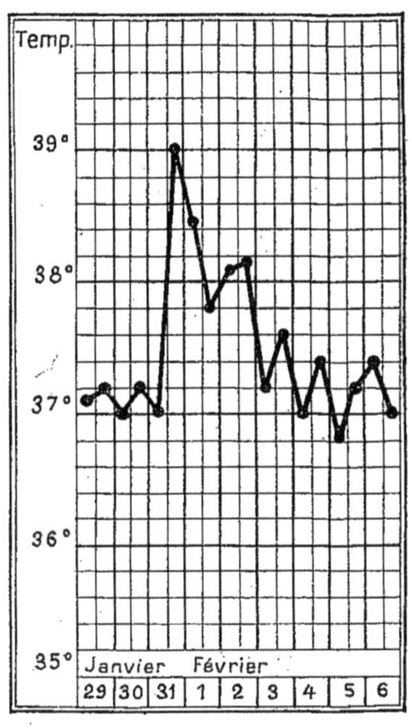

Fig. 52. — Tracé n° 3.

***

Nous avions donc lieu d'espérer, non pas la guérison de la malade, mais tout au moins un arrêt dans l'évolution de sa maladie, lorsque, le 17 janvier 1911, elle fut prise d'une angine. Il s'agissait d'une simple amygdalite pultacée, intéressant presque exclusivement le côté gauche et marquée par le gonflement ainsi que par la rougeur des amygdales avec un léger exsudat. La température, comme vous le constatez sur la courbe (tracé n° 3), s'éleva à 39°.

Eh bien, Messieurs, cette amygdalite eut un effet déplorable. Dès son apparition, la malade éprouva des douleurs extrêmement violentes dans les ganglions préalablement intéressés et surtout dans les ganglions sous-maxillaires gauches. Sur la tuméfaction dont ces ganglions étaient le siège se greffa une véritable surtuméfaction. Toute la région s'empâta, devint chaude, rouge, fluctuante. Enfin le chirurgien dut intervenir pour, au moyen de deux incisions, livrer passage au pus.

Bien entendu, tous ces phénomènes ne s'étaient pas déroulés sans retentissement sur l'état général, et, en quelques semaines, la malade avait perdu tout le bénéfice qu'elle avait acquis antérieurement.

Vous savez, cependant, combien peu, à l'ordinaire, l'amygdalite pultacée a de retentissement sur les ganglions lymphatiques. De toutes les maladies de la gorge, on peut bien dire que c'est l'une de celles qui ont le moins d'action sur ces organes. C'est tout au plus si, chez les sujets affectés d'amygdalite pultacée, on peut noter un léger endolorissement des ganglions sous-maxillaires et, par une palpation attentive, un léger gonflement de ceux-ci.

Chez notre malade, l'amygdalite entraîna des conséquences inusitées et une adénite suppurée en fut le résultat. L'amygdalite, cependant, avait été particulièrement bénigne : non seulement elle n'avait guère affecté qu'un seul côté, mais en outre, au bout de trois ou quatre jours, l'évolution en était entièrement achevée.

Si vous vous représentez l'état des ganglions tel que je vous l'ai décrit dans la forme pseudo-néoplasique de la tuberculose ganglionnaire, vous devez aisément vous expliquer les effets qu'est capable d'exercer sur eux l'amygdalite pultacée. A l'état normal, les ganglions sont doués d'un pouvoir phagocytaire considérable : ce sont autant de forts d'arrêt disposés contre l'infection aux confins de l'économie. Mais, dans la tuberculose hypertrophiante, les ganglions, en perdant leur structure normale, perdent leurs facultés normales : au lieu de triompher des infections, ils en sont la proie. Même une infection minime, et qui, pour un ganglion normal, serait négligeable, comme celle à laquelle ils sont exposés dans l'amygdalite pultacée, peut, au cas de tuberculose hypertrophiante, en triompher.

Au point de vue de la pathologie générale, ce petit fait

d'une suppuration ganglionnaire occasionnée par une simple amygdalite pultacée ne manque pas d'intérêt.

Il est bien représentatif de la gravité des maladies intercurrentes dans la tuberculose étendue des ganglions, et il vérifie une fois de plus cet aphorisme, qui semble de *prime* abord une La Palissade, mais qui est une pensée profonde, à savoir que « pour ne pas devenir malade il faut rester bien portant ».

SEIZIÈME LEÇON

ICTÈRES ACHOLURIQUES SIMPLES

UN CAS D'ICTÈRE CHRONIQUE SPLÉNOMÉGALIQUE

MESSIEURS,

Je vous entretiendrai aujourd'hui d'une malade âgée de vingt-deux ans, domestique, qui est entrée dans notre service il y a sept mois exactement.

Comme vous pouvez le constater, cette jeune femme est atteinte d'un ictère qui est reconnaissable et au niveau de la peau, notamment à la face, et au niveau des muqueuses, du moins aux conjonctives.

Le changement de coloration qu'ont subi ses téguments n'est pas des plus accusé : l'ictère dont elle est affectée n'est pas intense, il est net toutefois et indubitable.

Vous savez, Messieurs, que le substratum chimique de l'ictère consiste dans une hypercholémie pigmentaire plus ou moins marquée. Il était donc intéressant de prélever du sang à notre malade en vue du dosage des pigments biliaires. Cette opération nous a montré que son sérum renferme 1 gramme de bilirubine pour 9^{l},200, et comme, à l'état physiologique, le sérum humain ne contient que 1 gramme de bilirubine pour 36^{l},500, vous voyez, par suite, qu'ici la cholémie est quatre fois environ plus forte que la normale.

Malgré la surcharge en pigment biliaire dont le sang de notre malade est le siège, son urine demeure exempte de bilirubine : non seulement elle n'offre pas de teinte bilieuse, mais, si on lui applique les réactifs des matières colorantes biliaires, notamment ceux de Gmelin et de Salkowski, ceux-ci restent négatifs.

C'est pour des ictères comme celui dont vous avez sous les yeux un exemple, qui ne s'accompagnent pas de la présence de pigments biliaires normaux dans l'urine, que nous avons proposé le qualificatif d'*acholuriques*.

Ce terme ne doit donc pas être pris dans son sens absolu et comme signifiant que l'urine est dépourvue de tout principe biliaire ; il ne vise que les seuls éléments pigmentaires normaux.

Qu'un ictère puisse être acholurique, c'est là un fait de notion encore récente et qui n'a pas été admis sans résistance. Reportez-vous aux bulletins des sociétés médicales d'il y a dix ans, et vous verrez combien certains esprits alors étaient réfractaires à cette donnée.

Non seulement, disait-on, il n'y a pas, en fait, d'ictère sans pigments biliaires dans l'urine, mais encore on ne comprendrait pas la possibilité de tels ictères. Que deviendraient, en effet, les pigments biliaires en circulation dans le sang ?

Eh bien, Messieurs, non seulement les ictères acholuriques existent, et ils sont d'une très grande fréquence, mais encore l'aptitude qu'a la bilirubine de se transformer au niveau des reins, par réduction et hydratation, en urobiline ou hydrobilirubine, en explique la possibilité. La vérité est que les ictères acholuriques sont d'ordinaire des ictères avec urobilinurie. Notre cas en témoigne une fois de plus : l'urobiline s'y montre abondante, surtout à l'état de chromogène, et M. Descomps, qui en a pratiqué le dosage d'après une méthode qu'il a imaginée dans mon laboratoire, l'estime à 0,03 par jour.

A côté de l'urobiline substituée à la bilirubine et qu'il faut considérer dans l'espèce comme son équivalent, je dois mentionner les sels biliaires. Ceux-ci, recherchés à diverses reprises par mon chef de laboratoire de chimie, M. Deval, ont toujours été constatés et, dosés, ils se sont montrés atteindre un poids allant de $0^{gr},05$ à $0^{gr},07$ dans les vingt-quatre heures.

J'ajoute, pour en finir avec les urines, que l'urée et l'acide urique, les chlorures et les phosphates y existent en quantité normale, qu'enfin l'albumine et le sucre y ont été recherchés en vain.

Acholurique ou cholurique, tout ictère doit immédiatement diriger les investigations du côté du foie et de la rate.

Or, si le foie de notre malade est d'apparence sensiblement normale, ses limites étant normales, sa consistance normale, il en va tout autrement de la rate.

Celle-ci, par son extrémité supérieure, correspond au huitième espace intercostal, alors que son extrémité inférieure descend presque jusqu'à l'épine iliaque antéro-supérieure. Dirigée obliquement de haut en bas et d'arrière en avant, elle atteint une longueur d'environ 20 centimètres. Elle est donc considérablement hypertrophiée (fig. 53).

Par le palper, auquel elle est très largement accessible, il est aisé de reconnaître que sa consistance n'est nullement dure et que, pas plus que celle du foie, sa substance n'est douloureuse.

En dehors des modifications de volume subies par la rate, on ne note, chez notre malade, aucun autre signe physique abdominal, ni d'ailleurs aucun trouble fonctionnel digestif. Son appétit est régulier, sa langue bonne ; ses fonctions stomacales et intestinales s'exécutent convenablement : ses selles, notamment, retenez ce détail, ont une coloration ordinaire ; elles ne sont pas, comme dans certains ictères, pâles et décolorées. La malade, d'autre part, n'a jamais eu d'hémorroïdes, et elle n'a jamais présenté d'hémorragies digestives sous forme d'hématémèses ou de melæna.

Son appareil génital est sain, et il en va de même de son appareil respiratoire. Le système nerveux n'est pas absolument indemne, la malade éprouve fréquemment la sensation de boule et elle esquisse aisément de petites crises hystériformes. Mais, malgré que les urines contiennent une certaine proportion de sels biliaires, on ne note ni sensibilité particulière au froid avec chair de poule facile, ni prurit et urticaire. Seule, une légère bradycardie pourrait être considérée comme l'expression d'une action toxique exercée par les sels biliaires

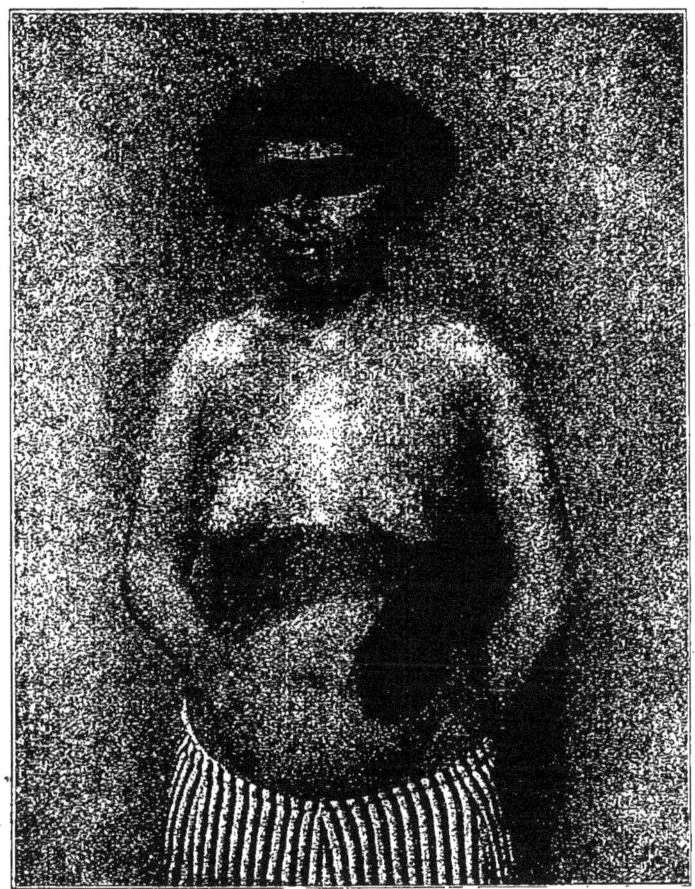

Fig. 53. — Ictère chronique splénomégalique.

sur le système nerveux : le pouls ne bat en moyenne que 65 fois à la minute, ce qui est peu pour une femme de vingt-deux ans.

L'état général est défectueux à un double point de vue : d'une part, la malade offre une tendance manifeste à l'obésité si bien que, malgré sa petite taille, elle ne pèse pas moins de 73 kilogrammes ; d'autre part, elle présente les lésions hématiques d'une anémie légère, à savoir une diminution des hématies dont le chiffre est de 3800000 (1), une diminution de l'hémoglobine dont le taux est de 75 p. 100, si bien que la valeur globulaire est de 0,79. J'ajoute que le nombre des leucocytes est de 6500, dont 67 p. 100 de polynucléaires et 33 p. 100 de mononucléaires.

Comme vous le voyez, Messieurs, notre malade est atteinte d'ictère acholurique, avec splénomégalie énorme, anémie légère et léger état névropathique.

***

La recherche que nous avons faite du début des accidents nous a montré qu'ils étaient de date relativement récente : ce serait effectivement il y a onze mois seulement qu'ils auraient apparu. La malade alors accoucha (9 juillet 1910), et, comme, consécutivement à sa délivrance, elle ne se rétablissait pas, comme elle avait un peu de fièvre et surtout qu'elle jaunissait, elle fut soumise à un examen méthodique qui révéla l'existence de la splénomégalie.

Jusque-là, la malade avait, affirme-t-elle, le teint frais, et jamais elle n'avait entendu dire que sa rate fût grosse. Elle avait eu, à diverses reprises, l'occasion de recevoir des soins médicaux, notamment en juin 1909, où elle aurait été atteinte de rougeole compliquée de congestion pulmonaire, puis en août 1909, où elle avait été opérée d'une fistule à l'anus ; mais, ni son teint ni l'état de sa rate n'avaient alors frappé l'attention.

Il semble donc bien que la maladie actuelle n'ait débuté que depuis onze mois, et il semble également que la grossesse et l'accouchement en aient été le point de départ. Comment et pourquoi la grossesse a-t-elle été suivie d'un semblable résultat?

Si ce n'est pas le lieu d'aborder et de discuter une telle

(1) Dont 1 p. 100 d'hématies granuleuses.

question, nous pouvons tout au moins noter ici, d'après le dire de la malade, l'absence dans sa famille de tout indice d'affection hépatique ou splénique pouvant être invoquée à l'appui de l'hypothèse d'une tare héréditaire (teint cholémique, jaunisse, lithiase biliaire, cirrhose, etc.). Sa mère est morte jeune, de tuberculose pulmonaire ; son père est vivant et bien portant ; elle a un frère également en bonne santé. Son enfant, enfin, vigoureux à la naissance, a été mis en nourrice, où il a récemment succombé à des accidents digestifs.

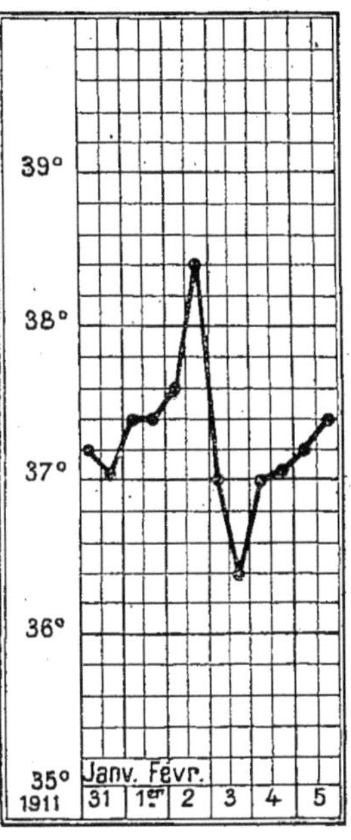

Fig. 54. — Tracé n° 1.

Notre malade, Messieurs, avait accouché depuis quatre mois et demi et depuis le même temps était devenue ictérique, lorsqu'elle fut prise d'un rhumatisme singulier qui, après avoir effleuré le cou-de-pied gauche, se fixa avec violence dans le coude droit. C'est alors, — l'on était à la fin de novembre 1910, — qu'elle entra dans notre service.

Je ne vous rappellerai pas par le menu tous les détails de cet épisode pathologique déjà ancien. Je vous remémorerai seulement l'aspect pseudo-phlegmoneux pris par l'article ou plutôt par le membre intéressé et la marche de la température qui s'éleva tout d'abord à 39°,2, puis oscilla entre 37° et 38°,5, pour redevenir au douzième jour normale. Nous portâmes le diagnostic de pseudo-rhumatisme infectieux et incriminâmes le gonocoque, dont, il faut le reconnaître, la présence ne fut pas pertinemment établie par la recherche bactériologique.

Quoi qu'il en soit, guérie de son arthrite, la malade demeura longuement dans le service, où nous pûmes l'observer et l'étudier à loisir.

Nous reconnûmes ainsi que la marche de son ictère n'était nullement uniforme, mais, au contraire, semée de *crises paroxystiques*. Celles-ci tantôt se montrent sans cause appréciable et tantôt se produisent à l'occasion d'une émotion, d'une contrariété, etc.

Elles se marquent par une série de symptômes pour ainsi dire toujours les mêmes et se déroulant dans le même ordre. Ce sont d'abord des douleurs abdominales violentes dont le siège est susceptible de variations, mais qui cependant offrent une prédilection marquée pour la région splénique. La rate, déjà considérablement augmentée de volume, s'hypertrophie davantage encore ; elle se tend, devient ferme et douloureuse à la moindre pression. A ce moment, la température monte et, soit le premier, soit le second jour, elle s'élève au delà de 38° et même de 39°. Vous avez sous les yeux les courbes thermiques recueillies au moment de deux crises : comme vous pouvez le constater, la température s'éleva dans l'une à 38°,4 (tracé n° 1) dans l'autre à 39°,6 (tracé n° 2).

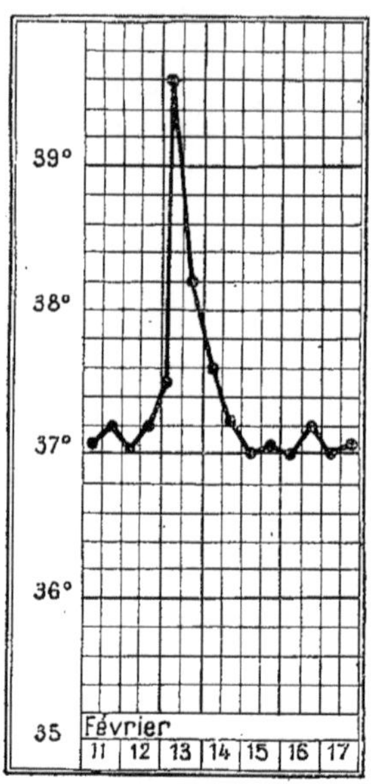

Fig. 55. — Tracé n° 2.

L'hyperthermie, d'ailleurs, est d'ordinaire très passagère, ne durant que vingt-quatre à quarante-huit heures, au bout desquelles la température reprend son rythme habituel. Remarquez que, chez notre malade, celui-ci n'était pas absolument physiologique, mais que, fait sur lequel je reviendrai, existait chez elle une tendance manifeste à la monothermie (tracé n° 3).

Le deuxième jour des crises, se montre un symptôme nouveau, à savoir la recrudescence de l'ictère. Celui-ci est annoncé, puis accompagné par la surcoloration des urines, qui de la teinte urobilinique passent à la teinte bilieuse et donnent la réaction de Gmelin, si bien que, d'acholurique, l'ictère devient cholurique. Ces manifestations, surictère et cholurie, sont, bien entendu, sous la dépendance d'une recrudescence de la cholémie : dans une des crises, nous avons pratiqué la cholémimétrie, et nous avons ainsi pu reconnaître que de 1 p. 9 200, chiffre habituel, le taux de la bilirubine s'était élevé à 1 p. 5 000, chiffre presque deux fois plus élevé.

Non seulement au moment des poussées paroxystiques augmentent la cholémie et l'ictère, en même temps qu'à l'acholurie succède la cholurie, mais encore, entre les trois crises éprouvées par la malade durant son séjour à l'Hôtel-Dieu, il en est deux qui se sont accompagnées d'urticaire et d'un prurit intense, comme si la recrudescence toxique portait non pas seulement sur les seuls principes pigmentaires de la bile, mais aussi sur les éléments salins. D'ailleurs, le dosage des sels biliaires, pratiqué dans l'urine par M. Deval au moment de l'une des crises, établit que le taux de ceux-ci, qui, à l'habitude se tenait entre 0,05 et 0,07, s'était élevé à 0,15. Il se trouvait ainsi, le résultat cholémimétrique relaté plus haut ayant été fourni par la même crise, que, comme la bilirubine, dans cette crise, les sels biliaires avaient approximativement doublé. Je ne manquerai pas de revenir sur cette question ultérieurement.

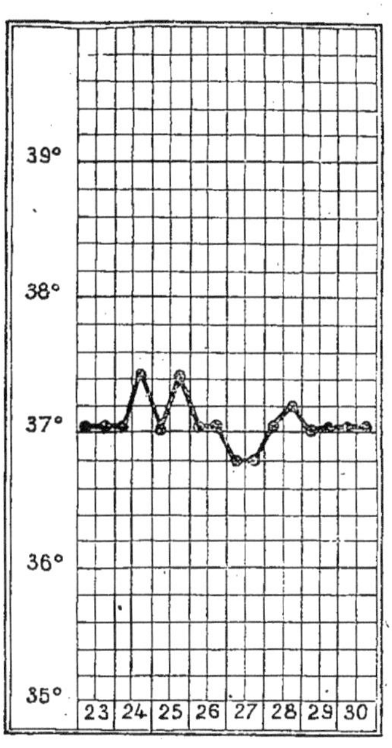

Fig. 56. — Tracé n° 3.

De même que l'état habituel, les crises paroxystiques ne s'accompagnent pas de décoloration des fèces. Cependant, lors de la première crise qu'elle eut à l'Hôtel-Dieu, la malade nota expressément que ses matières étaient devenues blanches pendant les premières vingt-quatre heures ; malgré que le fait n'ait été constaté que par la malade elle-même, il mérite d'être consigné à titre de document d'attente.

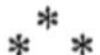

En résumé, Messieurs, l'état chronique qu'offre notre malade et qui est essentiellement caractérisé par de l'ictère, sans cholurie, avec splénomégalie considérable, cet état, dis-je, est traversé par des poussées aiguës que marquent principalement la surtuméfaction douloureuse de la rate et la recrudescence de l'ictère, qui, d'acholurique, devient cholurique. A ces signes, et à ceux moins importants qui les accompagnent, vous avez pu reconnaître cette modalité particulière des ICTÈRES ACHOLURIQUES SIMPLES, à laquelle convient l'appellation d'*ictère chronique splénomégalique.*

Vous n'ignorez pas que diverses théories pathogéniques ont été attribuées à ce curieux état morbide et que, notamment, dans ces dernières années, on a cru en trouver la raison dans une fragilité particulière des hématies. Il était donc d'un grand intérêt d'étudier chez notre malade la résistance de ces éléments.

Cette recherche a été pratiquée par M. Chabrol, d'une part en dehors des crises, d'autre part au moment des crises même, ou du moins au moment de l'une d'entre elles.

Dans l'intervalle des crises, la résistance globulaire se montra normale (1), et c'est ainsi qu'envisagée à deux reprises dans la journée du 27 mars, elle fournit chaque fois les chiffres suivants : H^1 46-48, H^2 42, H^3 38.

Au moment des crises, par contre, la résistance globulaire fléchit fortement et fait place à une fragilité marquée. Celle-ci est surtout notable, tout au début des crises ; elle va en s'atténuant rapidement si bien qu'au bout de quelques jours la résistance est redevenue normale. Du moins en fut-il ainsi dans la crise envisagée : le 31 janvier, premier jour de la crise, nous obtînmes les résultats suivants : H^1 58, H^2 52, H^3 40 ; le

(1) La recherche des hémolysines dans le sérum, faite par M. Chabrol, demeura également négative.

2 février, troisième jour de la crise : H^1 54, H^2 48, H^3 38-40 ; enfin, le 10 février (1), à la fin de la crise : H 50, H^2 46, H^3 38. Dans la théorie qui fait de la fragilité globulaire la lésion initiale de la maladie, qu'il soit admis que les globules fragiles se détruisent dans la circulation même (Widal) ou dans la rate (Chauffard), des faits comme celui que je viens de relater sont difficilement explicables. Il était déjà malaisément acceptable que dussent être considérés comme atteints de maladies différentes des sujets qui offraient un tableau symptomatique identique, parce que l'un avait de la fragilité globulaire, l'autre pas, surtout quand, circonstance aggravante, ces sujets étaient unis par des liens de parenté. Notre cas est plus embarrassant encore.

Pour nous, qui ne plaçons pas dans le sang le point de départ des phénomènes morbides, qui considérons la fragilité globulaire comme une contingence secondaire, nous ne sommes point gênés par les faits disparates que la clinique nous apporte. Bien au contraire, c'est en partant d'eux que, notre hypothèse primitive ne s'étant pas vérifiée, nous avons été conduits à nous détourner de la théorie hématogène pour nous orienter vers d'autres vues pathogéniques.

(1) C'est dans cette même crise de janvier-février que la cholémimétrie nous montra que la teneur du sérum sanguin en bilirubine avait doublé, et c'est encore dans la même crise que, par l'examen des urines, nous pûmes reconnaître que les sels biliaires y avaient également approximativement doublé.

DIX-SEPTIÈME LEÇON

ICTÈRES ACHOLURIQUES SIMPLES

CHOLÉMIE SIMPLE FAMILIALE ET ICTÈRE CHRONIQUE SIMPLE

ÉTUDE CLINIQUE

MESSIEURS,

Dans ma précédente leçon, je vous ai relaté l'histoire d'une malade qui est atteinte d'*ictère chronique splénomégalique* et qui, tour à tour, selon les moments envisagés, état habituel ou poussées paroxystiques, présente soit une résistance globulaire normale, soit de la fragilité globulaire.

Ainsi que nous l'avons établi par des recherches déjà anciennes (1), l'ictère chronique splénomégalique n'est pas une entité pathologique distincte, mais seulement l'une des modalités cliniques — à la vérité la plus caractéristique — d'un vaste état morbide pour lequel nous avons proposé l'appellation d'ICTÈRE ACHOLURIQUE SIMPLE.

Dans ces dernières années, MM. Chauffard et Widal ont cru devoir, au nom de la pathogénie, effectuer le démembrement de cette importante maladie : relevant l'existence de la fragilité globulaire chez certains malades atteints d'ictère acholurique, notamment dans des cas où l'affection revêtait

(1) Nos premières études sur les ictères acholuriques remontent à quinze ans en arrière.

la forme clinique de l'ictère splénomégalique, ils ont été conduits à distraire l'ictère hémolytique de la « cholémie de Gilbert » (Widal).

Si le critérium sur lequel se sont appuyés MM. Chauffard et Widal se fût montré infaillible, si tout ictère comportant la fragilité globulaire avait mérité d'être rangé parmi les ictères hémolytiques, et tout ictère ne la comportant pas d'en être séparé, leurs conclusions se fussent vérifiées. Mais il n'en est pas ainsi, et il n'en pouvait être ainsi, selon nous.

En réalité, l'histoire de l'ictère splénomégalique ne doit pas être détachée de celle de l'ictère acholurique simple dont il relève.

Embrassons donc la question dans son ampleur et, à propos de l'observation que je vous ai relatée et sur laquelle je reviendrai à maintes reprises, pour vous en faire ressortir les particularités, étudions non pas l'ictère splénomégalique, mais l'ictère acholurique ; envisageons-en les traits cliniques et les conditions étiologiques, après quoi nous en discuterons la pathogénie.

L'ictère acholurique simple tire sa dénomination de son caractère clinique principal. C'est un ictère acholurique qui le constitue essentiellement, en effet. Il mérite le qualificatif de *simple* au double point de vue clinique et étiologique. Cliniquement, il est simple en ce sens que l'ictère, — et un ictère acholurique, — représente, dans la grande majorité des cas, en quelque sorte, toute la maladie. Étiologiquement il est simple, dans le même sens que l'on donne aux qualificatifs *idiopathique*, *essentiel*, *primitif*, qui s'opposent, vous le savez, aux qualificatifs *deutéropathique*, *symptomatique*, *secondaire*.

L'ictère acholurique, à cet égard, est comparable à quantité d'autres états morbides : à l'anémie, par exemple, ou à l'asthme et, de même qu'il existe une anémie essentielle ou primitive, ou simple, et une anémie secondaire ou symptomatique, ainsi existe-t-il un ictère acholurique simple, primitif ou essentiel et un ictère acholurique secondaire ou symptomatique (1).

(1) GILBERT et CASTAIGNE, Note sur l'ictère acholurique (*Soc. biol.*, 1899).

Non pas rare, mais banal est l'ICTÈRE ACHOLURIQUE SYMPTOMATIQUE : c'est que, Messieurs, la condition nécessaire et suffisante, grâce à laquelle se réalise cet ictère, est la légèreté, et que nombreuses sont les maladies qui s'accompagnent ou peuvent s'accompagner d'ictère léger. Si, d'ailleurs, dans certaines maladies, l'ictère est tantôt cholurique et tantôt acholurique, ou bien successivement cholurique et acholurique, il y a aussi des maladies dans lesquelles, sauf exception, l'ictère se montre par excellence acholurique : ainsi en est-il par exemple dans la pneumonie.

***

Mais j'ai hâte d'en venir à l'ictère acholurique simple.

L'ictère qui en constitue le symptôme principal s'y montre extrêmement variable en intensité. Dans les cas les plus légers, la coloration de la peau se rapproche de la normale, et les muqueuses ne sont pas teintées. Dans les cas les plus prononcés, au contraire, peau et muqueuses sont fortement colorées en jaune. Toutefois, jamais la teinte des téguments ne devient égale en intensité à celle qu'on observe dans les plus grands ictères, tels que l'ictère par rétention.

La cholémimétrie donne bien la mesure des variations de l'ictère dans l'ictère acholurique simple. On sait qu'à l'état normal le sang humain renferme des pigments biliaires, et on sait qu'en moyenne il en contient 1 gramme pour 36 000 grammes de sérum (Gilbert et Herscher). De ces chiffres se rapprochent ceux que fournit la cholémimétrie dans les cas d'ictère acholurique les plus légers. Dans les cas les plus intenses, ils s'en écartent considérablement, mais sans atteindre ceux que fournissent les plus grands ictères. Dans l'obstruction du cholédoque, dans l'ictère grave, nous avons vu, M. Herscher et moi, la cholémie atteindre un tel niveau que le sérum sanguin renfermait 1 gramme de bilirubine pour 1000 grammes ou même pour 900 grammes de sérum ; dans l'ictère acholurique, nous n'avons jamais vu la proportion de 1 pour 3000 être dépassée, quantité, soit dit en passant, qui correspond à la moyenne cholémimétrique de la cirrhose biliaire.

Si, depuis le taux normal jusqu'à celui de 1 p. 3000, la cholémimétrie peut, dans l'ictère acholurique simple, fournir tous les taux intermédiaires, en fait, cependant, les malades, envisagés au point de vue de l'ictère, se séparent en deux catégories.

Les uns, légèrement touchés (1), ont le teint faiblement ou modérément jaune, sans que leurs muqueuses, les conjonctives notamment, ne soient manifestement intéressées. Quelquefois la teinte ictérique se localise bizarrement ou prédomine à la paume des mains et à la plante des pieds. Dans l'immense majorité des cas, elle est généralisée avec une prédilection marquée pour la face. De ces sujets, nul ne dit qu'ils ont la jaunisse; mais on reconnaît volontiers qu'ils ont le teint bilieux; d'ailleurs, « c'est de famille ». C'est pour cette catégorie de malades que nous avons, M. Lereboullet et moi, créé l'appellation de CHOLÉMIE SIMPLE FAMILIALE.

Les autres, fortement atteints (2), n'ont pas seulement la peau, mais aussi les muqueuses, les conjonctives du moins, colorées en jaune ; la teinte de leurs téguments est telle que nul ne peut méconnaître leur jaunisse. Toutefois il s'agit non d'un ictère intense, mais d'un ictère léger, voire plutôt d'un subictère. C'est aux faits de cet ordre qu'avec M. Lereboullet nous avons donné l'appellation d'ICTÈRE CHRONIQUE SIMPLE.

A la face, dans l'ictère chronique comme dans la cholémie familiale, se montrent fréquemment des pigmentations mélaniques (3) sous forme de grains de beauté, d'éphélides, de taches hépatiques, de lunettes pigmentaires, de masque et, comme vous pouvez le constater, notre malade n'en est pas exempte : du moins les grains de beauté ne lui ont-ils pas été refusés.

Il était intéressant de placer en regard du chiffre qui exprime le taux cholémimétrique normal moyen ceux qui

(1) GILBERT et LEREBOULLET, Des ictères acholuriques simples (*Soc. hôp.*, 1900); Cholémie simple familiale (*Sem. méd.*, 1901).

(2) GILBERT CASTAIGNE et LEREBOULLET, De l'ictère familial (*Soc. hôp.*, 1900) ; GILBERT et LEREBOULLET, Des ictères chroniques simples (*Soc. hôp.*, 1903) ; RODOCANACHI, *id.*, Thèse de Paris, 1903.

(3) GILBERT et LEREBOULLET, Les mélanodermies d'origine biliaire (*Soc. hôp.*, 1902) ; MICHEL, *id.*, Thèse de Paris, 1902.

expriment les taux cholémimétriques moyens de la cholémie familiale et de l'ictère chronique.

Il résulte de nos recherches à cet égard que, dans la cholémie familiale, le sérum sanguin, en moyenne, contient 1 gramme de bilirubine pour 16 000 grammes (1) et, dans l'ictère chronique, 1 gramme pour 7 000 grammes. Ainsi, dans la cholémie familiale, le sang est plus de deux fois plus riche en bile ou du moins en pigment biliaire qu'à l'état normal et, dans l'ictère chronique, il est plus de deux fois plus riche que dans la cholémie et plus de cinq fois qu'à l'état normal.

Rappelez-vous que la malade, dont je vous ai relaté l'observation, avait à l'ordinaire 1 gramme de bilirubine pour 9200 de sérum, et au moment des poussées paroxystiques, 1 gramme pour 5 000; elle se tenait ainsi tantôt au-dessous et tantôt au-dessus du chiffre moyen.

Qu'il s'agisse de cholémie simple familiale ou qu'il s'agisse d'ictère chronique simple, l'ictère, sauf exception, se montre acholurique, c'est-à-dire que, d'après le sens qu'il convient d'attribuer à ce qualificatif, il ne s'accompagne pas de la présence de bilirubine dans l'urine.

Le fait, après avoir été contesté, ainsi que je vous le rappelais dans notre précédente leçon, est aujourd'hui universellement accepté. Il s'explique, non pas par une qualité particulière de l'ictère, mais par sa légèreté, ou plutôt par la légèreté de la cholémie qui lui sert de substratum. Rappelez-vous les chiffres de 1 p. 16 000 et de 1 p. 7 000 qui expriment la teneur moyenne en bilirubine du sérum sanguin dans la cholémie familiale et dans l'ictère chronique. Élevés par rapport à ceux qui expriment la teneur en bilirubine du sérum normal (1 p. 36 000), ils sont faibles, au contraire, par rapport à ceux qu'on relève dans les maladies à grands ictères, comme par exemple la cirrhose biliaire (1 p. 3 000), et surtout l'ictère grave (1 p. 1 000), ou l'obstruction calculeuse du cho-

(1) Ce chiffre est aussi celui que nous a donné, en moyenne, la pneumonie, maladie qui amène une modification ictérique des téguments, comparable en intensité à celle de la cholémie familiale.

lédoque (1 p. 1000 ou même 1 p. 900). Pour que la bilirubine passe dans l'urine, il ne suffit pas que le sang en contienne, il faut qu'il en contienne une quantité énorme, sans quoi le rein la transforme en urobiline et l'élimine sous cet état. La meilleure preuve, d'ailleurs, que l'acholurie ne tient pas à une qualité particulière de l'ictère, c'est que, dans les cas d'ictère chronique simple, où la cholémie atteint un haut degré, soit en permanence, soit, comme chez notre malade, par paroxysmes, les urines se montrent choluriques, permannemment ou paroxystiquement.

Acholuriques ou plus exactement abilirubinuriques, les urines renferment un équivalent de la bilirubine, à savoir une bilirubine réduite et hydratée, de l'hydrobilirubine, ou, si vous préférez, de l'urobiline. Tantôt il s'agit de l'urobiline même, et tantôt d'une urobiline dont la réduction a été poussée plus loin, c'est-à-dire du chromogène de l'urobiline ou urobilinogène, ce dernier corps ne le cédant en rien à l'urobiline par son importance.

D'une façon générale, l'urobiline reste légère dans la cholémie familiale, et elle s'accuse dans l'ictère chronique. Lorsqu'elle est forte, l'urine prend une coloration rouge particulière : c'est que, contrairement à ce qui a été avancé, l'urobiline, sans posséder l'action colorante de la bilirubine, n'est pas totalement dépourvue de pouvoir tinctorial.

Qu'avec M. Herscher et moi vous acceptiez ou non l'origine rénale de l'urobiline et qu'avec nous vous admettiez ou non que l'urobilinurie est un signe de cholémie, ce qui est assuré, c'est que, ni de la présence ni de l'abondance de l'urobiline dans l'urine vous ne tirerez aucune déduction pronostique, car, comme nous l'avons établi, *l'urobilinurie n'est pas un signe d'insuffisance hépatique.*

Littéralement acholuriques, les urines ne devraient contenir ni principes pigmentaires, ni éléments salins d'origine biliaire. La vérité est que si, sauf exception, elles sont exemptes de bilirubine, elles peuvent l'être aussi de sels biliaires. Dès 1903 (1), nous avons reconnu la possibilité de cette éventua-

(1) RODOCANACHI, *loc. cit.*

lité qui, depuis lors, a été érigée en loi. Toutefois, il faut bien reconnaître qu'à cet égard nous ne sommes pas pleinement documentés et que de nouvelles recherches sont nécessaires.

Chez notre malade, l'urine en renfermait de 0,05 à 0,07 par jour, et au moment des paroxysmes, en même temps que la cholémie pigmentaire doublait (1 p. 5 000 au lieu de p. 9 200), la cholémie saline subissait un augment comparable (0,15).

Quoi qu'il en soit, Messieurs, on admet que les signes d'intoxication par les sels biliaires font défaut. Le fait a été consigné d'ancienne date (1899). Mais c'est dans ces derniers temps surtout qu'on y a insisté. Sur ce point, deux remarques s'imposent.

La première, c'est que si, dans la règle, l'ictère acholurique ne comporte pas de signes d'intoxication par les sels biliaires, à savoir, sensibilité au froid et chair de poule facile, prurit et urticaire, bradycardie, des exceptions ne sont pas rares : nous en avons, M. Lereboullet et moi, relaté un certain nombre, et divers observateurs en ont publié également (Hayem, Rosenfeld, Œttinger).

Vous n'avez pas oublié que notre malade avait le pouls un peu lent et qu'à deux reprises, à l'occasion de poussées ictériques, elle fut prise de prurit et d'urticaire.

Ma seconde remarque est relative au degré ou, si l'on préfère, à l'intensité de l'intoxication biliaire. On a écrit : « Malgré la présence d'un ictère souvent aussi intense que celui réalisé par l'obstruction des voies biliaires..., il est surprenant de voir que jamais n'apparaissent chez ces malades de signes d'intoxication ». Eh bien, comme nous l'avons montré, l'ictère acholurique simple ne réalise jamais une intoxication biliaire aussi forte que l'obstruction du cholédoque : dans le type cholémie familiale, elle est, en moyenne, 16 fois moins accusée, dans le type ictère chronique 7 fois, et dans le cas d'ictère chronique, de tous le plus prononcé que nous ayons eu l'occasion d'étudier, l'intoxication était encore trois fois moindre. En réalité, en comparant à l'ictère par obstruction l'ictère par ictère acholurique, on compare des incomparables.

Le xanthélasma lui-même peut se rencontrer : il s'agit du petit xanthélasma plan des paupières, que certains yeux d'ailleurs peuvent laisser passer facilement inaperçu.

« Les selles, malgré l'intensité de l'ictère, conservent leur coloration et sont même, parfois, surcolorées. » C'est dans ces termes que s'exprime notre externe Rodocanachi (1), dans l'importante thèse qu'il a consacrée, en 1903, à l'*ictère chronique simple*, et il ajoute que, par intervalles, elles peuvent se décolorer ou subir des alternatives de décoloration et de surcoloration. On ne saurait mieux dire. Ainsi en est-il d'ailleurs dans la cholémie simple familiale.

***

L'exploration de l'organisme révèle tantôt l'intégrité clinique du foie et de la rate, et tantôt leur hypertrophie. Dans cette dernière alternative, tantôt la rate seule est hypertrophiée, et tantôt le foie, tantôt enfin les deux organes sont à la fois intéressés.

L'augmentation de volume de la rate est plus fréquente que celle du foie ; elle est également susceptible d'être poussée plus loin. Lorsque le foie est modifié, il est rare qu'il déborde le rebord costal de plus de quelques centimètres ; lorsqu'il s'agit de la rate, à côté de cas dans lesquels l'organe n'est perceptible que sur une longueur de 8 ou 10 centimètres, il en est dans lesquels il atteint 20, 25 et même 27 centimètres ; si bien qu'alors que l'accroissement de volume du foie ne dépasse guère 20 à 25 p. 100 du volume normal, celui de la rate peut aller jusqu'à 400 et 500 p. 100.

Ajoutons qu'à ces modifications de volume ne s'associent pas de modifications de consistance : le foie, notamment, conserve sa consistance normale, importante particularité qui permet d'emblée d'écarter le diagnostic de cirrhose.

Rapprochée de l'ictère, l'hypertrophie splénohépatique se montre d'une façon générale d'autant moins fréquente et

(1) Rodocanachi, *loc. cit.*

d'autant moins accusée qu'il est lui-même plus léger et, inversement, d'autant plus commune et d'autant plus accentuée qu'il est lui-même plus dessiné. Mais il ne s'agit là que d'une loi générale, et l'on peut voir par exception l'hypertrophie avec ictère léger et la non-hypertrophie avec ictère accusé.

On sait qu'avec M. Lereboullet, après avoir pris pour base d'une première classification de l'ictère acholurique le degré de l'ictère, nous avons fondé sur l'état du foie et de la rate une seconde classification, et que celle-ci nous a permis de distinguer quatre catégories de faits, à savoir : 1° ceux de *forme pure*, où la rate et le foie demeurent normaux ; 2° ceux de *forme splénomégalique* (1), où la rate apparaît hypertrophiée ; 3° ceux de *forme hépatosplénomégalique* où l'hypertrophie du foie s'associe à celle de la rate ; 4° enfin, ceux de *forme hépatomégalique*, où seul le foie est augmenté de volume (2).

Caractérisée par un ictère léger, la cholémie familiale comporte, dans la grande majorité des cas, l'état normal du foie et de la rate, et par suite les faits qui s'y rattachent sont, sauf exception, de forme pure.

Inversement, marqué par un ictère accentué, l'ictère chronique comporte presque toujours des modifications de la rate et du foie, et, la forme hépatomégalique étant rare, c'est aux formes splénomégalique ou hépatosplénomégalique qu'on a affaire.

Il ne faut pas méconnaître cependant la possibilité d'une cholémie familiale de forme splénomégalique ou hépatosplénomégalique, ni la possibilité inverse d'un ictère chronique de forme pure.

Notre malade, atteinte d'ictère chronique, ne devait pas, conformément à la règle, demeurer indemne de toute modification splénohépatique : chez elle, la rate était grosse, le foie

(1) Il n'y a nul doute que les faits relatés par M. Hayem, dès l'année 1898, sous l'appellation d'*ictère chronique splénomégalique*, ressortissent à cette variété ou à la variété hépatosplénomégalique.

(2) On conçoit, d'après ce que nous avons dit ci-dessus, que cette dernière forme soit la plus rare de toutes. Nous en avons cependant observé quelques exemples.

n'était pas touché, et ainsi son cas se classait dans l'ictère chronique splénomégalique.

De volume normal ou hypertrophié, le foie, le plus souvent, si l'on en juge par la coloration des selles et leur teneur en stercobiline, par le taux de l'urée urinaire et par le résultat de l'épreuve de la glycosurie expérimentale, est dans un état fonctionnel satisfaisant. Quelquefois, il semble en état d'hyperfonctionnement, et c'est ainsi que, dans un cas d'ictère chronique observé avec M. Lereboullet, où il était légèrement hypertrophié, non seulement l'épreuve du sucre donnait des résultats négatifs avec l'emploi des doses coutumières de glycose, mais aussi avec celui de doses beaucoup plus élevées (200 et 250 grammes).

Mais, Messieurs, l'hyperfonctionnement ne résume pas l'ensemble des troubles dont le foie peut être le siège. Ainsi que nous le verrons, l'hypofonctionnement peut aussi entrer en scène, et il y a lieu de présumer la possibilité d'une viciation fonctionnelle.

Quoi qu'il en soit, divers symptômes peuvent se montrer dont la source paraît être dans une perturbation des fonctions hépatiques, à savoir la *goutte*, l'*albuminurie*, les *hémorragies*, les *nœvi vasculaires artériels et capillaires* et les *hémorroïdes*.

Quelques mots sur les trois premiers d'entre eux.

Les connexions qui existent entre la goutte et l'ictère acholurique sont établies par un certain nombre d'observations. Mon élève Vaury (1), qui a consacré sa thèse à ce sujet, n'a pas réuni moins de 7 cas d'ictère chronique compliqué de goutte. A la vérité, 3 de ceux-ci, empruntés à Murchison et Moxon, appartenaient à la même famille (mère et ses deux fils). Elle peut s'associer au diabète, comme chez l'un de nos malades. L'anémie n'en exclut pas la possibilité, ainsi qu'en témoigne le cas de Lortat-Jacob et Sabareanu, qui comportait, soit dit en passant, une extrême fragilité globulaire.

L'existence de la goutte dans l'ictère acholurique est à rapprocher de la constatation qui en a été faite dans diverses

(1) VAURY, *Contribution à l'étude du foie dans la goutte*. Thèse de doctorat, Paris, 1907.

affections biliaires et hépatiques, notamment dans la lithiase biliaire, et elle est propre à jeter une certaine lumière sur sa nature et sur le rôle que joue le foie dans sa production.

L'albuminurie (1) est soit continue, soit intermittente : dans ce dernier cas, elle peut reproduire les traits de l'albuminurie cyclique ; le plus souvent, elle se fait remarquer par sa bénignité.

Les hémorragies (2) se produisent par diverses voies : il peut s'agir d'épistaxis, notamment du type des épistaxis dites de croissance ; il peut s'agir d'hématémèses qui, associées à d'autres troubles stomacaux, peuvent réaliser le tableau de ce que, avec M. Lereboullet, nous avons appelé le *pseudo-ulcère stomacal* ; il peut s'agir de métrorragies, ou même d'hémorragies multiples liées à une véritable dyscrasie hémophilique.

* * *

Les fonctions digestives, du moins les fonctions stomacales, sont, elles aussi, physiologiques ou ultra-physiologiques, ainsi qu'en témoigne l'étude chimique de la sécrétion gastrique (3). Dans cette dernière alternative, l'appétit peut s'exagérer jusqu'à la *boulimie* et peuvent entrer en scène les désordres fonctionnels de la *dyspepsie hyperpeptique*.

La température se tient à l'ordinaire au voisinage de la normale. Toutefois, assez souvent, elle ne reste pas rigoureusement physiologique, soit qu'elle s'élève légèrement au-dessus ou qu'elle s'abaisse au-dessous de la moyenne, soit qu'elle s'inverse ou se monothermise.

Je vous rappelle que, chez notre malade, la température avait manifestement une tendance à demeurer égale le matin et le soir, c'est-à-dire à offrir le rythme monothermique.

(1) GILBERT et LEREBOULLET, Forme rénale de l'ictère acholurique simple (*Soc. des hôp.*, 1901) et DUCHESNE, *id.* Thèse de Paris, 1901.

(2) GILBERT et LEREBOULLET, Les hémorragies dans l'ictère acholurique (*Soc. des hôp.*, 1901) et VAREILLAUD, *id.* Thèse de Paris, 1901.

(3) GILBERT et LEREBOULLET, L'ictère acholurique simple à forme dyspeptique (*Soc. des hôp.*, 1901).

Le système nerveux est rarement indemne et les désordres dont il peut être le siège sont variés : souvent il ne s'agit que de *lassitude*, de *somnolences digestives*, de *dysphorie*, d'*idées noires* (spleen), mais il n'est pas rare que les grands mots de *neurasthénie* (1), d'*hypocondrie*, de *mélancolie* doivent être prononcés.

L'*hystérie* n'est pas exceptionnelle non plus, et je vous remémore que notre malade en était affectée.

L'examen du sang fournit des résultats différents, selon qu'il s'agit de la cholémie familiale ou de l'ictère chronique.

Dans la cholémie familiale, le sang demeure normal, et ce n'est que par grande exception qu'il révèle les lésions de l'anémie (3 cas sur 26).

Au contraire, dans l'ictère chronique, il montre ces lésions d'une façon presque constante (2). Le plus souvent, le chiffre des hématies s'abaisse pour se tenir entre 4 500 000 et 3 000 000 ; le taux de l'hémoglobine fléchit proportionnellement un peu plus, si bien que la valeur globulaire descend entre l'unité et 0,70 : l'anémie ainsi demeure légère ou modérée, ne dépassant pas le premier ou le deuxième degré. Ce n'est que par exception qu'elle se prononce pour atteindre le troisième degré (3).

(1) GILBERT et LEREBOULLET, Psychologie des cholémiques (*Soc. des hôp.*, 1903) ; Neurasthénie biliaire (*ibid.*).

(2) Voir *in* thèse de RODOCANACHI, *loc. cit.*

(3) L'anémie peut dépasser le troisième degré, atteindre le quatrième et revêtir tous les caractères de l'*anémie pernicieuse*, avec chute du chiffre des hématies à un million et au-dessous, surélévation de la valeur globulaire au-dessus de l'unité, anisocytose, poikilocytose, polychromatophilie, surabondance des hématies granuleuses, leucocytose-légère polynucléaire et apparition dans le sang des hématies nucléées, ainsi que des autres éléments de la moelle osseuse.

Cette anémie plastique évolue tantôt selon le mode chronique, entrecoupée dans sa marche par des rémissions, et tantôt sur le mode aigu. L'hypercholémie et l'ictère qui l'accompagnent, la splénomégalie et l'hépatomégalie, enfin les signes d'hypermédullie la caractérisent amplement et permettent de la spécifier.

J'ajoute qu'émanée d'une maladie familiale, l'ictère acholurique simple, peut être elle-même familiale. Dans une famille, j'ai eu l'occasion de voir succomber successivement, au même âge, aux progrès de l'anémie pernicieuse, les deux frères, et dans une autre famille je l'ai vue atteindre, au même âge également, le frère et la sœur.

L'ictère acholurique prenant sa source, ainsi que nous le verrons plus loin, dans l'hyperactivité de la rate, il y aurait ainsi lieu de décrire une *anémie pernicieuse d'origine splénique*.

Vous vous souvenez que notre malade n'avait que 3 800 000 hématies et que sa valeur globulaire était de 0,95; elle se comportait donc selon la règle, au double point de vue de l'existence de l'anémie et de son degré.

On doit à M. Chauffard d'avoir ajouté aux notions ci-dessus déjà acquises celle des hématies granuleuses et celle, plus intéressante, de la fragilité globulaire.

Sur les hématies granuleuses, je n'insisterai pas, étant donné qu'elles représentent simplement des éléments de régénération et qu'on les peut rencontrer dans les anémies les plus diverses d'origine; je mentionnerai cependant leur abondance habituelle.

La fragilité globulaire nous retiendra davantage. Découverte par M. Chauffard, étudiée par lui, puis par M. Widal, elle a pris de l'importance en raison du rôle pathogénique qu'on lui a attribué.

C'est dans l'ictère chronique de forme splénomégalique ou hépatosplénomégalique que MM. Chauffard et Widal ont tout d'abord recherché et reconnu l'existence de la fragilité globulaire. Bientôt après, ils constataient qu'elle fait défaut dans l'ictère chronique de forme pure, de même que dans la cholémie familiale. Enfin ils reconnaissaient que, dans l'ictère splénomégalique ou hépatosplénomégalique, elle n'est pas constante. Ils concluaient que, malgré les apparences, il y a deux espèces différentes d'ictère acholurique, l'ictère acholurique hémolytique ou par fragilité globulaire et la « cholémie de Gilbert », et que « seul, l'examen du sang permet cette distinction ».

Il est à remarquer, Messieurs, que, si le sang de nos malades avait été étudié aux divers points de vue, jusqu'aux publications de MM. Chauffard et Widal, la résistance de ses éléments n'avait été dans aucun cas envisagée (1), si bien qu'il n'était pas possible de savoir si les observations par nous relatées comportaient ou non de la fragilité globulaire (2) et par suite

(1) « L'étude de la résistance globulaire... n'a été pratiquée dans aucun cas d'ictère chronique simple » (RODOCANACHI, *loc. cit.*, 1903).

(2) Il se trouve précisément qu'ayant revu deux des malades dont nous avons publié, M. Lereboullet et moi, les observations dans notre mémoire

si elles méritaient d'être rangées dans l'une ou l'autre des deux espèces nosologiques séparées tout à coup dans l'ictère acholurique.

A la suite de MM. Chauffard et Widal, la réalité de l'existence de la fragilité globulaire dans l'ictère splénomégalique ou hépatosplénomégalique fut vérifiée par divers observateurs. Toutefois l'inconstance de cette lésion hématique fut également avérée. C'est ainsi que MM. Cade et Chalier ayant eu l'occasion d'examiner le sang de quatre sujets, le père et les trois fils, atteints tous quatre d'ictère splénomégalique, reconnurent que, si la fragilité existait chez les derniers, elle faisait défaut chez le premier, d'où cette déduction, inspirée de MM. Chauffard et Widal, que se trouvaient ainsi associés dans la même famille trois exemples d'ictère hémolytique à un de *cholémie familiale splénomégalique.*

Nos recherches personnelles (avec M. Lereboullet), en ce qui concerne la fragilité globulaire dans l'ictère acholurique, ont porté sur 40 cas, dont 14 d'ictère chronique et 26 de cholémie familiale.

Les 14 cas d'ictère chronique se distinguent en 11 d'ictère splénomégalique ou hépatosplénomégalique et 3 d'ictère pur.

Sur les 11 cas d'ictère splénomégalique ou hépatosplénomégalique, il en est 7 dans lesquels la fragilité globulaire, recherchée à diverses échéances, ne se montra jamais déficiente.

Dans les 4 autres, elle était intermittente ou faisait défaut.

Le premier de ces cas est celui de notre malade : malgré qu'atteinte d'ictère splénomégalique avec anémie, ses globules ne sont pas fragiles ; c'est seulement par moments, et à l'occasion de crises splénalgiques accompagnées de recrudescence de la cholémie et de l'ictère, que la fragilité apparaît transitoirement.

Le deuxième cas, déjà rapporté par nous en abrégé (1), sera publié *in extenso* prochainement : il est relatif à une

de 1903 (*loc. cit.*), nous avons pu constater chez eux la fragilité globulaire. L'un de ces malades était atteint d'ictère splénomégalique et l'autre d'ictère hépatosplénomégalique (obs. IV et VIII).

(1) A. GILBERT et E. CHABROL, Des ictères par hyperhémolyse (*Soc. biol.*, 22 juillet 1911).

jeune fille dont la mère est atteinte d'ictère splénomégalique avec fragilité globulaire permanente. Or, chez cette jeune fille, qui présente, elle aussi, les signes de l'ictère splénomégalique (mais à un moindre degré que sa mère) et qui est anémique (1), non seulement la résistance globulaire n'est pas affaiblie, mais elle est exagérée.

Le troisième cas concerne un malade affecté d'ictère hépato-splénomégalique (2), qui, examiné en 1908, offrait de la fragilité globulaire et qui, examiné de nouveau en 1911, n'en présentait plus ; bien au contraire, ses hématies étaient devenues hyperrésistantes ; son ictère, cependant, n'avait pas rétrocédé, il avait augmenté, ainsi que sa cholémie.

Enfin, dans le quatrième cas, la fragilité des globules et leur hyperrésistance alternèrent dans un laps de quatre années, non pas une fois, mais deux. Il s'agissait d'un cas d'ictère splénomégalique (3) avec anémie et surabondance

(1) Voici les résultats de l'examen de son sang : N = 3 500 000 ; G = 0,75 ; Hématies granuleuses = 2 p. 100. Résistance = H^1 42 ; Cholémimétrie = 1/6600.

A la vérité, la jeune fille qui fait l'objet de cette observation n'a été suivie que depuis peu de temps. Étant données les fluctuations que la résistance globulaire subit chez certains malades, nous tenons à bien spécifier ce point.

(2) *Observation résumée.* — G..., sexe masculin, vingt-quatre ans, atteint d'ictère chronique hépatosplénomégalique à début juxta-congénital.

Examen du sang le 29 janvier 1909 :
N = 4 490 000.
R = 92 p. 100.
Hématies granuleuses : 6 p. 100.
Résistance = H^1 56, H^2 48, H^3 38.
Cholémimétrie = 1/9200.
Autre examen du sang en juin 1911, au moment d'une poussée d'ictère :
Résistance = H^1 40, H^2 36.
Cholémimétrie = 1/5000 (environ).

(3) *Observation résumée.* — L..., sexe féminin, vingt-trois ans. Atteinte d'ictère chronique splénomégalique depuis six ans.

Examen du sang le 19 mai 1908 :
Anémie du deuxième degré de Hayem.
Hématies granuleuses : 8 p. 100.
Résistance = H^1 52, H^2 46, H^3 32.
Cholémimétrie = 1/6600.
Autre examen du sang le 10 novembre 1910 :
Résistance = H^1 44, H^2 40.
Cholémimétrie = 1/6600.
Examen du début de janvier 1911 :
Résistance = H^1 56, H^2 52.
Examen du 28 janvier 1911 :
Résistance = H^1 44, H^2 40.

des hématies granuleuses, dans lequel l'ictère et la cholémie ne subissaient pas de fluctuation appréciable.

Sur les 4 cas d'ictère splénomégalique ou hépatosplénomégalique dans lesquels la fragilité globulaire était intermittente ou faisait défaut, il en est donc un dans lequel elle n'apparaissait qu'au moment des paroxysmes et en coïncidence avec la recrudescence de la cholémie et de l'ictère ; il en est un autre dans lequel elle alternait avec l'hyperrésistance sans modification de la cholémie et de l'ictère ; il en est un troisième dans lequel elle était remplacée par une hyperrésistance marquée avec simultanément augmentation de la cholémie et de l'ictère ; enfin il en est un dernier dans lequel l'hyperrésistance des hématies faisait contraste avec la fragilité des hématies du sang maternel.

Sur les 3 cas d'ictère chronique de forme pure dans lesquels nous avons étudié la résistance globulaire, celle-ci 1 fois se montra normale et 2 fois légèrement exagérée.

Enfin, sur nos 26 cas de cholémie familiale, 21 fois la résistance globulaire était sensiblement normale ; 2 fois elle était exagérée ; 3 fois elle était légèrement diminuée. De ces faits dans lesquels la résistance était amoindrie, l'un coïncidait avec une anémie légère, les deux autres avec une anémie très prononcée.

En résumé, dans l'ictère chronique splénomégalique ou hépatosplénomégalique, la fragilité globulaire se rencontre le plus souvent. Cependant elle peut faire défaut pour n'apparaître que par brefs paroxysmes durant lesquels l'ictère et la cholémie augmentent ; elle peut aussi céder la place à l'hyperrésistance et alterner avec elle sans diminution ou même avec augmentation de la cholémie et de l'ictère ; enfin elle peut totalement manquer.

Dans l'ictère chronique pur, la résistance globulaire est normale ou légèrement exagérée.

Dans la cholémie familiale enfin, elle est presque toujours

Examen du 15 septembre 1911 :
N = 2 600 000.
Résistance = H^1 44, H^2 40, H^3 35.

normale, et ce n'est que très exceptionnellement qu'elle est légèrement exaspérée ou diminuée.

Je reviendrai, Messieurs, sur cette question de la fragilité globulaire dans une prochaine leçon, lorsque j'envisagerai les déductions que l'on en peut tirer, ou du moins que l'on peut tirer de son existence telle qu'elle se comporte dans les ictères acholuriques simples, au point de vue de leur pathogénie. Aujourd'hui, je me borne à vous livrer ces documents sans les discuter.

Après avoir longuement insisté sur les hématies, je ne ferai que glisser sur les leucocytes. Je dois vous dire cependant que si, dans la cholémie familiale, le nombre en est habituellement normal, dans l'ictère chronique il est presque toujours un peu surélevé se tenant, sauf exception, entre 7 000 et 10 000.

Mais j'ai hâte, Messieurs, d'aborder l'étude des conditions étiologiques au milieu desquelles se développe l'ictère acholurique simple et de vous en décrire l'évolution.

DIX-HUITIÈME LEÇON

ICTÈRES ACHOLURIQUES SIMPLES

CHOLÉMIE SIMPLE FAMILIALE ET ICTÈRE CHRONIQUE SIMPLE

ÉTIOLOGIE ET ÉVOLUTION MORBIDE

MESSIEURS,

L'hérédité représente le facteur étiologique le plus important et le mieux établi de l'état morbide que nous envisageons (l'ictère acholurique simple).

Quand, comme nous l'avons fait avec M. Lereboullet, on scrute soigneusement les antécédents héréditaires des malades, on parvient vite, à cet égard, à la conviction : les sujets examinés sont cholémiques ou ictériques, mais souvent l'un ou l'autre de leurs ancêtres, ou plusieurs à la fois, étaient cholémiques ou ictériques également.

L'établissement d'une hérédité cholémique ou ictérique peut s'expliquer, au moins en partie, par le rôle de la sélection. A l'état normal, ainsi que je l'ai rappelé précédemment, le sérum sanguin humain contient une proportion de pigments biliaires évaluable à 1 gramme pour 36500 grammes. Mais il ne s'agit là que d'une moyenne : certains sérums en renferment moins, d'autres plus. De même qu'il y a des variations dans la taille des individus, ainsi en existe-t-il dans leur état cholémique. On conçoit de ce fait que, aussi bien que se constituent des familles ou des races dont les individus sont de grande taille, pareillement puissent s'organiser des familles ou des races hypercholémiques (1). Au premier degré de l'exaltation de la cholémie, c'est la cholémie familiale; au second, c'est l'ictère chronique.

Dans cette donnée, on comprendrait les variations d'intensité subies par la cholémie dans la cholémie familiale et dans l'ictère chronique, variations telles que ces deux degrés de l'ictère acholurique pathologique sont unis l'un à l'autre par des faits de transition, comme est unie à la cholémie familiale la cholémie physiologique. Dans cette donnée encore, s'expliquerait le degré de fréquence bien différent de la cholémie familiale, proche de l'état physiologique, et de l'ictère chronique, au contraire éloigné.

La cholémie familiale, en effet, est très répandue : nous en avons étudié plusieurs centaines de cas, et les publications que nous lui avons consacrées, dont les premières remontent à quatorze ans, reposent sur plus de 200 observations. L'ictère chronique, sans être rare, est beaucoup moins banal ; nous en avons observé une cinquantaine d'exemples, dont la moitié environ a servi de base à nos travaux sur la matière.

Héréditaire, on conçoit que l'ictère acholurique soit familial. Le contraire serait incompréhensible. On conçoit de plus que soit familial surtout son premier degré, à cause de sa fréquence, d'où l'appellation de cholémie *familiale* que nous lui avons attribuée.

Moins banal est l'état familial de l'ictère acholurique du second degré, c'est-à-dire de l'ictère chronique, ce qu'explique sa moindre fréquence. Cependant diverses relations en existent dans la littérature, notamment celle déjà ancienne de Murchison, celles de M. Boinet, de Minkowski, de Bettmann,

(1) A diverses reprises, nous avons attiré l'attention sur l'hypercholémie physiologique des Orientaux, ainsi que sur le rôle important joué par le foie et la bile dans la littérature orientale. Voir GILBERT, Cœur et foie en littérature (*Chronique médicale*, 1901) et la thèse de notre élève GIRARDEAU, *Le foie et la bile dans le livre des Mille et une Nuits*. Thèse de Paris, 1911.

de Pick, de MM. Cade et Chalier. Moi-même j'en ai relevé plusieurs observations dont l'une a été publiée avec MM. Castaigne et Lereboullet en 1900.

Lorsque l'ictère chronique règne dans une famille, il s'y peut manifester sous une même et unique forme clinique, et celle qui le plus souvent est réalisée, c'est la forme splénomégalique ou la forme hépatosplénomégalique. Mais il peut aussi s'y montrer sous des formes diverses : c'est ainsi que j'ai relaté l'observation de deux frères dont l'un offrait la forme hépatosplénomégalique, et l'autre la forme hépatomégalique ; c'est ainsi encore que MM. Lortat-Jacob et Sabareanu ont publié celle d'un père et de son fils, dont l'un, le premier, offrait la forme hépatosplénomégalique, et l'autre, le second, a forme splénomégalique ; c'est ainsi, enfin, que Benjamin et Sluka ont rapporté celle d'un grand-père, d'un père et d'un fils, dont l'un, le premier, offrait la forme pure, et les deux autres, la forme splénomégalique.

Quand l'ictère chronique n'est pas familial, il ne surgit cependant pas, à l'ordinaire, dans une milieu quelconque, et si, chez les proches des malades, on ne retrouve pas l'ictère chronique, on y rencontre la cholémie familiale. Nous avons relaté avec M. Lereboullet de nombreuses observations qui en font foi. C'est ainsi, pour prendre un exemple, que la mère du malade qui fait le sujet de l'observation IX de notre mémoire de 1903 avait le teint bilieux et était atteinte de coliques hépatiques ; que sa grand'mère maternelle avait le teint mat, était sujette aux coliques hépatiques et avait eu deux fois la jaunisse ; que ses deux sœurs avaient le teint jaune, etc. Envisagé, non pas isolément, mais réuni à la cholémie familiale, l'ictère chronique devient ainsi aussi familial qu'elle-même.

Héréditaire, Messieurs, l'ictère acholurique est souvent aussi, et cela se conçoit, congénital. Qu'il s'agisse de cholémie familiale ou d'ictère chronique, le début de la maladie remonte fréquemment à la naissance.

Envisagé à part, l'ictère chronique serait, d'après une statistique que j'ai établie il y a quelques années, et sans qu'il soit possible de préciser davantage en raison de l'obscurité du début de certains faits, congénital dans 25 à 50 p. 100 des cas. Quelle que soit la fréquence de la congénitalité dans cette modalité de l'ictère acholurique, la désignation d'ictère *congénital*, qui lui a été attribuée par M. Chauffard, ne saurait donc être maintenue.

Non congénital, l'ictère acholurique sous ses deux formes est fréquemment juxta-congénital; mais il peut apparaître plus tardivement, dans l'enfance, dans l'adolescence, ou à l'âge adulte. Toutefois, au fur et à mesure qu'on s'éloigne de la naissance et des premiers mois de la vie, sa fréquence diminue et, à partir du milieu de l'âge adulte, il devient exceptionnel.

Lorsque l'ictère acholurique n'est pas congénital, mais se manifeste, soit peu après la naissance, soit plus tardivement, tantôt c'est spontanément et tantôt à l'occasion de causes diverses. Il peut s'agir de causes psychiques, d'émotions morales, de fatigues intellectuelles, ainsi que nous l'avons montré avec M. Lereboullet ; il peut s'agir de causes physiques, d'une chute, comme dans un cas de M. Chalier; il peut s'agir, et il s'agit le plus souvent, de maladies infectieuses. La scarlatine (Chalier), la grippe, l'embarras gastrique (Rodocanachi) ont été mentionnés; mais ont été mentionnées surtout la fièvre typhoïde et la syphilis. Après M. Boinet et M. Hayem, nous avons, M. Lereboullet et moi, relaté des observations d'ictère chronique développé à l'occasion de la première de ces maladies, et dans ces dernières années M. Hayem a incriminé d'une façon toute particulière la seconde. L'allaitement a été encore accusé, et MM. Benech et Sabrazès ont rapporté l'observation d'un enfant sans hérédité biliaire qui, mis en nourrice chez une femme dont les enfants avaient le teint cholémique comme elle-même, ne tarda pas à être pris d'ictère chronique.

Chez notre sujet, c'est à l'occasion d'une grossesse et d'un accouchement que la maladie, sous la forme d'ictère chronique splénomégalique, fit éclosion. Nous ne trouvâmes chez elle aucune autre cause incriminable. La syphilis, notamment, fut niée, et la réaction de Wassermann demeura négative. Tout antécédent héréditaire cholémique fut nié de même ; mais, en l'absence d'un examen et d'un interrogatoire directs, c'est-à-dire portant sur les intéressés mêmes, peut-on faire fond sur les affirmations de la malade ?

***

Quel que soit le moment de son apparition, l'ictère acholurique simple a, par excellence, une évolution chronique et indéfinie. A son premier degré, c'est-à-dire à l'état de cholémie familiale, il représente plus un *tempérament* qu'une maladie. A son second degré, à l'état d'ictère chronique, il est le plus souvent encore compatible avec une santé suffisante pour qu'un métier soit exercé. Aussi les malades qui en sont affectés n'entrent-ils guère volontiers à l'hôpital, et c'est surtout en ville qu'on les peut étudier. La bénignité de l'affection est telle, même lorsqu'elle revêt la forme de l'ictère chronique, que la teinte de leur peau est souvent la seule raison que les sujets atteints aient de consulter (1903), observation que M. Chauffard a réitérée après nous dans ces termes : « C'est à des ictériques que l'on a affaire plus qu'à des malades. »

Cependant, Messieurs, non seulement l'ictère acholurique simple peut s'exprimer, en outre de l'ictère, par toute la série des manifestatisns que nous avons énumérées déjà, mais encore son évolution peut être entrecoupée par des *crises paroxystiques* et marquée par une série de complications.

Trois types différents de crises paroxystiques sont susceptibles de traverser le cours de l'ictère acholurique : *crises de flux bilieux*, *crises de surictère*, *crises d'hémoglobinurie*.

Les *flux bilieux* appartiennent plus spécialement à l'enfance, mais on peut aussi les rencontrer à l'âge adulte.

Ils s'effectuent le plus souvent par le haut, avec ou sans odeur aigrelette de l'haleine, et avec ou sans décoloration momentanée des fèces ; quelquefois ils se produisent par le bas et quelquefois par les deux extrémités simultanément.

Ils sont ou non précédés de migraine et accompagnés ou non

d'une élévation thermique qui peut aller jusqu'à 40°. Enfin ils sont ou non accompagnés de douleurs abdominales. Celles-ci occupent tantôt la région de la rate (crises splénalgiques), tantôt celle du foie (crises hépatalgiques), tantôt les deux régions à la fois, et par l'examen physique on peut reconnaître que le foie et la rate, isolément ou simultanément, sont dans certains cas tuméfiés.

Avec M. Lereboullet (1), nous avons établi les connexions qui unissent à l'ictère acholurique les flux bilieux, et nous en avons distingué trois modalités cliniques différentes : *flux bilieux simples, flux bilieux avec migraine, flux bilieux avec douleurs abdominales*.

Rapprochés ou espacés, réguliers et périodiques, les flux bilieux — les *débordements de bile* du vulgaire — sont communément suivis de soulagement ; toutefois, en raison de leur abondance et de leur durée, ils peuvent, chez les enfants, laisser à leur suite une grande fatigue.

Le *surictère* peut être simple comme les flux bilieux et comme eux accompagné de douleurs abdominales.

Le *surictère simple* est fréquent aussi bien dans la cholémie familiale que dans l'ictère chronique : les sujets atteints d'ictère acholurique, quel qu'en soit le degré, jaunissent en effet avec la plus grande facilité, sous les moindres actions, physiques ou morales ou pathologiques. Leur teint est capable de se modifier d'un jour à l'autre, et même dans le cours d'une même journée. Tantôt, et le plus souvent, il s'agit de modifications minimes, de simples changements de nuance des téguments. Tantôt, et plus rarement, il s'agit de modifications considérables, et telles qu'un véritable ictère cholurique semble s'être greffé sur le fond habituel.

Non prévenu, on porterait volontiers le diagnostic d'*ictère émotif* ou d'*ictère catarrhal* intercurrent.

Le *surictère avec douleurs abdominales*, dont la malade de notre service nous a fourni un bel exemple, obéit aux mêmes conditions occasionnelles étiologiques que le surictère

(1) A. Gilbert et P. Lereboullet, Les flux bilieux dans la cholémie familiale (*Bull. Soc. des hôp.*, 25 juillet 1902).

simple, suscité d'ordinaire par la fatigue ou des émotions.

Les traits qui le caractérisent se calquent en quelque sorte sur ceux des flux bilieux avec douleurs abdominales : mêmes douleurs spléniques ou hépatiques ou hépatospléniques, mêmes tuméfactions organiques, même élévation thermique et même décoloration momentanée des fèces possible ; mais les « débordements de bile » sont remplacés par une poussée d'ictère qui se produit le lendemain, avec ou sans cholurie ; la cholémie préalablement augmente, et la fragilité globulaire, si elle ne préexistait pas, est susceptible de se manifester.

On conçoit que les flux bilieux et que surtout le surictère, lorsqu'ils s'accompagnent de crise hépatalgique, puissent être pris pour des coliques hépatiques.

L'*hémoglobinurie* affecte avec l'ictère acholurique des affinités qui ont été déterminées par M. Lereboullet (1) et moi dès l'année 1901. Les divers cas d'hémoglobinurie paroxystique que nous avons observés avant cette date et depuis, dont quelques-uns ont été publiés, relevaient effectivement soit de la cholémie familiale, soit de l'ictère chronique exclusivement. Suscitée occasionnellement par l'action du froid, *l'hémoglobinurie n'évolue donc pas sur un terrain quelconque, mais, d'ordinaire tout au moins, sur celui de l'ictère acholurique.*

De même que les flux bilieux et que le surictère, elle peut s'accompagner ou non de fièvre, de décoloration passagère des fèces, ainsi que de douleurs dans la région splénique, dans la région hépatique, ou dans les deux régions à la fois, avec ou sans tuméfaction splénique, hépatique ou splénohépatique. On y observe de plus, fréquemment, des douleurs rénales ou lombaires et des douleurs des membres.

Si donc existent des flux bilieux et un surictère simples, et des flux bilieux et un surictère avec douleurs abdominales,

(1) A. GILBERT et P. LEREBOULLET, La forme rénale de l'ictère acholurique (*Soc. méd. hôp.*, 21 juin 1901). — Voir aussi la thèse de notre élève, J. DUCHESNE, *Forme rénale de l'ictère acholur que simple.* Thèse de doctorat, Paris, 1901.

existent pareillement une *hémoglobinurie simple* et une *hémoglobinurie avec douleurs abdominales.*

D'ailleurs, si le surictère peut s'accompagner de fragilisation des hématies, il en est de même de l'hémoglobinurie paroxystique, ainsi que l'ont établi diverses observations, notamment celle que j'ai relatée avec M. Chabrol (1).

Distinctes d'ordinaire, les crises de flux bilieux, de surictère et d'hémoglobinurie, peuvent, dans d'autres cas, se combiner entre elles. Ainsi peut-on voir flux bilieux et surictère s'associer, et aussi hémoglobinurie et surictère. L'association s'effectue de deux façons, par alternance et par concommitance, et ces deux façons ne s'excluent pas mutuellement. C'est ainsi que le dernier hémoglobinurique dont j'ai relaté l'histoire offrait tantôt des crises de surictère et tantôt des crises d'hémoglobinurie doublées de surictère.

Malgré qu'elles ne soient pas rares, hormis l'hémoglobinurie, les crises paroxystiques ne sont pas d'une assez grande fréquence dans l'ictère acholurique pour faire partie du tableau habituel de la maladie. Exception, cependant, doit être faite pour les crises de surictère simple qui, tout au moins de proportions légères, ne manquent pour ainsi dire jamais. Ainsi que nous l'avons indiqué, aussi bien dans la cholémie familiale que dans l'ictère chronique, le teint est instable et, d'une journée à l'autre, d'une heure à l'autre même, il est sujet à des variations.

Jaunissant et déjaunissant pour rejaunir et déjaunir encore, certains malades poursuivent leur existence sans grande modification dans leur état.

Chez d'autres, on note une tendance manifeste à l'aggravation : ils étaient atteints de cholémie familiale, ils passent à l'ictère chronique; ou bien, tel un malade dont M. Le Gendre a relaté autrefois l'observation et que nous avons étudié subséquemment, ils étaient atteints de la forme pure de l'ictère chronique, ils passent à la forme splénoméga-

(1) A. Gilbert et E. Chabrol, Sur un cas d'ictère acholurique simple avec hémoglobinurie (*Soc. de biol.*, 20 mai 1911).

lique. Les fatigues physiques, les contrariétés morales, les maladies intercurrentes déterminent ces changements.

L'aggravation peut-elle aller jusqu'à la mort ? Non, en ce sens qu'on ne meurt ni de cholémie familiale, ni même d'ictère chronique, non compliqués (1). Mais, d'une part, l'ictère acholurique, surtout quand il atteint un degré prononcé, réalise une tare qui ne permet pas de résister aux maladies accidentelles, et, d'autre part, il réalise un terrain propice à la genèse d'un certain nombre de maladies, dont plusieurs possiblement mortelles.

Parmi les maladies accidentelles qui ont amené la mort dans l'ictère chronique, il faut mentionner la pneumonie, à laquelle est attribuable le décès du malade de von Minkowski.

Des conséquences des maladies, il faut rapprocher celles des opérations : sans doute, les sujets atteints d'ictère acholurique, même au second degré, peuvent supporter de grandes interventions opératoires, ainsi qu'à diverses reprises j'ai eu l'occasion de le constater, mais leurs chances sont moindres qu'à l'état normal, et il ne faut pas s'étonner que la malade de MM. Vaquez et Giroux, d'ailleurs malingre et de très petite taille (2), ait succombé à une splénectomie.

Entre les maladies pour lesquelles l'ictère acholurique réalise un terrain propice de développement, je mentionnerai l'*entérite muco-membraneuse*, l'*appendicite*, le *diabète sucré*. L'affinité de ces maladies avec l'ictère acholurique est assez grande pour que, à la suite de toute une série d'autres manifestations morbides déjà énumérées, *dyspepsie hyperpeptique*, *albuminurie*, *hémorragies*, *neurasthénie*, etc., nous ayons pu les regarder comme autant de symptômes associés ou *secondaires* lui appartenant.

Ces affinités offrent surtout de l'intérêt quand on considère le premier degré de l'ictère acholurique à cause de sa fréquence. A ce point de vue, le premier degré prime et de beaucoup le second. C'est pourquoi, avec M. Lereboullet,

(1) Voir le correctif exprimé par la note de la page 263.

(2) Les sujets atteints d'ictère acholurique présentent souvent des troubles de croissance analogues à ceux qu'on observe dans les cirrhoses biliaires : d'où notre description d'un *infantilisme* et d'un *gigantisme biliaires*.

nous avons si fortement insisté sur la cholémie familiale envisagée comme tempérament et comme *terrain morbide*.

Si les malades, surtout dans la cholémie familiale, ne réclament souvent pas le secours de la médecine pour les symptômes fondamentaux de leur maladie, souvent, par contre, ils le sollicitent pour ces symptômes associés ou secondaires. Ici, c'est la dyspepsie hyperpeptique qui amène le malade à consulter, ici l'entérite membraneuse ; ailleurs l'appendicite ou l'albuminurie, ou la neurasthénie, ou des épistaxis, etc. Ces diverses manifestations peuvent se rencontrer simultanément sur les divers membres d'une même famille ou se dérouler successivement sur le même individu, ce qu'explique, selon nous, le terrain commun d'évolution.

J'aurai épuisé, Messieurs, la question de l'ictère acholurique envisagé comme terrain morbide, lorsque j'aurai indiqué, le rôle qu'il joue dans le développement des affections biliaires et hépatiques. Non seulement les flux bilieux et les ictères polycholiques, mais encore les ictères aigus avec acholie fécale et la lithiase biliaire (1) ont d'ordinaire pour substratum d'évolution l'ictère acholurique, mais il en va de même des affections propres du foie. Du moins avons-nous pu, avec M. Lereboullet, établir les connexions qui existent entre la cholémie familiale, d'une part, le cancer du foie (2), les kystes hydatiques (3) et les cirrhoses (4), de l'autre.

Toute considération théorique exclue, il est certain qu'existent des liens étroits entre la cholémie familiale et les maladies des voies biliaires et du foie, si bien que, quand on étudie l'étiologie de l'état que nous envisageons, il y a un intérêt majeur à élargir le champ des investigations et à

(1) Dans la cholémie familiale avec lithiase biliaire, le sérum sanguin est un peu plus riche en bile que dans la cholémie sans lithiase : d'après une moyenne que nous avons établie, M. Lereboullet et moi, le sérum des lithiasiques, en dehors de toute crise, contiendrait 1 gramme de bilirubine pour 15 000 grammes.

(2) Gilbert et Lereboullet, Cancer du foie et cholémie familiale (*Soc. de biol.*, 1904).

(3) Gilbert et Lereboullet, Kystes hydatiques du foie et cholémie familiale (*Soc. de biol.*; 1905). — Mlle Ridnick, *id.* Thèse de doctorat, Paris, 1905.

(4) Gilbert et Lereboullet, Cholémie familiale et cirrhoses alcooliques *Soc. de biol.*, 1903).

rechercher dans la famille des malades et chez les malades eux-mêmes ces maladies (1). On est alors frappé par la force héréditaire de cette disposition morbide, qui tient sous sa dépendance et l'ictère acholurique et la série des maladies biliaires et hépatiques, et à laquelle nous avons donné l'appellation de *diathèse biliaire.*

Quelque constitutionnel que soit l'ictère acholurique, ce serait une erreur de croire qu'il n'est pas susceptible d'amélioration, voire de guérison. Spontanément, et surtout sous l'action thérapeutique (2), ses symptômes essentiels, au contraire, peuvent subir un amendement, plus ou moins mar-

(1) Il y a intérêt également à rechercher les symptômes associés ou secondaires : dyspepsie hyperpeptique, entérite membraneuse, appendicite, neurasthénie, etc.

(2) Pour les détails du traitement, se reporter à nos publications antérieures, par exemple à notre article avec M. Lereboullet sur la *cholémie familiale* dans le *Journal médical français* du 15 mars 1910.

Rappelons seulement ici qu'un régime alimentaire approprié en est la base : c'est le régime végétarien ou lacto-végétarien ou, encore, le régime mixte, mais faiblement carné. Il y a souvent avantage, au début du traitement, à imposer, pendant deux ou trois semaines, le régime exclusif du lait écrémé ou du képhir maigre, et à n'élargir le régime alimentaire que graduellement et avec l'amélioration de l'état des malades.

A l'hygiène alimentaire on associera les autres modalités de l'hygiène physique et morale : on ne permettra qu'un travail modéré ; on détournera les malades des carrières qui nécessitent pour la réussite le surmenage et qui vouent aux émotions, etc.

La gymnastique de chambre et l'hydrothérapie, sous forme de lotions ou de douches chaudes et tièdes, seront recommandées.

Les cures hydrominérales rendront les plus grands services, notamment celles de diurèse, comme on les pratique à Évian. A domicile d'ailleurs, les malades les réitèreront plusieurs fois par année. La cure de Vichy sera de même souvent favorable.

Divers médicaments pourront être indiqués : le fer et l'arsenic, s'il y a fragilité globulaire et anémie ; les préparations phosphatées, s'il existe de la dépression nerveuse ; les poudres inertes, en cas de dyspepsie hyperpeptique, etc.

Les extraits organiques, notamment l'extrait hépatique et l'extrait pancréatique, pourront encore trouver leur emploi.

Enfin, une grave question se pose, qui est celle de l'intervention chirurgicale.

Non seulement l'appendicite et la lithiase biliaire, fréquentes sur le terrain de l'ictère acholurique, peuvent réclamer l'acte opératoire, mais, étant donnée la pathogénie de la maladie telle que je l'exposerai dans ma prochaine leçon, on conçoit qu'il en puisse être de même de l'hypertrophie splénique.

La splénectomie, toutefois, ne pourra guère être discutée que dans les formes splénomégalique et hépatosplénomégalique de l'ictère chronique ; ainsi demeurera-t-elle toujours une ressource d'exception.

qué : la cholémie et l'ictère rétrocèdent assez facilement, au moins dans une certaine mesure ; il est beaucoup plus malaisé de modifier l'état de la rate et du foie.

Parmi les symptômes associés ou secondaires, il en est qui sont manifestement plus influencés que d'autres par le traitement, ce qu'expliquent sans doute leur physiologie pathologique et leur rapport étroit avec les perturbations organiques fondamentales de l'ictère acholurique. Il en est ainsi, par exemple, des hémorragies, de l'albuminurie, des accidents nerveux. Aussi y a-t-il un grand intérêt, lorsqu'on se trouve en présence de l'une ou de l'autre de cette catégorie des symptômes, à en déterminer les connexions avec l'ictère acholurique.

***

L'ictère chronique est-il en cause, nulle difficulté, en raison de la netteté de sa symptomatologie ; mais est-on en présence de la cholémie familiale et surtout de ses expressions estompées qu'il en peut aller tout autrement : l'affection causale, alors, peut être totalement méconnue et sa symptomatologie associée ou secondaire rapportée à toute autre cause que la légitime.

S'agit-il, par exemple, d'hémorragies, elles seront qualifiées de névropathiques ; s'agit-il d'albuminurie, elle sera rattachée à une néphrite ; s'agit-il de neurasthénie, elle sera proclamée primitive, etc., et, de ce fait, la thérapeutique sera conduite par des voies fallacieuses, au grand dommage des malades.

DIX-NEUVIÈME LEÇON

DES ICTÈRES ACHOLURIQUES SIMPLES

CHOLÉMIE SIMPLE FAMILIALE ET ICTÈRE CHRONIQUE SIMPLE

ÉTUDE PATHOGÉNIQUE

MESSIEURS,

Dans nos précédentes leçons, à propos d'une malade de notre service, atteinte d'*ictère chronique splénomégalique*, j'ai entrepris d'étudier avec vous une singulière maladie, qui confine d'ailleurs à l'état physiologique, à savoir l'*ictère acholurique simple*. Pour parachever ma tâche, il me reste à vous entretenir des lésions qu'il comporte et de sa pathogénie.

***

Les lésions de l'ictère acholurique sont demeurées longtemps ignorées, du fait surtout de sa bénignité et de la rareté du séjour à l'hôpital des malades qui en sont atteints. Toutefois, quelques autopsies ont été publiées ces dernières années, dont la première en date est celle de Minkowski. Ces autopsies *ne se réfèrent qu'aux modalités cliniques les plus accusées* de l'ictère acholurique, à ces modalités qui s'accompagnent généralement de fragilité globulaire, c'est-à-dire l'ictère chronique splénomégalique ou hépatosplénomégalique. Dans ces faits ont été relevées des lésions de la rate, du foie, des reins, des ganglions lymphatiques et de la moelle osseuse.

La *rate* est, des divers organes, la plus notablement modifiée. Elle est augmentée de volume, et son augmentation de poids est telle qu'elle atteignait 575 grammes dans le cas d'Œttinger, 750 grammes dans celui de Gandy et Brulé, 850 grammes dans celui de Vaquez et Aubertin, 1 kilogramme dans celui de Minkowski. La principale lésion dont elle est le siège est une congestion qui frappe plus les cordons de Billroth que les sinus. Les glomérules de Malpighi sont réduits de nombre et de dimensions. Enfin existe, surtout dans les cordons, une macrophagie intense : les macrophages spléniques sont bourrés de granulations à réaction ferrique ou non ferrique, les premières dérivant des secondes et marquant une transformation plus avancée de l'hémoglobine dont elles procèdent. Dans le cas de Gandy et Brûlé, le pigment ferrique était peu abondant.

Les *ganglions lymphatiques* en connexion avec la rate renferment, eux aussi, des granulations pigmentaires d'origine hémoglobique.

Le *foie* est augmenté de volume et de poids le plus souvent, mais dans des proportions moindres que la rate. Dans le cas de Gandy et Brûlé, il pesait 1 900 grammes ; 1 450 grammes dans le cas de Vaquez et Aubertin, et la malade était infantile. Comme la rate, quoiqu'à un moindre degré, il est le siège de lésions congestives qui occupent le centre des lobules. Les cellules hépatiques qui, quelquefois, contiennent de la graisse, renferment surtout du pigment. Le plus souvent celui-ci offre la réaction ferrique ; mais elle peut faire défaut, comme dans le cas de Gandy et Brûlé.

Dans la vésicule biliaire, on trouve, avec une certaine fréquence, des calculs biliaires : il en était ainsi dans les cas de Minkowski et d'Œttinger (1).

(1) Si l'*angiocholite* n'est pas à la base des ictères acholuriques, ainsi que naguère avec M. Lereboullet nous en avions émis l'hypothèse, elle s'y peut

Les *reins* n'offrent d'autres altérations qu'une infiltration pigmentaire des éléments cellulaires des tubes contournés. Enfin la *moelle des os* est en reviviscence.

Outre ces lésions organiques, existent dans l'ictère acholurique, ainsi que vous le savez, Messieurs, des *lésions sanguines* constatables du vivant des malades, portant sur le sérum et sur les éléments figurés : le sérum renferme un excès de pigments biliaires; les globules rouges sont diminués de nombre ; leur hémoglobine est diminuée de quantité et leur résistance, appréciée au moyen des solutions hypochlorurées, se montre affaiblie; le chiffre des leucocytes enfin est légèrement accru. Du moins, ces modifications existent-elles dans les modalités les plus accentuées de l'ictère acholurique, l'ictère splénomégalique ou hépatosplénomégalique.

Je n'ai pas attendu jusqu'à cette leçon pour vous signaler l'importance théorique et pratique qui a été attribuée à la diminution de la résistance des hématies dans l'ictère acholurique simple.

D'après MM. Chauffard et Widal, ainsi que je vous l'ai rappelé, la fragilité globulaire, telle que permet de l'apprécier l'épreuve des solutions hypochlorurées, représenterait « le fait primitif et la condition pathogénique essentielle » de la maladie ; ce serait parce que les globules rouges sont fragiles, que, détruits en excès, ils mettraient en liberté une quantité exagérée d'hémoglobine, d'où découlerait une formation exagérée de bile et la possibilité de l'ictère. Les ictères splénomégaliques ou hépatosplénomégaliques *avec* fragilité globulaire seraient ainsi des ictères *hémolytiques* ou *par* fragilité globulaire.

Je m'empresse d'ajouter que, d'accord sur le rôle primordial joué par la fragilité globulaire, MM. Chauffard et Widal se séparent sur le point important du lieu de destruction des

rencontrer ; on y peut rencontrer aussi d'autres *canaliculites*, *angio-pancréatite*, *appendicite*, etc. Le terrain de l'ictère acholurique est favorable à diverses infections, notamment aux infections canaliculaires. D'où notre conception d'une *diathèse d'auto-infection* commandant les *polycanaliculites microbiennes*.

hématies malades et qu'alors que M. Chauffard incrimine la rate, M. Widal accuse la circulation.

Du fait de cette conception, les ictères acholuriques ont été coupés en deux : d'une part et d'une façon générale, ont été absorbés par l'ictère hémolytique les faits d'ictère splénomégalique ou hépatosplénomégalique qui, ainsi que nous le savons, en règle, s'accompagnent de fragilité globulaire aux solutions hypochlorurées ; d'autre part, ont été rejetés de son domaine les cas d'ictère chronique pur et de cholémie familiale qui, ainsi que nous le savons également, ne s'en accompagnent pas.

A diverses reprises, déjà, j'ai protesté contre cette séparation. La cholémie familiale en effet et l'ictère chronique, qu'il soit de forme pure ou de forme splénomégalique ou hépatosplénomégalique, constituent une seule et même maladie : et l'existence de cas de transition qui relient la cholémie familiale et l'ictère chronique à l'ictère splénomégalique ou hépatosplénomégalique, ainsi que la possibilité du développement simultané ou successif dans une même famille de cas de cholémie familiale ou d'ictère pur et de cas d'ictère splénomégalique ou hépatosplénomégalique, et la transformation possible de l'ictère pur en ictère splénomégalique (cas de Legendre) témoignent hautement en faveur de cette affirmation.

Si, d'ailleurs, le plus souvent, la fragilité des hématies aux solutions hypochlorurées existe dans l'ictère pur ou dans la cholémie familiale, cette règle, ainsi que vous l'avez vu, comporte des exceptions. Celles-ci ne sont pas rares en ce qui concerne l'ictère splénomégalique ou hépatosplénomégalique. M. Widal, qui le premier a établi la règle et, qui, le premier aussi, a reconnu les exceptions n'a pas été détourné par elles dans sa conviction du rôle pathogène initial et nécessaire joué par la fragilité globulaire : poussant jusqu'au bout ses conclusions, il a admis que le tableau clinique de l'ictère chronique splénomégalique ou hépatosplénomégalique par fragilité globulaire pouvait être reproduit intégralement par un autre ictère splénomégalique ou hépatosplénomégalique ne découlant pas de la fragilité globulaire. « En un mot, écrit-il, malgré la similitude de certains symptômes cliniques, les ictères congénitaux ou acquis et qui relèvent de la cholémie de Gilbert doivent être séparés des ictères acholuriques et splénomégaliques dus à un processus hémolytique par fragilité globulaire. Seul, l'examen du sang permet cette distinction (1). »

Lorsque la maladie se montre avec fragilité et sans fragilité chez des sujets qui appartiennent à des familles différentes, l'on peut déjà, en face de deux tableaux cliniques superposables, la fragilité des hématies exceptée, hésiter à y voir, malgré l'autorité de M. Widal, deux maladies dissemblables. On comprend que l'hésitation augmente quand, comme dans deux de nos cas, le développement de la maladie a lieu dans la même famille : vous vous souvenez sans doute de ce duo d'ictériques chroniques splénomégaliques dont je vous ai entretenu précédemment, la mère et la fille, l'une présentant de la fragilité, l'autre, non seulement n'en offrant pas, mais même ayant de l'hyperrésistance. Évidemment, il devient invraisemblable qu'il s'agisse de maladies différentes. MM. Cade et Chalier, qui ont publié une observation analogue à la nôtre, l'ont si bien senti que, après avoir admis le règne simultané dans une même famille de l'ictère hémolytique et de la cholémie familiale, ils ont dû, comme corollaire, proclamer l'existence entre ces deux maladies des « relations les plus étroites ».

Enfin, que dire, Messieurs, quand, ainsi que dans trois de nos cas, la fragilité et une résistance normale ou exagérée se montrent alternantes ? Vous avez sans doute gardé le souvenir de ces trois cas : dans l'un, la fragilité et une résistance normale alternaient sans modifications appréciables de l'ictère et de la cholémie ; dans un autre, l'hyperrésistance remplaçait la fragilité au moment d'une poussée d'ictère et de cholémie ; dans le dernier enfin, à une résistance habituellement normale succédait la fragilité au moment des paroxysmes de surictère et d'hypercholémie. Évidemment, on ne peut soutenir

(1) Widal, Abrami, Brulé, Les ictères d'origine hémolytique (*Arch. des mal. du cœur*, 1908).

que l'ictère par fragilité globulaire et l'ictère sans fragilité se succèdent sur le même individu, et l'on est bien obligé de reconnaître qu'il n'y a qu'un ictère chronique splénomégalique où la fragilité globulaire constatable par l'épreuve de Hamburger peut se montrer, mais où elle ne joue pas un rôle essentiel, ou exclusif, puisqu'elle peut disparaître sans que disparaisse la maladie.

Déjà, l'on savait que la fragilité globulaire peut exister sans cholémie et que, quand fragilité globulaire et cholémie coexistent, il n'y a souvent aucun parallélisme entre l'intensité de l'une et celle de l'autre. Les faits que je viens de relater sont plus graves encore pour la théorie de la fragilité globulaire, telle qu'elle a été définie, que ceux déjà avérés. Non seulement la cholémie familiale et l'ictère chronique pur, qui font partie de la même maladie que l'ictère splénomégalique ou hépatosplénomégalique, ne s'accompagnent pas de fragilité globulaire aux solutions hypochlorurées, mais l'ictère splénomégalique ou hépatosplénomégalique lui-même peut ne s'accompagner de fragilité globulaire qu'une partie du temps de son évolution, ou bien au moment des paroxysmes qui en traversent le cours, et il peut encore ne pas s'en accompagner. La fragilité globulaire aux solutions hypochlorurées n'est donc pas la raison de l'ictère acholurique envisagé dans son ensemble, ni même celle de l'ictère splénomégalique ou hépatosplénomégalique considéré en particulier. Pratiquement, par suite, la fragilité globulaire n'a pas la valeur d'un critérium : par son existence, elle peut corroborer un diagnostic, mais son inexistence est incapable de le démentir.

Considérés dans leurs rapports avec la fragilité globulaire, les ictères acholuriques se séparent en deux catégories, les ictères *avec* fragilité globulaire et les ictères *sans* fragilité. D'une façon générale, les ictères acholuriques avec fragilité représentent une forme plus sévère de la maladie que les ictères sans fragilité : l'inexistence de la fragilité dans le premier degré de l'ictère acholurique, la cholémie familiale, ainsi que dans la forme la plus bénigne du second degré, l'ictère pur, son existence, au contraire, dans les formes les pllus sérieuses de ce second degré, l'ictère splénomégalique et l'ictère hépatosplénomégalique donnent à cette proposition une base solide. J'ajoute que le fait que je vous ai relaté en détail et qui a servi de point de départ à ces cliniques vient encore la renforcer en montrant que la fragilité globulaire peut faire défaut dans l'ictère acholurique et ne s'y montrer qu'au moment des paroxysmes, coïncidant ainsi avec une recrudescence de la cholémie et de l'ictère. Mais il n'y a là qu'une loi générale sujette à exception, et nous avons vu la fragilité disparaître sans que la cholémie et l'ictère soient modifiés ou même en concomitance avec une augmentation de la cholémie et de l'ictère.

*
* *

En réalité, Messieurs, les ictères acholuriques simples tels que nous les avons decrits, M. Lereboullet et moi, sont liés à une hyperactivité morbide des organes de l'hémolyse, de la rate tout spécialement, à laquelle s'associe l'hyperactivité du foie. Ce sont des ictères *non par fragilité globulaire*, mais par *suractivité splénique*, ou par *suractivité spléno-hépatique* (1).

On sait qu'à l'état normal le sang *humain* renferme de la bilirubine et qu'ainsi existe une *cholémie physiologique* (Gilbert et Herscher) (2). Comme la peau, si blanche qu'elle soit, offre toujours une coloration jaunâtre, et comme l'urine renferme des traces d'urobiline, on peut même admettre l'existence d'un *ictère physiologique* (Gilbert et Herscher).

Deux explications différentes en peuvent être fournies. D'après l'une, conforme aux idées de M. Widal et ses élèves, l'hémolyse s'effectuerait dans la circulation générale, et ce serait également dans la circulation que l'hémoglobine des hématies se transformerait en bilirubine ; le foie ne ferait qu'éliminer le pigment biliaire préformé.

(1) Voir. A. GILBERT, P. LEREBOULLET et M. HERSCHER, Les trois cholémies congénitales (*Bull. Soc. des hôp.*, nov. 1907). — A. GILBERT et P. LEREBOULLET, *Congrès français de médecine*, oct. 1910 : Relations du foie et de la rate en pathologie.

(2) GILBERT et HERSCHER, La cholémie physiologique (*Presse méd.*, 31 mars, 4 avril 1906). — SAUDÉ, *La cholémie physiologique*. Thèse de Paris, 1906.

D'après l'autre, soutenue par nous, la destruction des hématies s'accomplirait dans les organes de l'hémolyse et dans la rate principalement ; le pigment sanguin mis en liberté serait transporté par la circulation au foie qui le transformerait en bilirubine et qui l'éliminerait par une double voie d'échappement, la voie biliaire et la voie sanguine. Accessoire pendant la vie fœtale, la première de ces voies deviendrait la principale après la naissance ; la seconde, toutefois, quoique diminuée d'importance, subsisterait, d'où la cholémie physiologique.

Que l'on suppose, dans notre théorie, une suractivité pathologique des organes hémolytiques, de la rate particulièrement, et par suite une surdestruction des hématies, l'apport au foie du pigment sanguin augmentera, la sécrétion biliaire s'accroîtra, et en même temps qu'une sécrétion exagérée de bile sera déversée dans l'intestin, une proportion également exagérée de bile s'écoulera dans le sang, d'où hypercholémie et ictère pathologiques.

Si l'hypersplénie ou l'hypersplénohépatie demeure légère, l'ictère pathologique se tiendra au voisinage de l'état normal et l'on aura affaire à la cholémie familiale ; si l'hypersplénie ou l'hypersplénohépatie s'accuse, l'ictère pathologique s'éloignera de l'état normal, et c'est l'ictère chronique qui se réalisera.

Ainsi voit-on dans le diabète sucré la glycosurie alimentaire voisiner avec l'état physiologique, alors que le grand diabète s'en éloigne extrêmement.

Dans cette conception, l'initiative de la maladie appartiendrait aux organes de l'hémolyse et particulièrement à la rate. Les ictères acholuriques seraient des ictères *par hyperhémolyse*. Et, à la vérité, ainsi que j'ai pu le constater dans des expériences poursuivies avec MM. Chabrol et Benard, il suffit de fournir au foie de l'hémoglobine en excès pour en obtenir de la bilirubine en excès. Est-ce à dire que dans les ictères acholuriques le foie demeure toujours passif ? L'hypersécrétion de sels biliaires notée dans le cas que j'ai relaté au début de ces leçons, le prurit consigné dans plusieurs observations d'ictère acholurique, prurit imputable à une intoxication biliaire saline, les autres signes d'hyperhépatie que nous avons, M. Lereboullet et moi, relevés chez divers malades, toutes ces constatations posent la question de la possibilité d'un hyperfonctionnement actif du foie associé à l'hyperfonctionnement splénique.

Quoi qu'il en soit, Messieurs, la théorie que je vous soumets s'accorde avec les résultats de l'observation clinique et avec ceux de l'observation nécroscopique.

Elle s'accorde avec les résultats de l'observation clinique, puisque celle-ci établit l'existence d'un véritable rapport entre le degré de l'hypertrophie de la rate et du foie envisagée en général et le degré de la cholémie et de l'ictère.

Elle s'accorde avec les résultats de l'observation nécroscopique, puisque ceux-ci témoignent de l'existence dans l'ictère acholurique de lésions spléniques et hépatiques purement congestives et hypertrophiques.

Mais, pour que la pathogénie des ictères acholuriques telle que je viens de vous l'exposer soit satisfaisante et pour que, par suite, elle puisse être acceptée, il convient qu'elle fournisse l'explication de la fragilité globulaire observée dans un certain nombre de cas.

Lorsque la fragilité globulaire fut découverte par M. Chauffard, Minkowski avait, à l'occasion du cas d'ictère chronique splénomégalique, par lui relaté antécédemment, émis l'hypothèse de l'origine splénique des phénomènes. La notion nouvelle, introduite dans la science par M. Chauffard, devait nécessairement l'éloigner de cette idée. La fragilité globulaire, en effet, n'était alors pas explicable dans la théorie splénique. Ce n'est pas que la rate ne fût reconnue être douée de propriétés hémolytiques. Mais celles-ci étaient considérées comme étant d'ordre purement cellulaire. Les travaux récents de M. Gauckler venaient de fortifier cette doctrine. Le pouvoir hémolytique de la rate résidait exclusivement dans ses macrophages, et la destruction des hématies ne pouvait s'effectuer que dans les éléments de la rate. Il n'était pas question d'une sécrétion splénique, pouvant s'extérioriser des éléments cellulaires, pouvant se répandre dans le sang du sujet et pouvant agir sur ses hématies circulantes. Ainsi, selon le mot de M. Chauffard, les globules rouges pouvaient-ils venir « mourir » dans la rate, mais il ne pouvait être question d'une fragilité globulaire d'origine splénique.

Nous avons établi, M. Chabrol et moi, par des expériences poursuivies *in vivo* et *in vitro*, chez le chien, l'existence d'autolysines spléniques (1).

Celles-ci, à l'état normal, sont sécrétées en faible abondance, mais leur production peut être exaltée artificiellement au moyen de diverses substances, notamment par la toluylène-diamine (Gilbert et Chabrol) et par le venin de cobra (Nolf). Dans l'intoxication diaminique, on peut produire à volonté soit la fragilité globulaire, soit l'hémoglobinémie. On peut encore observer la diffusion d'hémolysines dans la circulation générale (2).

(1) GILBERT et CHABROL, L'hémolyse splénique dans l'intoxication par la toluylène-diamine (*Soc. de biol.*, 18 mars 1911).

(2) Postérieurement à cette clinique, au *Congrès de Lyon*, octobre 1911, MM. WIDAL, ABRAMI et BRULÉ, dans leur *Rapport sur les ictères hémolytiques acquis*, ont contesté au point de vue expérimental l'existence des hémolysines spléniques et ont invoqué contre elle trois ordres de faits généraux.

En premier lieu, ces auteurs disent n'avoir pu retrouver *in vitro* les propriétés hémolysantes que nous avons reconnues à la rate des animaux intoxiqués par la toluylène-diamine ; en deuxième lieu, ils n'ont observé dans le sérum de leurs animaux aucun des caractères fondamentaux qui témoignent de la présence des hémolysines ; en troisième lieu, enfin, l'ablation de la rate ne leur a point paru modifier l'évolution des accidents diaminiques.

En ce qui concerne la première objection, la divergence des résultats repose, selon nous, sur une différence essentielle de technique. Dans nos expériences, nous n'avons pas eu l'intention de préparer des extraits spléniques ; nous avons mis en présence des globules rouges, dans une solution chlorurée physiologique, des fragments finement divisés du parenchyme de la rate, *mais nous n'avons pas eu recours au broyage*, ainsi que l'ont fait MM. Widal, Abrami et Brulé. Si nous insistons sur ce détail, c'est que le broyage de la rate, même en présence d'une certaine quantité d'eau physiologique, entraîne nécessairement la destruction mécanique des hématies, et dès les premières pages de son rapport (*Les hémolysines au point de vue expérimental*), M. Nolf attire l'attention sur ce point. Dans ces conditions, on ne saurait être surpris « si les teintes hémoglobiniques sont exactement semblables dans les tubes qui renferment de la pulpe splénique normale et dans ceux qui contiennent la pulpe des lapins-toluylène ».

Le broyage de la rate ne peut être pratiqué que sur un organe préalablement débarrassé de ses globules rouges par un lavage intravasculaire. Or, cette nouvelle technique, *qui a pour but la préparation d'un extrait*, confirme entièrement nos premiers résultats. A une période où la résistance globulaire est encore normale dans le sang circulant, l'auto-hémolyse splénique se montre beaucoup plus intense chez les chiens intoxiqués que chez

Examine-t-on histologiquement la rate, qu'on y trouve des granulations hémoglobiques de provenance hématique, en nombre plus ou moins considérable, selon l'état fonctionnel de l'organe. Peu abondantes relativement à l'état normal chez le chien et surtout chez le lapin, elles se montrent beaucoup plus nombreuses dans l'intoxication diaminique. D'abord extracellulaires et disposées dans la pulpe rouge, plus tard elles sont englobées dans les macrophages, transportées par eux dans les sinus et digérées. D'abord dépourvues de réaction ferrique, elles la présentent ultérieurement. Bref, l'étude histologique s'accorde avec la recherche biologique pour proclamer la nature initialement chimique et terminalement histique de l'hémolyse intrasplénique (1).

Si la rate est douée de la faculté de sécréter des hémoly-

les chiens normaux. Nous renvoyons, pour le détail de ces expériences, à nos communications à la Société de biologie.

Envisageant la seconde objection, nous voyons que les résultats de l'étude du sang, au cours de l'intoxication diaminique, ne contredisent nullement l'hypothèse d'une sécrétion d'hémolysines, puisque, dans deux expériences, nous avons pu retrouver ces substances à l'état libre, dans le plasma de nos animaux. Une troisième observation nous a même permis de déceler la fixation de l'hémolysine sur le globule rouge : il s'agissait d'un chien à la quatrième heure de l'intoxication ; bien que la résistance globulaire fût encore normale aux solutions hypochlorurées, les hématies n'en étaient pas moins sensibilisées, comme le démontra l'épreuve de Donath et Landsteiner : celle-ci provoqua l'hémolyse massive des globules intoxiqués, sans modifier nullement les hématies normales prélevées avant l'injection.

Reste la troisième objection, basée sur l'influence de la splénectomie. D'accord avec Banti, Pugliese, Joannovics, nous continuons à penser que l'extirpation de la rate modifie l'évolution des accidents diaminiques.

A doses égales de poison, la cholémie survient plus tard ou même fait défaut chez les animaux splénectomisés ; il en va de même de la fragilité globulaire et de l'hémoglobinémie. Lorsque ces phénomènes apparaissent, à la suite de fortes injections de toxique, c'est, sans doute, en raison des suppléances fonctionnelles que peuvent exercer les divers organes hématopoiétiques et notamment la moelle osseuse. On sait d'ailleurs que nous avons longuement décrit les réactions histologiques que provoque la toluylène-diamine *dans toute l'étendue du système hématopoiétique.*

Les objections de MM. Widal, Abrami et Brulé ne sont donc pas de nature à faire rejeter, au point de vue expérimental, la conception splénique de l'hyperhémolyse et, contrairement à l'opinion de ces auteurs, nous continuons à penser que la destruction des globules rouges dans l'intoxication par la toluylène-diamine est l'effet des hémolysines organiques, dont la rate représente le principal foyer d'élaboration.

[A. GILBERT, P. LEREBOULLET et E. CHABROL, Le rôle de la rate dans les ictères acholuriques simples (*Journ. méd. franç.*, déc. 1911)].

(1) GILBERT et CHABROL, L'intoxication par la toluylène-diamine. Histologie et physiologie pathologique (*Soc. de biol.*, 3 juillet 1910).

sines, si, grâce à son intervention *in vitro* et *in vivo*, on peut réaliser l'hémolyse, dès lors, par son action, peut s'expliquer dans les ictères acholuriques la fragilité globulaire, comme s'expliquent, par elle, les autres phénomènes.

Dès lors, on conçoit qu'il puisse exister des ictères acholuriques avec fragilité et des ictères acholuriques sans fragilité.

Dès lors, on conçoit aussi que le même cas d'ictère acholurique, comme celui qui a servi de point de départ à ces leçons, puisse tour à tour s'accompagner ou ne pas s'accompagner de fragilité.

L'observation clinique montre que les cas d'ictère acholurique avec fragilité globulaire sont, d'une façon générale, ceux où la rate atteint de grandes dimensions. La concomitance de ces deux phénomènes, fragilité globulaire et splénomégalie avait été expliquée, dans l'hypothèse du rôle primordial joué par la fragilité globulaire, par l'hyperfonctionnement de la rate appelée à détruire un nombre excessif d'hématies adultérées et par l'hypertrophie qu'engendre l'hyperfonctionnement. Non seulement cette interprétation donnait satisfaction aux protagonistes de la théorie hématique des ictères acholuriques, mais encore elle était en harmonie avec les idées reçues en matière de physiologie splénique.

Cependant, parmi les faits d'ictère acholurique avec fragilité que j'ai relatés, il en est dans lesquels une telle explication ne se montre guère satisfaisante. Je fais allusion à ces cas d'ictère splénomégalique avec fragilité intermittente sur lesquels j'ai insisté et notamment à celui que j'ai relaté au début de ces leçons. Comment justifier, dans cette théorie, la splénomégalie continue? Est-il admissible qu'une fragilité globulaire intermittente ne se manifestant dans certains cas qu'à des échéances éloignées, c'est-à-dire qu'une hyperdestruction de globules rouges intermittente et rare puisse se traduire par de telles splénomégalies continues?

N'est-il pas plus plausible, Messieurs, de rattacher le phénomène intermittent à l'état continu, de subordonner la fragilité intermittente des hématies à l'hypertrophie continue de la rate? Mais pour soulever cette hypothèse, il était nécessaire que la notion des hémolysines spléniques prît place dans la science.

A la lumière de cette notion, la clinique apporte donc en faveur du rôle de la rate dans les ictères acholuriques son contingent de preuves ; il y a des sujets atteints de splénomégalie chronique qui, par intermittences, présentent des crises de fragilité globulaire : l'antériorité de la splénomégalie, sa constance, dans ces cas, plaident en faveur du rôle initial de la rate et secondaire de la fragilité.

Les vues que je vous ai exposées permettent non seulement de faire par la rate la synthèse des ictères dits par fragilité globulaire et des ictères sans fragilité ; elles permettent encore de faire la synthèse des ictères acholuriques et de l'hémoglobinurie paroxystique, ou tout au moins d'un certain type d'hémoglobinurie.

Ainsi que je vous l'ai indiqué dans mes leçons précédentes, l'hémoglobinurie paroxystique se développe sur le terrain de l'ictère acholurique. Il en était ainsi, du moins, dans les divers cas que j'ai eu l'occasion d'observer. Ce qui semble particulariser l'hémoglobinurie, c'est l'adjonction aux lésions et aux troubles spléno-hépatiques d'une lésion et d'un trouble des reins. Sous l'action du froid, dans l'hémoglobinurie paroxystique, et du fait de la lésion splénohépatique, se produisent la fragilité globulaire et l'ictère, en même temps, du fait de la lésion rénale se produit l'hémoglobinurie. Récemment, avec M. Chabrol, j'ai communiqué à la Société de biologie (1) un fait très instructif à cet égard. Je me propose d'en faire l'objet d'une leçon, et c'est pourquoi je n'y insiste pas aujourd'hui davantage. Je ne voudrais pas généraliser le résultat de mes observations ; ce que je crois pouvoir affirmer, c'est qu'il existe un type d'hémoglobinurie paroxystique explicable par l'association d'une néphrite aux lésions de l'ictère acholurique.

(1) GILBERT et CHABROL, Sur un cas d'ictère acholurique avec hémoglobinurie (*Soc. de biol.*, 20 mai 1911).

VINGTIEME LEÇON

HÉMOGLOBINURIE PAROXYSTIQUE ESSENTIELLE

MESSIEURS,

Le malade que je vous présente est atteint de cette affection rare et singulière qui s'appelle l'HÉMOGLOBINURIE PAROXYSTIQUE ESSENTIELLE ou A FRIGORE (1).

C'est un homme de cinquante-huit ans qui exerce le métier de cocher.

De ses antécédents familiaux, je ne retiendrai que cette seule particularité, sur laquelle je reviendrai ultérieurement, à savoir que l'un de ses frères, — et il appartient à une famille de quatre enfants dont trois garçons et une fille, — a été soigné pour une néphrite accompagnée d'albuminurie.

De ses antécédents personnels, je ne retiendrai également que cette autre particularité d'une syphilis contractée à l'âge de vingt ans. Il y a là une notion intéressante dans l'espèce, étant donné le rôle important que l'on a attribué à cette maladie dans le développement de l'hémoglobinurie.

(1) Le malade dont il est ici question est celui auquel il est fait allusion dans les deux précédentes cliniques. Il séjourna dans mon service à l'Hôtel-Dieu pendant plusieurs mois au début de l'année 1911, et son observation fut publiée par moi en collaboration avec M. Chabrol, à la *Société de biologie*, le 20 mai de la même année. Les idées exposées ici ne sont que le développement de celles émises dans la note de la *Société de biologie* et nous sont communes à M. Chabrol et à moi. Toutefois cette clinique n'a été faite que pendant l'année 1911-1912.

Cet homme, Messieurs, depuis l'année 1899, souffre de crises d'hémoglobinurie paroxystique *a frigore*. Auparavant il n'en était pas atteint. Il est cocher, de ce fait il est exposé au froid durant les mauvaises saisons, en hiver surtout, bien entendu. Lorsqu'un vif refroidissement le saisit, il est pris de frissons réitérés, d'une sorte d'engourdissement général portant particulièrement sur les extrémités et, en même temps, de douleurs lombaires. Se sentant incapable d'effectuer son métier, il se hâte de réintégrer son domicile, où l'on s'empresse d'allumer du feu. Mais il a beaucoup de mal à se réchauffer.

Les premières urines qu'il émet dans ces conditions sont très colorées : elles sont presque noires, brun foncé, de teinte « malaga ». A la seconde émission, déjà leur coloration est moins marquée : elle est seulement jaune rosé. Enfin elles reprennent leur aspect normal. Le lendemain, se déclare un véritable subictère portant sur la peau, particulièrement à la face et sur les conjonctives. La durée en est de quelques jours. Quelquefois, d'ailleurs, en dehors de toute action du froid, de toute crise hémoglobinurique et à l'occation de contrariétés, se produisent de ces accès de subictère isolés, c'est-à-dire indépendants de toute hémoglobinurie.

***

Notre malade, Messieurs, ayant consenti à entrer dans notre service, à l'Hôtel-Dieu, nous avons pu l'étudier à loisir.

Nous avons constaté tout d'abord que son apparence extérieure, en l'absence de toute crise d'hémoglobinurie ou de subictère, n'est pas absolument normale. Sa peau est jaune, légèrement jaune; surtout à la face, elle offre une teinte bilieuse ou cholémique indéniable, teinte sujette à des variations journalières, à laquelle ne participent pas les conjonctives.

L'examen du sang corrobore, précise et explique les résultats fournis par celui du tégument externe. Vous savez qu'à l'état normal le sang humain contient une certaine quantité de bilirubine : il s'ensuit que le sérum possède une teinte jaune et que, par la cholémimétrie, on y peut déceler 1 gramme de bilirubine pour $36^{l},500$. Eh bien, chez notre sujet, la coloration du sérum est plus accusée qu'à la normale et, par la cholémimétrie, on y constate la présence de 1 gramme de bilirubine pour 16 litres, c'est-à-dire une quantité plus de deux fois égale à la proportion physiologique.

Par contre, les urines ont conservé la couleur habituelle : elles ne sont pas surteintées, et ni la réaction de Gmelin, ni les autres réactions des pigments biliaires ne fournissent de résultats positifs. S'il existe de l'hypercholémie, il existe également de l'acholurie.

Non seulement, Messieurs, notre malade est cholémique acholurique, mais encore son foie et sa rate ne sont pas normaux ; ces organes, chez lui, sont modifiés.

Le foie possède en haut les limites ordinaires, mais en bas il les dépasse : à droite, il déborde le rebord costal, sur la ligne mammaire d'environ un travers de doigt ; à gauche, il descend jusqu'au voisinage de la ligne ombilicale horizontale. Il est donc hypertrophié, hypertrophié légèrement et d'une façon irrégulière, déformé en un mot, le lobe gauche étant un peu plus développé que le droit. J'ajoute que sa consistance est demeurée normale et qu'il en va de même de sa sensibilité.

Quant à la rate, comme le foie, elle déborde le rebord costal d'un travers de doigt. Elle fournit une matité qui s'étend sur environ 12 centimètres. Elle est donc, elle aussi, hypertrophiée et proportionnellement plus hypertrophiée que le foie.

A cet ensemble symptomatique, Messieurs, *teinte bilieuse des téguments*, *hypercholémie*, *acholurie*, *hypertrophie légère de la rate et du foie*, vous avez reconnu une maladie qui est loin d'être rare, mais qui ne nécessite qu'exceptionnellement l'entrée à l'hôpital, je veux parler de l'ICTÈRE ACHOLURIQUE SIMPLE.

Vous savez qu'avec M. Lereboullet nous avons consacré, depuis plus de quinze ans, de très nombreux travaux à l'étude de cet état morbide et que nous lui avons distingué deux formes cliniques, qui ne sont que les deux degrés de la même maladie, la *cholémie simple familiale* et l'*ictère chronique simple* (1). Vous savez aussi que, en se fondant sur la fragilité globulaire qui existe presque toujours dans l'ictère chronique et qui fait presque toujours défaut dans la cholémie familiale, MM. Chauffard et Widal ont opéré dans l'ictère acholurique une coupure, séparant l'ictère chronique de la cholémie familiale, rattachant le premier au groupe des ictères hémolytiques et en rejetant la seconde. Vous savez enfin que nous n'avons jamais cessé, mes élèves et moi, de nous élever contre une telle conception et que, par notre *théorie splénique* de l'ictère acholurique simple, nous expliquons la possibilité ou non dans cette maladie de l'existence de la fragilité globulaire, grâce à quoi la cholémie familiale et l'ictère chronique peuvent être envisagés comme ressortissant à une unique pathogénie.

La présente observation, où la fragilité globulaire manquait à l'ordinaire, et ne se manifestait que par intermittences, ainsi que je vais vous le montrer, justifie une fois de plus le rôle contingent qu'il convient d'attribuer à l'état des hématies dans l'ictère acholurique simple (ou hémolytique) et ainsi se trouve justifiée à nouveau notre manière de voir.

Mais abandonnons cette digression et reprenons le fil de notre exposé.

Si, Messieurs, la rate et le foie de notre malade sont pathologiques, ce ne sont pas les seuls organes qui, chez lui, soient pathologiques. Il en est de même des reins. Notre malade est, en effet, albuminurique : en ville il a reçu les soins d'un médecin qui, ayant examiné ses urines, y a trouvé de l'albumine, et nous-même, à diverses reprises, avons fait semblable constatation.

A la vérité, il s'en faut que ses urines soient constamment albumineuses, le plus souvent elles ne le sont pas ; d'ailleurs, elles ne contiennent jamais de grandes quantités d'albumine ; elles n'en renferment que de petits proportions, mais enfin elles ne sont pas normales.

(1) Voir les cliniques antérieures.

De cette albuminurie légère et intermittente, il convient de rapprocher l'albuminurie pour laquelle a été traité l'un de ses frères. Nous avons montré, M. Lereboullet et moi, le rôle important joué par l'hérédité dans les ictères acholuriques simples, rôle qui explique la fréquence de la congénitalité et de l'état familial. Le développement de l'albuminurie chez l'un des frères de notre malade en même temps que chez lui-même ne nous permet pas de ne pas soulever l'hypothèse d'une néphropathie héréditaire.

***

Nous n'avons pas manqué de profiter du séjour à l'Hôtel-Dieu de notre sujet pour provoquer expérimentalement chez lui une crise d'hémoglobinurie et pour étudier le mécanisme de celle-ci, ainsi que du surictère qui s'ensuit.

Nous l'avons soumis, pour amener l'hémoglobinurie, à l'*épreuve d'Ehrlich* ou de l'eau glacée, qui consiste à plonger les mains pendant une demi-heure dans l'eau à 0°.

Les effets n'ont pas tardé à se faire sentir, et, deux heures après le début de l'expérience, le malade émettait ces urines « malaga » dont je vous parlais tout à l'heure. A la deuxième miction, les urines n'étaient plus que rosées ; à la troisième, elles avaient repris leur couleur normale.

A cette occasion, nous avons pu reconnaître, grâce à l'examen microscopique et spectroscopique et grâce à l'emploi de la phénolphtaléine, qu'il s'agissait bien d'hémoglobinurie et non d'hématurie. Centrifugées, les urines ne montrèrent aucune trace d'hématies ou de stromas globulaires : elles ne renfermaient que de l'hémoglobine dissoute.

Le lendemain, le malade était plus jaune qu'à l'habitude : d'ordinaire, comme vous le savez, son teint n'est que bilieux, sans coloration des conjonctives ; le lendemain il était véritablement subictérique et ses conjonctives étaient jaunes. D'ailleurs, son sang examiné à ce moment se montrait beaucoup plus riche en bile qu'à l'état habituel et qu'avant l'expérience. Ordinairement, ainsi que je vous l'ai indiqué, son sérum contenait 1 gramme de bilirubine pour 16 litres, et avant l'épreuve il en renfermait 1 gramme pour 15 litres ; le lendemain de l'épreuve, sa teneur était de 1 gramme pour 5 litres, c'est-à-dire que sa richesse en pigments biliaires avait triplé.

Comme vous le voyez, sous l'action de l'épreuve d'Ehrlich, notre homme a présenté une *crise d'hémoglobinurie* et une *crise de surictère* pareilles à celles que le froid détermine chez lui lorsque, dans l'exercice de son métier de cocher, il est saisi par lui sur son siège.

Il est, Messieurs, une dernière constatation que nous avons faite à la fin de l'épreuve de l'eau glacée et deux heures plus tard, constatation relative à la résistance des hématies et qui, comme vous le verrez, n'est pas dénuée d'importance.

L'examen des globules rouges de notre malade au point de vue de la résistance aux solutions chlorurées, pratiqué avant l'épreuve, nous avait donné les chiffres H^1 50, H^2 46, H^3 42 (1), c'est-à-dire des chiffres en rapport avec une résistance sensiblement normale. Or, pratiqué de nouveau à la fin de l'épreuve, il nous fournit les chiffres H^1 60, H^2 56, H^3 40, c'est-à-dire des chiffres indiquant un fléchissement notable de la résistance globulaire. Deux heures plus tard et au moment même de l'hémoglobinurie, aucun changement ne s'était produit. Mais le lendemain la résistance était redevenue normale. A aucun moment nous n'avions constaté d'hémoglobinémie.

Ainsi donc, sous l'action du froid, le premier phénomène qui se manifeste consiste dans la fragilité globulaire ; puis vient l'hémoglobinurie ; enfin apparaissent l'hypercholémie et le surictère.

Comment peut-on, Messieurs, expliquer ces manifestations successives ? C'est la question que je voudrais maintenant envisager avec vous. Si vous le voulez bien, nous étudierons successivement : 1° le mécanisme de la fragilité globulaire ;

(1) Quelques jours auparavant, nous avions obtenu les chiffres H^1 48, H^2 44, H^3 42.

2° celui de l'hémoglobinurie ; 3° enfin, celui de l'hypercholémie et du subictère.

La première pensée qui vient à l'esprit, en ce qui concerne la fragilité globulaire, étant donnée la circonstance qui préside à son apparition, c'est que sans doute elle découle de l'action directe du froid sur les hématies. Quoi de plus logique, en effet, que cette supposition d'une action néfaste du froid exercée sur des éléments tarés par un état pathologique antérieur, tel que la syphilis, par exemple, ou bien héréditairement frappés? Eh bien, Messieurs, cette hypothèse n'est pas applicable à notre cas, et nous avons pu vérifier que, soumis *in vitro* à une température de 0°, les globules de notre sujet conservaient une résistance normale, c'est-à-dire identique à celle des globules d'un individu sain.

Pas davantage n'a fait sa preuve la supposition moins simpliste de l'existence dans le sang de notre malade d'une hémolysine dont le froid provoquerait la fixation sur les hématies. D'hémolysines, en effet, nous n'avons ici relevé aucune trace dans le sérum : à aucune température, 0°, 15°, 37°, celui-ci n'a exercé sur les globules mis à son contact de pouvoir hémolysant, et l'épreuve de Donath et Landsteiner, qui, comme vous le savez, consiste à mettre en présence le sérum et les hématies d'un malade successivement pendant une demi-heure à 0°, puis pendant deux heures à l'étuve à 37°, l'épreuve de Donath et Landsteiner, dis-je, n'a fourni qu'un résultat négatif.

Dès lors il ne nous restait plus qu'à invoquer l'hypothèse que déjà nous avons mise en avant pour expliquer la fragilité globulaire dans l'ictère acholurique sans hémoglobinurie, à savoir celle de l'intervention d'un facteur organique et, d'une façon plus expresse, celle de l'intervention d'un facteur splénique.

Si, chez certains sujets, le froid amène la fragilité des globules rouges, en réalité celle-ci n'est pas fonction de l'action directe exercée par l'agent thermique sur le protoplasme globulaire, mais fonction indirecte du froid exercé par l'intermédiaire de l'activité splénique.

En faveur du rôle de la rate dans le cas qui nous occupe, trois ordres d'arguments peuvent être invoqués.

Le premier est relatif à la sécrétion, par la rate, d'hémolysines. Ainsi que nous l'avons établi avec MM. Chabrol et Benard et ainsi qu'il découle des recherches de M. Nolf, la rate élabore des hémolysines. Cette donnée, Messieurs, est capitale : tant qu'on ne reconnaissait à la rate, dans la destruction des hématies, qu'un rôle macrophagique, on pouvait bien, à l'exemple de M. Chauffard, édifier la doctrine de la *spléno-hémolyse*, c'est-à-dire faire mourir dans la rate les hématies préalablement fragilisées ailleurs, mais l'on ne pouvait même pas supposer que cette fragilisation pût être d'origine splénique.

Le deuxième ordre d'arguments m'a été fourni par les expériences qu'avec M. Chabrol j'ai poursuivies sur la toluylène-diamine. Vous n'ignorez pas qu'en injectant à des animaux diverses substances et en particulier de la toluylène-diamine, on peut réaliser une remarquable hémolyse, laquelle se montre à deux degrés : au premier, c'est la fragilité globulaire ; au second la dissolution complète des hématies, c'est-à-dire l'hémoglobinémie. Si les doses qu'on injecte sont faibles, on amène la fragilité ; si elles sont fortes, l'hémoglobinémie.

Cependant *in vitro* l'action de la toluylène, sans être absolument nulle, est incomparablement moins marquée que *in vivo* (1), et sa mesure n'est point fournie par l'épreuve de Hamburger. C'est donc que s'est effectuée l'intervention d'un organe. Eh bien, Messieurs, les examens histologiques que nous avons poursuivis, en nous montrant l'existence dans la rate de très nombreuses granulations hémoglobiques, marque d'une intense destruction globulaire, nous ont conduits à reconnaître qu'elle représentait bien l'organe en question.

L'extirpation de la rate, par les changements qu'elle apporte au tableau de l'hémolyse diaminique, fortifie encore cette conclusion. Sans doute, le rôle de la rate n'est pas exclusif ; d'autres organes doivent intervenir, tels que la moelle

(1) Ainsi qu'avec M. Chabrol je l'ai montré, l'action leucolytique de la rate, dans l'intoxication diaminique, est précédée et préparée par l'altération, sorte de mordençage des hématies, que détermine le toxique.

osseuse, qui, elle aussi, dans l'intoxication diaminique, se charge de granulations hémoglobiniques; mais, s'il n'est exclusif, il est tout au moins prépondérant.

Le troisième et dernier ordre d'arguments est tiré de l'observation clinique : il a pour base cette constatation que les sujets affectés de fragilité globulaire et d'hémoglobinurie sous l'action du froid sont, à la façon de notre malade, des splénopathes. Splénomégales, ils sont sans doute également hyperspléniques, et il est concevable que le froid, chez eux, par le mécanisme d'une congestion réflexe peut-être, puisse produire des effets hémolytiques que ne connaît pas l'état normal.

Chez notre malade, la suractivité hémolysante de la rate déterminée par le froid se traduit par la fragilité globulaire. On conçoit que, chez d'autres sujets, elle pourrait se manifester par l'hémoglobinémie, le processus morbide, quant au fond, demeurant le même dans les deux cas et ne se différenciant que par le degré de son intensité.

Envisageons maintenant, Messieurs, le mécanisme de l'hémoglobinurie. Vous vous rappelez qu'au moment de la crise d'hémoglobinurie, en examinant l'urine de notre malade, on y trouvait en dissolution de l'hémoglobine et qu'en examinant son sang on y trouvait non de l'hémoglobine dissoute, mais des hématies fragiles. Comment interpréter ces résultats? L'hypothèse la plus simple et qui vient immédiatement à l'esprit, c'est que les reins ont achevé la destruction des hématies que la circulation leur apportait fragiles.

Une importante constatation vient à l'appui de cette explication : ayant soumis à l'examen microscopique le culot de centrifugation des urines, au moment où elles offraient une teinte malaga, nous y avons trouvé des cylindres dans lesquels étaient englobées de nombreuses et fines granulations de teinte jaune ou jaune verdâtre, réfringentes et prenant en partie la réaction ferrique. Semblables à celles dont je vous parlais tout à l'heure, que l'on rencontre dans les organes, comme la rate, où s'opère une active destruction des hématies, ces granulations sont de nature hémoglobinique et, de provenance rénale, elles apportent le témoignage que les reins ont bien été le siège de la destruction des globules fragiles.

Vous ne m'objecterez pas, Messieurs, que les reins à l'état normal ne détruisent pas les hématies fragiles et que la plupart des sujets atteints de fragilité globulaire ne présentent pas d'hémoglobinurie. Vous savez comme moi-même que le malade dont il s'agit est, ainsi que son frère, un néphropathe et par suite que les conclusions tirées de l'état normal ne lui sont pas applicables.

Par quel mécanisme les reins ont-ils parachevé l'hémolyse commencée par la rate ? Est-ce du fait d'une propriété hémolysante à eux conférée par l'état pathologique préalable ? Ou bien, en même temps que la rate hyperhémolysait, peut-être sous l'action d'une congestion réflexe suscitée par le froid, lésés, comme la rate, ne se sont-ils pas comme elle congestionnés, et leur congestion même n'a-t-elle pas été jusqu'à l'hémorragie (1) ? Ce sont là des questions dont on entrevoit la réponse, mais qui, faute de constatations directes, doivent être pour le moment laissées en suspens (2).

Pour expliquer l'hypercholémie et le surictère, deux hypothèses sont en présence.

D'après la première, le foie achèverait la destruction des hématies que la circulation lui apporte fragiles ; il transformerait leur hémoglobine en bilirubine, d'où polycholie, hypercholémie et surictère. Sans doute, si l'hémoglobinémie, ainsi que je l'ai vérifié expérimentalement avec MM. Chabrol et Benard (3), entraîne nécessairement chez le chien l'augmentation de la sécrétion biliaire, en pathologie humaine la

(1) On conçoit la possibilité d'une hémoglobinurie strictement rénale, développée chez des néphropathes sous l'action du froid et qui se distinguerait du type que nous envisageons par l'absence à sa base de l'ictère acholurique et par l'absence au moment des crises de lésions sanguines, fragilité ou hémoglobinémie, ainsi que d'ictère.

(2) Voir sur ces questions les travaux d'Achard et particulièrement Achard et Feuillié, Contribution à l'étude de l'hémoglobinurie expérimentale (*Arch. de méd. exp.*, sept. 1911).

(3) A. Gilbert, Chabrol et Benard, Recherches sur la biligénie consécutive aux injections expérimentales d'hémoglobine (*Presse médicale*, 7 Février 1912).

fragilité globulaire n'est aucunement constamment suivie d'hypercholémie et de surictère. Pour qu'il en soit ainsi, il faut, comme nous l'avons écrit avec M. Lereboullet, « une bonne volonté hépatique ».

Mais il convient de ne pas oublier que, si notre malade est un *splénopathe* et un *néphropathe*, c'est aussi un *hépatopathe*, que son foie est augmenté de volume, qu'à cette hypertrophie pourrait fort bien se rattacher une *hyperhépatie*, laquelle constituerait l'essence de ladite bonne volonté.

D'après la seconde hypothèse, l'achèvement de la destruction des hématies fragiles serait opéré non par le foie, mais par la rate, et ce serait aux dépens d'une hémoglobine excessive découlant d'une hémolyse excessive, effectuée non par lui mais par la rate, que le foie fabriquerait une quantité immodérée de bilirubine, d'où hypercholémie et surictère.

Nous pouvons savoir chez nos malades ce qui se passe dans la circulation générale, mais nous ignorons ce qui se passe dans la profondeur de la veine splénique et de la veine porte; par suite, nous ne savons pas si, en regard de l'anhémoglobinémie générale, n'existe pas une hémoglobinémie strictement portale, qui conditionnerait l'hyperfonctionnement hépatique.

Entre ces deux hypothèses, rien ne nous autorise à faire un choix dans l'état actuel de nos connaissances.

* * *

Quoi qu'il en soit, Messieurs, ainsi que vous devez le reconnaître avec moi, l'hémoglobinurie paroxystique peut être considérée comme représentant un véritable *syndrome polyglandulaire*, un SYNDROME SPLÉNOHÉPATORÉNAL.

Le froid, sans doute, y joue un rôle primordial, mais à la condition d'exercer ses effets sur un terrain spécial, terrain qui est celui de l'ictère acholurique simple avec adjonction d'un élément néphropathique.

Il y a plus de onze ans qu'avec M. Lereboullet j'ai établi les apports qui unissent à l'ictère acholurique l'hémoglobinurie (1). J'ai eu l'occasion d'observer 5 cas d'hémoglobinurie

(1) GILBERT et LEREBOULLET, La forme rénale de l'ictère acholurique

paroxystique *a frigore* : dans tous, il s'agissait de sujets hypercholémiques offrant des modifications du volume de leur rate et de leur foie, bref présentant le tableau soit de la cholémie simple familiale, soit de l'ictère chronique simple.

De ces cinq malades, deux étaient atteints d'une albuminurie légère et intermittente ; les autres avaient paru exempts de toute néphropathie ; mais, n'ayant pas été étudiés d'une façon particulière à ce point de vue, toutes réserves sont à faire.

Je ne prétends d'ailleurs aucunement que, entendez-moi bien, Messieurs, dans tous les cas d'hémoglobinurie les reins soient altérés.

Si les reins interviennent toujours dans l'hémoglobinurie, la part prise par eux au processus est sans doute variable et, alors que dans certains faits, tels que le nôtre, ils jouent un rôle hémolytique, il est possible que dans d'autres ils ne fassent qu'éliminer l'hémoglobine que leur apporte la circulation.

On conçoit ainsi *a priori* la possibilité d'une hémoglobinurie avec et sans hémolyse rénale.

Évidemment, l'hémoglobinurie sans hémolyse ne réclame l'existence d'aucune tare rénale préalable, mais en va-t-il de même de l'hémoglobinurie avec hémonéphrolyse ? Le fait que je viens de relater pose la question et la résout en ce qui le concerne par l'affirmation.

simple (*Bull. Soc. des hôp.*, 21 juin 1901). — DUCHESNE, Forme rénale de l'ictère acholurique simple. Thèse de doctorat, Paris, 1901.

TABLE ANALYTIQUE

TABLE DES MATIÈRES

PREMIÈRE LEÇON

DEUXIÈME LEÇON

TROISIÈME ET QUATRIÈME LEÇONS

CINQUIÈME LEÇON

SIXIÈME LEÇON

SEPTIÈME ET HUITIEME LEÇONS

NEUVIÈME LEÇON

DIXIÈME LEÇON

ONZIÈME LEÇON

DOUZIÈME LEÇON

TREIZIÈME LEÇON

QUATORZIÈME LEÇON

QUINZIÈME LEÇON

SEIZIÈME LEÇON

DIX-SEPTIÈME LEÇON

DIX-HUITIÈME LEÇON

DIX-NEUVIÈME LEÇON

VINGTIÈME LEÇON

2654-10. — Corbeil. Imprimerie Crété.

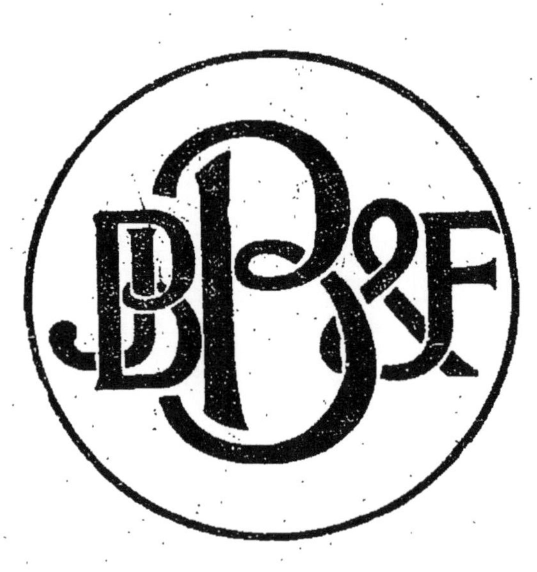

www.ingramcontent.com/pod-product-compliance
Ingram Content Group UK Ltd.
Pitfield, Milton Keynes, MK11 3LW, UK
UKHW020104200726
13856UKWH00002B/366

9 782011 747778